JN326895

集団精神療法

理論と実際

鈴木純一
Suzuki Junichi

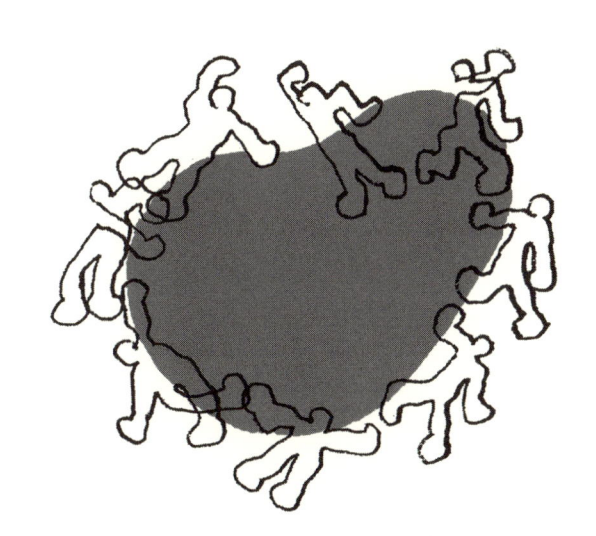

金剛出版

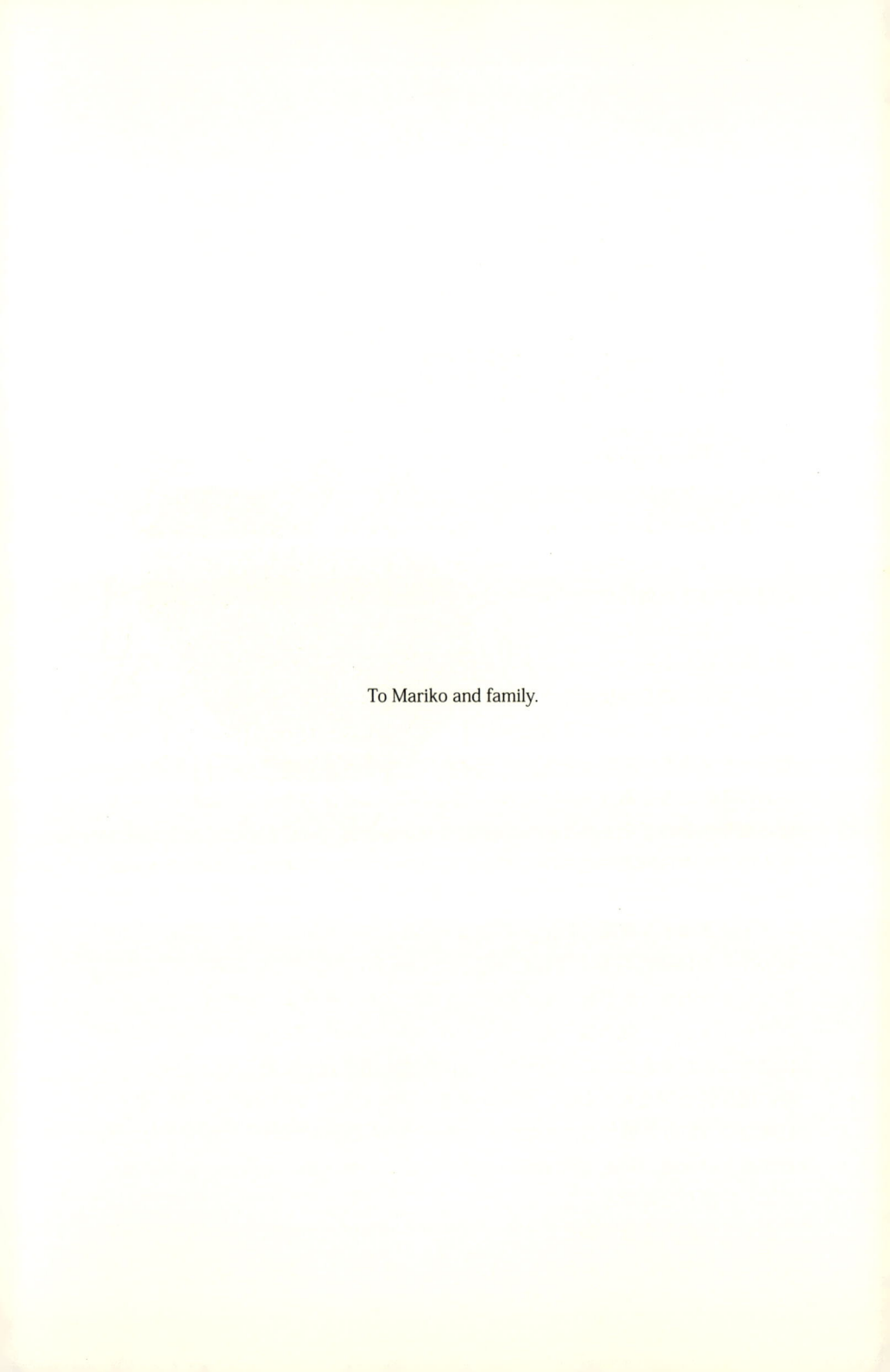

To Mariko and family.

はじめに

　昨年の夏（2013 年），私はスコットランドとイングランドの国境，所謂 The Scottish Borders にあるメルローズを訪れた。この地は50年以上前，マックスウェル・ジョーンズ（Jones, M.）が治療共同体を拓いたディングルトン病院のあったコミュニティである。ディングルトン病院自体はその機能をとうにコミュニティケアに譲りその役割を終えた。45 年前に私の住んでいた病院玄関の直ぐ上の住まいも，モダナイズされたフラット群の一部となって，ビクトリア朝のバラの刺繍のカーテンの掛かっていた窓も，その形を変え，わずかに白い縦に長い無機的なスクロールがのぞかれたのみである。病院の敷地から院長邸の裏にかけてのスロープや，狐が追われて逃げ出してきた森は，昔の面影はまったくなく，現代的な中－高級の住宅群に取って代わられてしまった。病院の周囲にはまだ何件かのグループホームはあるのだが，患者らしき人たちには会うこともなかった。ディングルトンの丘を下りながら右の方を見上げると，緑に覆われた小高いイールドンの丘が昔と同じなだらかな姿を見せていた。

　イールドンの丘が反対側から望めるスコッツビュウまで車を走らせると，そこは，アイヴァンホーの著者でスコットランドの最も有名な作家の一人であるサー・ウォータースコットがロンドンからの帰りに必ず馬車を止めて愛でたといわれるところでありスコッツビュウと呼ばれる所以である。イールドンが正面にあり，その下をトゥイード川がおだやかに蛇行するこの景色こそ，私が子どものころから物語や絵本から想像していたイギリスの美しい田園そのものであった。

　ディングルトン病院の形はなくなり，マックスウェル・ジョーンズも，その他の多くの仲間たちもすでに亡くなったが，幸いなことに，45 年前にソシアルワーカーのヘッドであったデーヴィッド・アンダーソン，秘書課のリーダーだったキャシー，私の属したセルカーク・チームの秘書のモイラに 40 年ぶりに会うことができた。この小グループは多くを語り合った訳でもないのだが当時の関係性が保たれており，ディングルトンにいたことのなかった私の妻も，自然なやり取りに参加し，心地よいグループの雰囲気に浸ることができた。毎日が新しい発見，理解，洞察に満ち，多くを学び興奮の続いた日々がそこに甦ったように感じたのである。

　さて，このような弁解ともつかないことを書き連ねたのは，この本を出版することに対する私のためらいについて，自分の気持ちを整理しなければならな

いということが根底にあった。

　金剛出版からこれまでに書いたものを集めて本にして下さるというお誘いをいただきながら，心が弾まず，お断りしてきたという経緯があったのだが，この度は私の方からお願いして，誠にありがたいことに快くお引き受けいただいた。これまでなぜ本にすることをためらっていたのだろうかといろいろ考えてみたのだが，気が進まなかったのには，いくつか私なりの理由があったように思う。一つ一つの論文，エッセイはそれを書いたときには書かずにはいられない強い気持ちに押されて書いてきたのだが，後になると私の理解の浅さが露呈され，予測されたその後の経過がまったく異なる方向に行ってしまうなど，臨床医が臨床を書くことが困難であるという体験が繰り返され，しばらくは読み返すこともできない状態に陥るのが常だった。

　現在出版されている本も多く，中には分かりやすく，すぐにでも役に立つものもあるのに，改めて自分が考えたものを読んでいただく意義がどこにあるかという気持ちが支配的であったし，今も疑問がある。まして理論的に整頓されている訳でもないし，また私の考えの正しさを裏付ける"科学的"データを提示することもしない。

　このような消極的な気持ちを払拭できないままに，自分のエネルギーが以前のように続かなくなり，これまでの自分のしてきたことを振り返り，形のあるものにしなければという焦りのようなものを初めて感じるようになった。そんな中での金剛出版からのお誘いであった。しかも原稿がゲラ刷りという形にされて用意されており，集められた私の原稿を本になる直前の形で読み直すことができた。それらを読み返すうちに，私が書こうと思った原動力が何であったかということが少しずつ思い出されて来た。

　第一に精神科医一年生として私が体験した精神病院のおぞましさである。患者たちは従順で，そこで与えられている医療や看護の力を信じきって，いつか自分の病気を治してもらえるという期待と，裏切られるに違いない希望を持ち続けようとしているかのように見えた。病人として大切にされていても，その枠を出る自由はない。

　第二は当時精神分裂病と呼ばれていた病気の不思議さである。妄想や幻聴がひどい状態で明らかに苦しんでいても，ふっと気持ちの柔らぐ瞬間があるらしく，そのような時には病気の人とは思えないことがある。またどんなに苦心して処方しても，薬は効いたり効かなかったりで，副作用の方が目立って強かった。

　第三に電撃療法，インシュリンショック，あらゆる感覚を遮断するような身体的な治療法と脳動脈写，気脳写，脊髄液検査などの主として研究の材料を集

めるための侵襲の大きい身体的諸検査は，される患者にとってもつらいことであったろうと思われるが，施行する私にもとてもつらいものであった。

　第四に集団精神療法の体験である。これについては本文を読んでいただきたいのだが，統合失調症の治療法としてすでに世界で有効であると認められているという方法で，これについて学びたいという意欲がかき立てられた。

　このような体験を重ねながら，精神病院をよくするのにはどうしたらよいか，統合失調症とはどんな病気なのか，その治療はどのようにしたらよいのかといった，当時の精神科医ならば誰でも考えたことを，私も悩み，痛みを体験しながら自分がどのような貢献ができるだろうかと考えてきた。

　そしてここに集められた論文というよりは英語風にいうと Essays はそのプロセスがどのようなものであったか，そしてその時々に芽生えた考えが，時には知恵の果実のように考えられるようになった。

　結論を先取りしていえば，統合失調症者の症状の研究から私の心は離れた。彼らがどう生きるかということに私が少しでもお役に立ちたい。精神病院は必要かもしれないが33万人の入院者は多すぎる。平均在院日数も長過ぎる。精神病院が避けどころ，レトリートとして機能するためには，誰もが自由で，互いに受け容れられることが必要であり，それを可能にするのはグループであると思う。

　はじめに書いたディングルトンの人々との小グループ体験が私にこの本の形での発言をする勇気を与えてくれていると感じる。

　この小さな本が少しでも共感を呼び起こし，書かれていることなどをめぐって論議できるグループがあちこちにできることを願うのである。

集団精神療法：
理論と実際
目次

はじめに ——————————————— 3

I 集団精神療法の基礎
集団精神療法を始める前に ——————— 11
集団精神療法から学んだこと ——————— 19
なぜグループ療法か ———————————— 33
集団精神療法の臨床的意義 ———————— 43
大グループ ———————————————— 55
土居健郎先生と集団精神療法 ——————— 67
集団精神療法と個人精神療法 ——————— 75
集団精神療法における父性の意味 ————— 83
集団精神療法の倫理 ———————————— 87
エッセイ 知ることの周辺 ————————— 95

II 治療共同体：理論と実践
治療共同体の成り立ち ——————————— 101
私の治療共同体体験
　—治療共同体とグループ・アナリシス— —— 111
いわゆる民主主義と治療共同体 ——————— 123
治療共同体概念はデイ・ケアに
どう役立てられるか ———————————— 135
Maxwell Jones の治療共同体と
統合失調症の治療 ————————————— 149
David Clark の遺したもの ————————— 171
David Clark のこと ———————————— 177
エッセイ 精神科医の心の「こり」について ——— 179

III 集団精神療法の臨床的応用
精神病院の改善と集団精神療法 ——————— 185
統合失調症者の入院治療における
グループワークの意義 ——————————— 197
統合失調症の集団精神療法を巡って ————— 215
長期入院患者のリハビリテーション
について ————————————————— 239
慢性，高齢の入院精神障害者の
リハビリテーションの個人的な体験 ————— 257
看護におけるチーム・ワーク ———————— 267
エッセイ 看護の一体性とコンフロンテーション — 274
いろいろなグループに参加することの意味 —— 277
コミュニティミーティングから学べること
　—三人の看護師さんへの手紙— ————— 285

文　献 ——————————————————— 293
あとがき —————————————————— 297

I 集団精神療法の基礎

集団精神療法を始める前に

はじめに

　日本人は集団志向だといわれる。自分を取り巻く集団についての目配りがよい，周りに気を使う，さらに進んで集団の利益を優先させるなどともいわれる。一方欧米人は個人を集団に優先させ，"自分"を主張する傾向が強いという。

　集団精神療法は個人を優先させる欧米人の間で100年あまり前に考案され実践されるようになり，それが第二次世界大戦の後さらに洗練されて現在のような治療手段に発展してきた。

　わが国ではその発展は遅れ，集団精神療法学会が発足してからようやく30年（2013年現在）を超えたところであり，近年その発展が加速されているとはいうものの，欧米に比較して，必要とされる臨床場面に十分に行きわたっているとはいえないのが現状である。

　こうしたことは集団精神療法を実施するにあたってどのような意味を持つのだろうか。

集団精神療法はなぜ必要か

　外来の診察室で一人の患者を診察しているときに，今対面している患者は，その何時間，いや何分か前まで彼にとって意味のある集団の中にいたと考えることは少しも不自然なことではない。精神病者であれ，神経症者であれ，他の診断カテゴリーで考えなければならない人々でも，集団に属し，その集団と一次的にあるいは二次的にかもしれないが，何らかの葛藤状況にある場合が非常に多いことは日常臨床に携わっている者にとってはきわめて常識的なことであろう。私は患者が訴える症状を聞くときには，同じように彼らの属している集団との関係についても尋ねる。それは家族のこと，職場のこと，学校のことといろいろではあるが，これは特に変わった面接の仕方ではなく誰にとっても日常的なことである。彼の心の中に起きている悩みや苦しさとして感じられる葛

藤はこうした現在強い影響を持つ集団から，過去に属した集団にまで対話が及んでいく。いい換えると私たちの関わる心の葛藤の多くは，集団状況の葛藤であるともいえよう。

　精神医療に関わる場の多くは集団状況の提供から始まる。精神病院では，特異な集団状況の中で治療を進めなければならない。閉鎖病棟にはいろいろな人が目的も定まらないまま狭い空間に押し込められている。これまで持っていた葛藤・悩みに加えてこのような狭い閉ざされた空間で，自分よりももっと混乱しているかに見える他の患者とつきあったり，医師や看護師と関わるのは容易なことではない。退院，社会復帰のめどがついて先へ進もうとすると，不安が強くなり，周囲の人との関係がぎくしゃくするようになる。デイ・ケア，作業所，授産所などではより自主的な行動が期待要請されるから，対人関係の訓練の場としても非常に重要になる。

　このように精神医療の現場は集団の中で自分について考える機会となり，葛藤の起こる過程についての理解が示されることもある。集団の中での行動を観察理解し，それを指摘しあうことが集団精神療法の過程となる。ピア・グループとの話し合いから得られる情報，指摘，支持はスタッフの助言以上に強力であることをよく経験する。人の振り見て我が振り直せといわれるようにグループの中では言語的な指摘がなくとも，雰囲気や仕草，身振りなどから多くのことが伝えられている。仲間意識が芽生えるような雰囲気があれば，集団の持つ特異なコミュニケーションから学ぶことは少なくない。

集団精神療法を実施する際の問題点

日常の忙しいプログラムの中で時間をとるのが意外に難しい

　伝統的な治療を授けるという概念によって構成されたプログラムの中に話し合いないしはグループをいれることは予想以上に難しいことを筆者も経験している。「話し合い」の基本的意義は治療を「授ける－授けられる」という考えから"こういう治療を受けたい"という考えに変わる過程ともいえるので，ナースはじめスタッフの側に意識の切り替えを必要とするのだが，これには時間がかかる。それまで生活療法，リハビリテーションをよくやってきた所ではいっそう強くそれまでのやり方を変えねばならないという痛みを体験する。

15人以上の人が集えるような空間を，日常の雑音から離れてとることが難しい

　最大限の経済効率を得るように設計されてきた精神病院では余裕の空間は少ない。十数名の人が集まっておしゃべりができる空間はなかなかみつからな

い。デイ・ルーム，食堂，職員の会議室，診察室などがさしあたっての目標になる。採光がよくて，温度が適当で，騒音から逃れられる場所はそうはない。筆者はワンウェイミラー付きのグループ室を作っていただき，そこでいろいろな活動をしてきたが，こうした例は日本中どこを探してもいまだ例外的であるようだ。しかしそのグループ室を嫌って狭い，うるさいデイ・ルームの片隅でグループを持つことを好んだグループもあったことを思い出す。

継続することは容易でない

たとえ1週に1回，45分から1時間のミーティングであっても，同じ場所，同じ時間に休まずに持続することは実際容易なことではない。いろいろな工夫がこれまでなされてきた。コンダクター（司会者で治療の責任者）は1人ないし2人が続けて責任を持つのが理想的なのだが，場合によっては何人かが相互に交代できる体制をあらかじめ用意する。10回とか12回とか回数を限って連続して行い，少し間を休む。これらの方法はそれぞれ一長一短があって特にどれを勧めるというわけにはいかないが，状況に応じた現実的な選択が一番なのであって，誰かが無理をしなければならないことは避けるべきであろう。

結果を期待してしまう

新しいことを始めるときは，どうしても気負ってしまうものだが，これは禁物である。細々と隅っこでやっているうちにいつの間にかグループがあるのが当たり前といった，ゆっくりとした発展が望ましい。その方が周りのスタッフにとってこれまで自分たちがやってきたことが間違いだとか，時代遅れだなどといった価値下げや，脅威を感じることが少ないように思う。

集団精神療法はなぜ嫌われるか

集団精神療法が嫌い，あるいは自分に合わないという人がいる。集団精神療法という前に，集団状況そのものについてはどうなのだろうか。私たちのように否応なく紛争に大学入学すぐから巻き込まれた世代は，集団には食傷した，と体験した人は少なくないだろう。それ以前から，たとえば幼稚園，小学校時代にすでに集団状況に違和感を覚えた人も少なくないだろうと思う。仲間はずれになったり，いじめにあった人もいるかもしれない。英国のグループ・アナリストであるニッサム（Nitsum, M.）は Anti-group という本人が意識するしないにかかわらず内的に誰でも反グループ的な感情，意識を持っているかもしれないと分析して述べている（Nitsum, 1996）。そこで日常的に私たちがよく聞

く集団状況（以下グループとよぶ）についての感想をみてみよう。

グループを好きな人と嫌いな人

お祭りが好きな人，どんなパーティでも必ず出席したがる人，グループで遊びたがる人，グループを作りたがる人，何かといえば群れたがる人などと考えてくるとグループが好きな人の方が数も多く，普通の人のように思える。

グループが嫌いという人でも平素の生活では，周囲に気づかれずにパーティに出席したり，欠席したりする。お祭りにも見に行くぐらいのことは付き合う。断り方も人に迷惑をかけないぐらいの配慮はする。それがいかに上手にできるかが社会的な技能として一般に評価される。それゆえグループが好きであるとか嫌いであるとかいうことは本人にもあまり意識されることもないしその必要もない。しかし集団精神療法を実施しようとするとグループが好きであるとか，嫌いであるとかが急に意識にのぼってくる。そしてその原因について少し考えてみると，次のようなことがすぐ頭に浮かんでくる。

第一に同じ**グループに入るメンバーが誰であるか**ということ。

嫌な人といっしょにいることよりは，好きな人たちと一緒にいる方が気分も良いし，楽しいのは自然なことである。好きとか嫌いとかいわないまでも一緒にいて心地よい人とそれほどでない人はいるし，たいていの人はそのどちらでもないのでまあなんとかグループに一緒にいられるのではなかろうか。一緒にいられる人の幅が広い人ほど，社会的機能が高いとされ，狭い人は気難しいとか，つきあいが悪い，さらには狷介などと悪口をいわれる。しかし大抵は我慢できるし特に不安になることもそれほど多くはない。

次に**グループでは自分がどう見られているかわからない**。自分を見ている人が一人でないのでどう振る舞えば自分を良く見せることができるかわからない。一対一ならば自分を本当にわかってもらえるように振る舞えるし，話もしやすいと思いこんでいる。またグループでは自分がどう見られているかがわかりにくいという声もある。

第三にそしてもっとも強くいわれる**グループの中で感じられる圧力**。グループの中では何となく圧力があるように感じいつもの自分ではなくなってしまう。グループの雰囲気でいつもの自分らしく振る舞えないなどということもある。グループが沈んでいると何とか盛り上げようとしてみるのだがうまくいかないこともある。そういうふうになってしまう自分が嫌になるといっていた人もいた。

圧力がさらに強くなると，自分の意志に反した行動に巻き込まれることもある。あるいは自分の意志や判断がはっきりしないうちにグループの波にのみ込

まれてしまっている自分を発見することさえある。学生運動のときの熱気やエネルギーはグループの圧力が極端にメンバーに働いた場合であるといえよう。

以上触れた極めて日常的にもいわれるグループに関する感想は，感想にとどまっている限りは害がないが，グループをそのために治療場面で活用できないとなると，臨床家としての質を問われまじきことになる。集団精神療法を処方する立場にいる医師は特に考えてみる必要がある。

なぜ嫌いなのか，グループのどこが嫌なのかについて考えてみて，患者の生活全体にグループがどういう益をもたらすかという視点が必要である。

集団精神療法の具体的なすすめ方

集団精神療法と一般によばれているのは，7～8人の小グループで定期的に一人ないしは二人の治療者が言語的な交流を行うグループを指し，通常45～90分行われる。まだ集団精神療法がそれほど盛んでないわが国で，もっともポピュラーなのはグループで行う行事，病棟のミーティング（コミュニティ・ミーティング），作業療法，デイ・ケア，授産，作業所などで開かれるグループで，頻度も必要性も高い。ここでも言語的な交流が中心となるのだが，作業をしながらあるいはお茶を飲みながらということもあり得る。ここではそうした場合のグループの実際的なすすめ方について簡単に述べる。

時　間
通常45分位が適当である。長すぎでも短すぎもでもないといえる。

テーマ
テーマは定めない。テーマを定めないと話が出ない，間が持てない，何をしてよいかわからないなどという声が聞かれる。しかしテーマに沿って話し合うことの無意味さを考えるとどうしてもテーマを前もって準備しないことの豊かさを強調せざるを得ない。テーマがなくて困るのは主としてスタッフであり，メンバーではないと思うべきである。たとえばテーマとして「社会復帰」，「友情」，「人間関係」などについて教科書的なことをいい合うことに意味があるだろうか。沈黙があり，退席するものが出たりする中で，スタッフが何を感じ考えたかということをグループに静かに語りかけることから始めることが，メンバーが病的な依存に気づき，自分について考え始めるきっかけを与え，グループの成長を促していくように思う。

人　数

　7，8人が理想的といわれるが，私自身は病院全体を対象とした100人を超えるグループのコンダクターをした経験もある。通常20人〜40人くらいのコミュニティ・ミーティングがもっとも広く行われているようである。

　そんなに人数が多いと皆の意見が聞けないとか，しゃべる人はいつも同じで，大半の人は黙ったままでありそれではグループとして不公平であるという人がいる。グループは一回限りではないことをよく頭に入れて観察を続けると，発言する人も回数も常に動いていて，いつも同じ人が発言するとは限らない。その際，発言しないメンバーは，言葉で自分の考えをいえない／いわないが，動作表情は言葉以上に語っている。発言するしないにかかわらずメンバーはすべて同等に大切にすることが肝要であることはいうまでもない。

治療者の役割

①治療者はグループを定時にはじめ，時間が来たら終わることがもっとも重要な役割である。さらにグループの場所，時間，出席するメンバー，スタッフを決めることなどバウンダリーを支える。

②グループ全体を観察し，よく聴き，見続ける。
　何を聴き何を見るかが大切なことなのだが，逆説的に聞こえるかもしれないが，聴きたくないこと，見たくないことに特に注意しよう。楽しい雰囲気のときは，怒っている人がいないか，悲しんでいる人はいないかと探すのである。

③何がグループに起きているか考える。その際仮説は2つ以上たてる。そしてその仮説をグループの間中ずっと検証し続ける。そしてそれをなるべくいわない。

④何をいうかということになるが，これは自分の心の中に起きていること，主として何を感じているかについて短く述べる。またグループ全体がどんな空気に支配されているかについて短くコメントする。

⑤③とも関係するのだが，グループを盛り上げないことが大切である。特に私たち日本人はお祭りが好きで，集団を楽しく盛り上げることが上手な人が多いし，周囲もそれに積極的に協力する傾向がある。これはスタッフだけでなく，メンバーにもいえることである。グループを盛り上げて楽しんでも本当の感情のコミュニケーションは成り立たない。コンダクターの役割のもっとも大切なところはグループが自由に交流して，コンダクター自らを含めて，自覚していない感情の存在に気づくことである。

⑥これは役割に入れるべきではなくて，治療者の責任とでもいうべきことな

のだが，グループは必ずレビューを行うこと。レビューは20分～30分，グループの直後にスタッフが集まってグループで起きたこと，あるいは起きなかったことを検討する機会のことをいう。レビューが必要なのはそれが治療者を支え，グループの意味を教えてくれるはずであるし，また独善的にならないためのブレーキにもなってくれるからである。またグループ治療に携わるものは，カウンセリングや個人精神療法と同じく一定の期間何らかのスーパーヴィジョンを受けることが必要である。

おわりに

以上限られた紙数の中で集団精神療法のもっとも実践的な問題について述べた。

精神医療の状況が最近の10年で大幅に整えられ，薬物療法を中心とした身体的療法もその有効さを増している。しかし一方ではまだまだ拘束的で閉鎖的な病院内治療もまかりとおっている。さらに，デイ・ケア，授産，作業所などはメンバーの自主性を重んじながらも，方法論が必ずしも確立しているとはいえない現状もちらほら見聞きする。治療は授けるものではなく，メンバーが自ら求めるものであるようになるためには，グループの考え方，方法が大いに役立つと考えるのである。

集団精神療法から学んだこと

はじめに

「集団療法から学んだこと」という題が示しますように，私の個人的な体験を通して集団精神療法がどんな風に私に影響したか，あるいは，私の担当した患者さんたちや仲間たちがどのように変化していったかということに興味を持って見続けてきたことの感想を，ここでみなさんにお話したいと思います。自分のことをあまり勝手にしゃべりすぎないようにと思っています。

集団精神療法で私の人格がどれほどよくなったかは，前がどれほど悪かったのかということを全部いわなければわかっていただけないのでやめますけれど，随分よくなったと自分では思います。自分があまりいい人間じゃないと思う人や，生きていることに葛藤を感じることが少なくない人は集団精神療法を是非やられたらいいと思います。

私は集団療法ばかりではなくて，個人精神療法も，あるいは精神分析的な精神療法も薬物療法も生活療法もいろいろなことを経験してきましたけれども，結局，集団の中にいる自分ということを意識して，そしてその自分がどうすれば自然に生きていけるか，ということを考えさせてくれる方法として，集団精神療法が私を助けてくれたことは間違いないことだと思います。それで少しそのことをたどりながらお話を進めたいと思います。

集団の好き嫌い

一般的にいって，日本の精神科医での間では，集団精神療法，あるいは集団について語ることはいまだに少ないと思います。「集団が嫌いだ」とか「苦手だ」とかいう方は，かなり多い。そして，「集団が嫌いだ」といい切ってそれが何か勲章のような顔をしている人がいます。「俺は集団が嫌いだ」って，「それでいいのか？」ということを誰もいわない。「ああそうですか。私もなんです」と皆いうようです。この中にもおそらく集団精神療法は嫌いだと始終いってい

る人がいるのではないでしょうか。でも，「嫌いだ」といえることは大変幸せなことです。もし「集団が嫌いだ」とアメリカでいった場合，「どこか人間として足りないところがあるのではないか」とか，「適応が悪いのではないか」とか，あるいは，「一緒に働くには何か問題が起きるかもしれない」といったようなネガティブな印象を与える発言ととられかねません。ところが日本では集団が嫌いだっていうのはなんか「普通の人」という感じがして，「ああそうか，集団が好きなんて変な奴とは違うんだ」とむしろポジティブに取られているのではないでしょうか。それが良いことか悪いことかは別にして，これが私たちが集団に対して感じていることの一部であるし，集団というものを私たち日本人がどんな風に捉えているのかということの反映であると思うのです。つまり，集団というのはそんなにいいもんじゃないし，それに適応するのは易しいことではないという共通理解があるのですが，私たちの文化では"そういうことをいってもいい"という，なんというか寛容さがあるというか，受け入れられ易い言葉だという風に理解したらいいと思います。集団の中にいて「窮屈なんですよ」といえるのは「その集団が窮屈だといってもいい」というメッセージがどこかにあるからでしょう。私たちはその集団が苦しいということをそんなに大声でいわなくても，みんなそれを前提として生きていられる。一方で，多くの日本人は，集団にどのように適応するか，自分が集団からどのように見られたいかということに気を遣っていて，そして自分を殺して，自分を抑えて集団に合わせようということを一生懸命工夫しているように見えます。無意識にでも，意識的にでも，集団にどのように見られているかということにアンテナがはられていて，集団の空気に自然に合わせようとしながら生きているように思います。

　これは私がどこでもよく話すことですが，幼稚園に入った時に一番先に何を習うでしょうか。一番初めに習うのは，私の知る限りでは，先生に対してユニゾンで，一緒に「先生おはようございます」あるいは「先生さようなら」とみんなと声を揃えていうことを習います。今の子どもたちもどうもそのようです。それともう一つは，「前へならえ」という号令に従って，まったく完璧な適正距離でお互いが列を作ることに慣らされています。「前へならえ」を子どもたちがこんなに上手にやれるのは恐らく世界中にないと思います。つまり，私たちは周りの人たちとどういう距離を取るか，そして，周りの人たちにどうやって合わせていくのかということを小さい時から骨身にしみるように習っているんです。帰国子女の数がしばらく前から多くなって，不適応を起こしている帰国子女を私も診ることがありますが，その人たちはこういう体験を積んでいないがゆえに，自分を主張することが先になってしまって，周りと合わせよ

うとすることが後になってしまい，その狭間に落ちてしまった人たちのように見えます。私の診ていた方で，この方は統合失調症という診断でしたけれども，外国から帰ってきて，幼稚園で「前へならえ」といわれた時，列から一歩前に出たんです。無論そんなことをする子は他に一人も居なかった。それが非常なトラウマになって後々になっても，私が診た時にはもう二十歳を過ぎていましたけれども，昨日のことのように，その時の驚きを話してくれました。欧米では今申しましたように，なかなかグループ状況が苦手ということはいえず，グループの中で自分をどういう風に見せ，人に評価されるか／させるか，ということに相当の努力をして，自分を強く主張することが大切なようで，最初からしり込みをすることは許されていません。集団精神療法は不適応をおこした人々がどのように集団の中で自分を上手に主張できるかということで発達したんじゃないかという風に私は考えざるを得なかったんです。私たちの出発点は，それとは違うのではないかというように思います。

集団精神療法の効果

　集団療法の成果については有名な研究結果がいくつかあって，どういうことが集団療法で効果をもたらすのかというようなことについてかなり緻密に，広汎に考察が為されていますが，私が考えるに，その効果は必ずしも全体的に包括的にどのグループでも起きるとは限らない。ある出来事がそのグループに効果をもたらすということはグループごとにひとつひとつ違っていて，このグループには共感されたという体験が良かった，このグループには悲しいことを共有したのがよかったとか，いろいろなグループによって効果の出発点になることが異なるというように考えています。今日のお話は，そういった，グループがどのような効果をもたらして，そしてそれが私個人にどういった影響を与えたかということを土台にしながらグループ療法，集団療法というものがどんな効果を期待されているのかを一緒に考えてみたいと思います。

グループ体験の個人史を思い浮かべてみませんか

　私たちの診療の対象としている人々は，子どもであれ大人であれ，どのような診断に分類されていたとしても，対人関係の持ち方に少なくない困難や問題を抱えている人たちです。対人関係の質の形成に大いに関係すると考えられているのは，人それぞれがどのようなグループ体験の歴史を持っているかにかかると思います。精神障害者の多くは幼児期から集団内での行動の発達に問題が

あって特異な反応をすることは日常体験していますが，私たちのグループの最初の体験というのは一人一人，非常に異なっていると思います。皆さんもここでご自分自身のグループ体験を辿りながら聞いていただけるとありがたいと思います。また，ご自分の担当している患者さんが生まれてからどんなグループ体験を重ねてきたかということに少し焦点を当ててお考えください。

家庭の雰囲気，価値観

　まず，私が自分のあまり語りたくない歴史を少しお話します。私は5人兄弟の二番目で，男子としては一番上です。父親も母親も，地震被害で有名になってしまった福島県の相馬市の出身です。母は相馬を誇りに思っていましたが，現在相馬には親せきも数える程しかいなくなってしまいました。地震津波の被害に直接あった人はいません。しかし，私が故郷の原風景として持っていたあのあたりの海岸とそれにつづく田んぼはすっかり瓦礫に覆われてしまいました。少年のとき，後ろから追ってくる雷が怖くて必死に自転車で逃げた田んぼ道はもうなくなってしまいました。ですから私にとっての故郷の原風景は私の頭の中だけにしかないことになってしまいました。たいした由緒もない家ですけれども，士分であったということで，封建的で長男を大事にする，これは私にとって大変都合がよかったんですが，そういう長男を大事にする家風で，その家風がある程度守られていた家でした。父親は非常に厳格なキリスト者で，独特な権威で家庭の中に権威構造を作っていました。近隣のお祭りなどお付き合いはまったくなく，お祭りに参加することやおみこしを担ぐことなどは一切ありませんでした。このたび私の所に孫が生まれて驚いたんですけれども，行事がずいぶんあるのですね。今7カ月になりましたが，御七夜だとか，お宮参りだとかお喰い初めとか，日本の伝統行事に参加させられています。とても新鮮ですけれども，私の育った家ではそういうことは一切ありませんでした。ですから近所の人からも変な家に見られていたと思いますね。不思議なもので私の母方の祖母は煙草は吸うし，お酒は飲むし，私の父親の権威を認めていないわけではなかったのでしょうけれども逆らうようなことを始終していて，一家のバランスをとっていたのかもしれません。母親もそれに倣って多少バランスを保つのに貢献していたように思います。こういう厳しい権威構造の中で育ったわけですから，親からネグレクトされるよりはましかもしれませんが，一挙手一投足正しく生きるように見られている感じがありました。私は小学校では同学年で二番目に背が低くて痩せていました。そのことが苦痛で，身体が大きい小さいということに関して，誰が自分より大きいか小さいか，特に小さいかということにはとても敏感でした。ところが大きくなって，高校2年の夏ごろ

になって急に背が伸び始めて普通になっても，自分が人よりも小さいという意識が取れなくて，自分がどうしたら大きく見えるかということを本気になって考えたりしていました。自分より大きいと思っていた人が実は自分より小さいと分かったときにびっくりしてすごくうれしく感じたこともあります。ですから未だに人が身体的に大きいかどうかということについては非常に関心があります。そんなわけですからみんなと一緒に遊んだり，誘われたりは少なかったと思います。でも，仲間外れにされたという経験もありませんし，実感もありません。

小学校時代

この時代のクラスメートには今でも年1回位は会います。この時代はなんといっても担任の先生の影響が大きかったと思います。先生は50人を超える私たち，男女組を把握していて，いってみれば非常に上手なコンダクターだったと思います。その先生は後ろを向いて黒板に字を書きながら背中に目が付いているように，「誰々いたずらするな」とか「誰々何やっているんだ」とか名前をいいながら注意するので，本当にびっくりした経験が何度もあります。クラスは明るくて喧嘩も少なかったですし，ガキ大将らしいガキ大将も発生しないで，未だにあの頃はよい子たちの集まりだったなあ，と感じています。

中学校

中学校の経験はわずか3年でしたけれども，グループで生徒会館を建てたり，大きな壁画を描いたり，他校との体育系の大会に出たり，英語のスペリングコンテスト大会や弁論大会に出たり，活動の範囲も拡がって，競争もあり，その中から仲間意識も大いに育った体験でした。そんな中で私は，家の中の価値観と外の価値観との違いに少しずつ気付き，考えるようになったと思います。この価値観の違いというのは考えなくても身体が反応するもので，子どもにとってはかなりつらいことでもあります。自分が正しいと思っていることが外では正しくない。あるいは外で正しいといわれたことが実は家では正しくない，といったことがどこの家でも多かれ少なかれあるはずです。わが家ではこういうことがありました。ある年，通信簿に「社会性がある」と書かれたことがあります。社会性があるということは褒め言葉だと思って父親に見せたところ，「社会性があるとは何事だ」と叱られたんです。父親にとっては，社会性があるということは社会に阿る，あるいは集団に阿る，ということと同義語であって，そういうことがあってはならないとむしろ叱られるということを体験しました。家の価値観と社会の価値観を融合する，あるいは調和させるために小さ

な胸を痛めたものです。

暗い高校生活
そんなこんなで中学時代を終えて高校に入るわけです。高校は受験校に入ってしまって，親がそんなことに関心がなくて受験校でも何でも先生が薦めるところに入れということだったんだと思うのです。受験校に入ってしまったという悲劇的体験の傷が癒えぬままに今まできてしまいました。入学式が行われる前に高校の先生と個人面接があって，その時にいわれたことは「どうやったら一流の大学に入れるかということに注意を集中しろ。君は頑張ればどこへでも入れるよ」といわれたんです。褒め言葉のつもりだったのかもしれません。入学試験は何番で，だいたいこことここは入れる，なんてことをいわれて，もう少し努力を続けなさいといわれました。自分が高校について描いていた新たな三年間に本当に嫌な，暗い影を落とされて，そしてそれがなぜそんな気持ちを起こさせたのか分からないままに，自分の内的な考えを「嫌だね，受験の話なんてされちゃって」と誰かに話すこともできず，とても嫌な出発点となりました。そして，高校では実際寂しく孤立して過ごしました。大学受験の勉強をしたくないわけではない。大学に入りたくないわけでもない。けれどもこの大学受験という何か一種独特の圧力に関して，自分では対抗もできない，あるいは抵抗もできない，かといってそれに乗っかって楽しめない，苦しい思いをしました。新たな友人ができなかったのです。

大学生活
大学に入ってからでも，圧倒的に違う価値観の人たちに囲まれて，聞いたこともなかった思想信条について，議論をもちかけられることもありました。私はそれを力で抑えつけて自分の仲間に引き入れようとする非常に強烈な運動だと感じました。新たな思想に目覚めて活躍した人もいます。私にとっては自分の持っている価値観がいかに世間に通用しないものかということが身に沁みてわかって，非常に苦しい思いの大学生活を過ごしたように思います。

インターンの仲間体験
大学を卒業して英語が好きな仲間とは英語の勉強をして，1年間米軍病院でインターン生活をしました。インターンの仲間は8人いて，各大学から，九州から北海道まで，それからタイの人も1人居ました。楽しい1年間でした。1年間の8人の楽しい仲間との生活は，私にとってとても大事でしたし，これまで知らなかったお互いのいろいろな側面を見ることができました。インターン

を教育するシステムの中でアメリカの医師やナースたちは良く教えてくれました。インターンたちは競争的で，しかも病院自体がアメリカ風の競争とそれからサポートがあって，とてもいい気持ちで勉強できたものですから，私はアメリカに行きたくて，アメリカに行ってレジデントをやり，専門医になりたいという気持ちがとても強くなっていきました。

大学病院での体験

それから大学病院に戻って，精神医学の基礎を学び始めました。その頃の大学はいわゆる大学紛争の嵐が激しくなる直前で「○○反対」とか「××粉砕」とかいう言葉が始終聞こえてくるような状況で，外ではマイクの声が絶え間なく聞こえ，立て看板が立っているという，当時の大学紛争の始まりのときでした。これから何かが始まるという，エネルギーが一番出てきている時期でありました。嵐にさらわれて飲み込まれてしまいそうな恐ろしさも感じました。大学の学生運動の理由はインターン時代にお金も払われないしろくな教育もない，制度を廃止しようというものでした。最初は少なくともそんな大きな運動になるとは思えなかったんですが，次第に発展して，段々と暴力的になっていくのを目の当たりに見ながら自分の立場を決めることが困難になっていく一年でありました。何かグループができると，正しいと見えるような理由付けがあっても，そのグループに対抗するグループが必ず発生します。その対立するグループと元のグループの間に大きな葛藤が生じて，穏やかではない気持ちが動いてくるわけです。と同時に，そのグループが分化していくつものグループができてきて，そのグループの間の争いが次々と起こってくる。このような苦しい体験の中で精神医学を学んだことが，私とグループの関係を考えさせるきっかけになったひとつの出来事であったとお伝えしようと思います。

大学病院のグループ体験

その当時，大学病院にアメリカで勉強された先生が帰ってこられて，集団精神療法というものを大学の病棟に導入しました。このことはポジティブとネガティブ両様に受け止められました。その中間の人だとかいくつかの小グループに分かれるような状況になりました。この"新しい"治療法は患者の病気を良くするために絶対に必要なものだという風にいわれていました。当時統合失調症の人たちを治療するには，薬が効かない，薬が効いた筈なのに良くならない人が多い中で，集団精神療法がきっと役に立つに違いない。世界的にはこれが成功していると聞いていたものですから，私もそう信じて非常に期待して参加したのです。しかし，先ほどもお話ししたように，病棟外の政治的な状況と絡

んで，複雑なグループダイナミクスが生じて，治療のひとつの道具としての「集団精神療法」という刺激は，多種多様なグループを創り出し，それが対抗しあうような力動になってしまったというように今になっては考えられます。私は新しい治療法が，はっきりとは分からないままに状況と関係していろいろな変化の源になっているのではないかと考え始めました。それに加えて当時の大学では正統派精神医学のカリキュラムにはなかった精神分析が，集団精神療法の基礎にあると知り，私の精神分析についての興味を強く刺激されました。ですから，この治療法を学ぶことは一種異端の雰囲気をまといながらも，精神科医として一段上になるために絶対に必要なのではないのかとナイーブにも考えていたのです。精神分析的な洞察は非常に魅力的でした。例えば病棟医長が足を組んだり腕を組んだりして面接をしている私たち新人に「どうして患者にそんなに防衛的にならなくてはならないのか。君の姿勢をみているとそれはもう，患者に対する防衛以外の何物でもない」と指摘されると非常に感心したものです。ところが何年かしてふと自分が腕を組んだりしていると，「今，自分は防衛的になっているかな？」と思えるようになりましたけれども，その時はこういう洞察がいかにも新鮮で，こういう洞察をいえるような訓練を受けたいと思ったものでした。そして精神分析の知識を振り回すことが一種知的な刺激でとても楽しかったし，勉強の方向としてはこういう方向に行くんだと考えていたわけです。ところが，私たちに与えられた精神医療の実際は，大学病院の少数の患者を多数の医師でみるということだけではなくて，パート医として普通の精神病院にも出かけて行って，そこの患者さんの医療にも関わるわけです。当時の精神病院の治療の貧しさ，凄まじさというのは私の想像を絶していました。患者たちは閉鎖状況で多くの自発的行動には〈禁止〉を強いられ，することもなく，終日寝ている人が多く，"問題患者"が数人いてスタッフを困らせていました。そして，この精神病院をどうしたら治療的で住みやすいところにできるか，ということが大きな問題となって，私の前に立ち上がってきたわけです。それで集団精神療法の基礎となって発展した治療共同体の考え方についても少しずつ勉強を始めました。集団精神療法を実践していってもなかなか改善しない。成果が得られないことはとても苦しく，その苦しさを乗り越えるために文献を読む，あるいは本を読んでその中に答えを求め，長い時間図書館にこもって外国の雑誌を読んだり文献を読んだりすることになりました。そんな中で，マックスウェル・ジョーンズ（Jones, M.）の論文を読み興味を持ち，でも分からないこともたくさんあったので，マックスウェル・ジョーンズに直接手紙を書いて質問を始めたわけです。今ではそんなことしなくてもインターネットですぐに見つけられるような論文でも，その当時は見つけてそれを自分の手元に置いて

読むことはなかなかできない時代でした。

ディングルトン病院のグループ体験

そんな中でマックスウェル・ジョーンズのもとで直接学ぶ機会が与えられました。そこで私が自分の体験としてグループにはじめて参加することになるわけです。

ここまで皆さんがもしも私の話と並行させてご自分のグループ体験を考えながら聞いておられたとすると，本来でしたらその体験をお話しいただきながら話をすすめるのがグループの方法なのですが，今日は講演ということで双方向のコミュニケーションをすることができませんので，もう少し話を続けさせてください。

マックスウェル・ジョーンズは，ディングルトン病院という400床余りの精神科病院長であり，世界的に有名で実績を挙げた精神科医で，治療共同体の創始者の一人です。その人のもとで病棟医として働けたということは本当にいい体験だったと思います。ディングルトン病院に到着したその日に，日本からきた新しい医師だということでグループに紹介されたのです。そのグループが私にとってはグループの原体験としてとても大事なグループとなったので，少しそれについてお話しします。

百人くらいの病院全体のグループで，どの人が患者か，どの人が職員かわからない，とにかく皆患者のような顔をしているし，皆職員のような顔をしているともいえる。私が一目みただけでこの人が患者だなという風に思える人が一人もいないグループでした。何重かの輪になっていました。そして，そこに招き入れられて，マックスウェル・ジョーンズは私の名前がろくに発音できないままに私を紹介しました。私は鈴木純一という医師で日本から来たと話しました。マックスウェル・ジョーンズはとにかくシベリア鉄道に乗って来たんだから大変お疲れのところなんだけれども，という風に話してくれました。グループは，ああそうですかで終わるという冷たい雰囲気でもなく，前の方の女性の老人たちは編み物をしたりしながら時々質問し，発言したりするんですね。そして，議題はもう忘れましたけれども，僕が到着したこと以外にもいくつか話し合われてそのグループは終わったわけです。その中で私が体験したのは，今まで私が体験してきたグループとはまったく本質的に違うなということでした。一つは大学で体験した集団精神療法場面というのは非常な緊張と不安を伴って，座っていることがつらくなるようなグループでした。何をいわれるかわからない。自分が何か失敗してそれを叱責されるかもわからない。自分の受け持ちの患者が変なことをいってそれで叱責されるかもわからない。患者が今

日は出たくないといって勝手に休んだりするのを咎められないかとか、不安と心配と叱られるかもしれないという恐れでびくびくしながら、毎週月曜日から金曜日まで毎日参加していたわけです。不安と緊張は大変なものでした。

　ところがこのスコットランドで初めてのグループは日常の場面でした。それでつい元気が出て、「さっき院長は私のことをシベリア鉄道で来たといったけれど、実は私はモスクワまで飛行機で来た」と話し、「私の名前は正しくはこう発音するんです」ということまでその当時の私がいうようなことじゃないし、いえるようなことじゃないことをしゃべってしまいました。大体私は気も小さいし、びくびくしている人間なものですから、マックスウェル・ジョーンズという世界的に名の知られた大先生に、それは間違ってますよとか、発音が違うとかいうようなだいそれた人間じゃないんです。ですが、このグループが背中を押してくれたように思うんです。そして、そのことが今風にいうと、大ウケにウケました。後からマックスウェル・ジョーンズは私に「君の名は発音しにくいから、私のことだって皆マックスとしか呼ばない。だから君もチャーリーとか呼びやすい名前を考えて」というんです。私にとっていいテストでした。私がそれにどう抗弁できるかということは、このような日常の生活の中での話し合いがグループの本質であって、日常的な話し合いの中で日常をどういう風に改善していくのかということが大切だと身をもって体験して、それが私の財産になってきたと思います。

　そのグループが終わった後で、職員だけのレビューがあったのですが、そのレビューでいわれたことは、私が日本人であるにも関わらず、あのグループが私に歓迎的であったということに安心したとあちこちから聞きました。日本人であったにも関わらず、というのは、ディングルトン病院のあるスコットランドのメルローズ近辺の土地柄は、日本軍との戦いで多くの捕虜を生み、あるいは傷つくなど、あまり良い思いをしていない人たちの家族であったり子どもであったりする人たちがかなり多いところでした。更に付け加えると、後に行ったケンブリッジもまた日本人の捕虜になった人々が多いところで、そうした人々が日本との戦争で体験した苦しさとか辛さが私との治療関係にもまたプロセスにも、良きにつけ悪しきにつけ影響しました。

グループはご飯

　私ともう何十年も一緒にグループ・ワークをやっている安永紀代子さんという方、安永浩先生の奥さんなのですが、というより、この奥さんのご主人が先生だったわけですけれども、安永紀代子さんは、「グループはご飯だ」といういい方をします。つまり、特別なおかずだとか、大層な料理ではなくて、ご飯

なんだ，と．本当に日常的なもので，肩肘をはったり，新しい理論や技術で武装しなくてはいけないようなものではない，というような意味だと私は理解しているのですが，安永さんは，「グループはご飯だ．食べなきゃいけない．食べなきゃいけないけれども，そんなに大層なものじゃない」というないい方をされています．安永浩先生は，「グループは必要悪である」と集団精神療法学会でお話をされたのですが，いまだに尾を引いた反論とか不快感の表明があります．必要悪だなんて失礼だ，という人もいましたし，必要悪だなんて何事だ，という人もいます．ところが，私たちが集団を善であるとか，非常に重要な糧であると考えないで，日常的なもので，私たちはいつでも集団の中に居るものですから，日常的な葛藤，問題を処理するための場として集団療法を考えると，そんなに大層なものと考えなくてもいい，という風に思います．

とにかく集団を嫌って逃げずに受け入れて，それを認めていかなくてはいけないものとして必要悪という言葉は大変力強い応援の言葉のように思います．医療技術として武装していない中で，共感やサポートが生まれるのを私たちが見守ることができれば，それはグループの意味として非常に大きなものではないかと思います．こうしたグループ体験から，私はグループの運営にはいくつかのことが必要だと考えるようになりました．

日常の状況が苦しいところではグループでも苦しくなりますし，しかし，グループでいいたいことをいい合う中で，お互いの理解が生まれて許容力も発達すると思います．言葉に出さなくても，「言葉にしたら嘘になる」という皆さんご存知のフレーズは私たちの骨に染みついていますよね．「愛してる」なんてよく軽々しくいえるな，と思います，思いませんか？ アメリカ映画で字幕になっているから受け入れられると思うのですが，あれを日本人がいったら気持ち悪いだろうな，って思っていましたが，テレビでこの頃はいうんですね．言葉に出さなくても，そこに居るだけでそのやり取りの中に参加することがどれだけ大切かということを私はグループ体験をしながら感じています．私の体験グループに参加している人で，饒舌に反応する人も，ほとんどしゃべらないで参加していて，いい体験をしたといってくれる人もいます．言葉にしなくてはいけないというのは最近の流行で，言葉にしなくてもそこにいるだけで何か意味のある体験をできます．本当にその人がいるというだけでグループは動きますし，大事なことだと思います．

言葉でうまくいえない，という私たちは，言葉で私たちの感覚，感情，体験，思想をうまく伝えることがなかなかできない．言葉で伝えることができないことを必要以上に悪いことのように考える必要はない．言葉以外のものも，これまで私たちは大切にしてきたということを考えてよいのではないでしょうか．

言葉で表現できればそれは共有財産になりやすいし，あるいは文字にできれば一層のこと，皆さんがそれを共有できる機会が増えるわけですから，言葉にうまくできればそれに越したことはないと思います。

　もう一つ大事なことは，正しさということです。先ほどから私は家の価値観と外の価値観の違いに悩んできたと話しましたが，キリスト教の家庭の中では正しいということは神様が正しい。それ以外のことは大抵間違い，という思想です。この思想を詰めていくとどうなるかというと，イスラム教や仏教をつぶさないといけないような正しさの主張なんですね。共有していくことが狭まるような思想であることは思想なはずはないんですけど，世界中全部キリスト教になる筈はないけれど世界中全部キリスト教にならなければ，戦いは終わらない。最近，十字軍についての本が三冊でましたが，大変面白い。思想というものはいかに恐ろしいものであるかということも含めて，人間が学ばなければならない重要なことがあると思います。

　何か一つ正しいことがあると，必ず正しくないことが際立ってきます。グループで話し合っていても，そういう体験をします。人の感情に正しさとか，正しくなさということがあるわけがない。何の理由がなくても腹が立つし，うれしくなったりすることもありうるわけですね。そういう正しさ，ひとつの考えを求めるようなグループにならないで，何が正しいのか，何がよいことなのかはなんとなくその枠組みが決まっていて，身体に入っているというようなグループがいちばん成長を促進するのではないかと思うのです。それですから，グループの運営の仕方の中で大切なこととして，日常なグループであるという意識，ただ一つの正しさを追求しない，あるいは，無言で参加している人たちもしゃべって参加している人たち同様に立派な参加者で，大きな貢献をしていることを認めることなどについて述べてきました。そんな中でもう一つ，私が欧米のグループと違って日本人のグループで特に気をつけなくてはいけないと考えるのは，グループ全体が短い時間の間に一つの方向に流れて皆が気持ちよくなるという現象です。

　一つの方向へまとまりやすいのです。それでグループの外にでると何が起きたか，何をどう決めたかをすっかり忘れてしまうのです。その体験は根付かないことが多いです。一つの方向に流れて，一つの正しさ，一つの何かが生まれつつあるときには，「待てよ。他の考え方もあるんじゃないか？」とか，「反対意見があるんじゃないか？」ということを考えながら運営することは大変大切なことだと思います。何か行事などのあとで皆が大喜びをしているグループの中にも1人，2人は非常に悲しい気持ちになっていると思うと，コンダクターも一緒になって舞い上がってはいられません。皆が楽しんでいる中でも，楽し

くないことが話せるようなグループがいいグループであると考えます。

　緊張・不安が強く，皆に負けずについていこうと思っていた私が，少しでも安楽で気持ちに余裕を持つことのできる生き方が，少しずつ身に付いてきたように思えるのは，年齢を重ねてきたことや長年のグループ体験が寄与して大きいものがあると感じています。私の今日のお話が皆さんにお説教のように聞こえたり，あるいは皆さんを諭すように聞こえたとしたら，それは私の失敗で，その逆で，なんか苦しい思いから水の中で息をつめてて苦しかったのがようやく水の上へ首をだして呼吸をできるようになったというような安心感，まあ，これでもいいかと思うような自分ができたのは，集団精神療法の体験が私に役立ったということだと思います。私のような変な人間にも役立つのだから，その他の，皆さんたちにも役立つに違いないと思います。

　今日は機会を与えられてこうして私の集団療法の体験をお話してきたことは，大変うれしかったです。皆さんも肩肘はらずに日常的に体験できるような場面をあちこちで作っていただければと思います。ご清聴ありがとうございました。

なぜグループ療法か

はじめに

　私はご紹介いただきましたように精神医療には精神病院の中から関わり，30年以上がたってしまいました。精神病院がどうしたらよくなっていくかが常に頭の中にあり，そこからの発言になっていくと思います。

　そんな中で「なぜグループ療法か」という課題を与えられ考えました。なぜこんな事を何十年も一途にやっているんだろうという事から少しお話をしたいと思います。

　私が精神科医になった1960年代後半には，日本では精神病院を何とかしなくてはいけないという声があちこちで上がっていました。

　そしてそれに対していろいろな実験がなされていました。1960年代より前に松沢病院，国立武蔵療養所などでは生活療法を中心とした仕事が出ました。私が卒業した1966年頃は大学紛争の時代でした。大学紛争では生活療法を否定する事が流行りまして，精神病院は一時期本当に勢いを失ってしまったことがありました。

　精神病院の働きにはいろいろな要素があって一筋縄ではいかない。病院といっても安楽なベッドと空間を準備して，食事と薬を与えて，そして病気が治るのを待っていても良くならないというのは皆さんの臨床の中で体験されている事でしょうし，私の体験でもそうです。

　精神を病んでいる人々の病院治療にはどんな工夫が必要かということは，1800年代からずっと考えられてきています。現実問題として私たち日本の精神病院にはいまだに30万人以上の人が入院生活を続けています。諸外国の精神病院のあり方，あるいは精神医療の活発度に比べて日本の精神病院は，まだまだやらなくてはならない仕事がたくさんあるのではないかと思います。

精神医療に起きている変化

　そうした現実を踏まえながら少しお話を進めますと，今までの私が教わった精神医学と今の精神医学，医療は随分変わってきたと思います。
　第一に，精神医療は病院中心から外来，クリニック，要するにコミュニティ中心の医療に変わりつつあります。心の悩みを抱えて多くの患者さんたちが容易に受診できるようなクリニックが大都市あるいは地方でも中小都市を中心にたくさんできてきました。
　これは私が臨床を始めた頃には前橋市などの例外を別としても少なかった現象です。
　そのほかにも作業所，授産施設，あるいは生活支援センターなどがあちこちにできるようになりましたし，グループホームも相当利用されるようになりました。これは近年の出来事であってこれからさらに発展しなければならないと思います。
　第二に，精神医療に従事する人たちの中で医師あるいは看護師でない人たちの活躍が目立つようになりました。精神保健福祉士，作業療法士，ボランティアその他の人達が病院の中であるいは外で活躍するようになりました。
　第三に，向精神病薬，抗うつ薬などのめざましい発展が特にこの数年の間に見られました。めざましいということは効果が高まったということ，さらに副作用が少なくなった事が大事な出来事だと思います。
　第四には法律の整理が，ようやくこの15年位かけて整いつつあり，患者さん中心の，患者さんの希望に添って，患者さんの意志によって治療するという事が原則になるという法律に変わってきた事が大切であると思います。ですから以前の病院治療のように治療をこちらが決めてそしてそれを強制的にでも実施するということではなく，急性期の非常に重篤な精神状態の人でもその希望を聞いて，薬を処方し，従って自ら治療に参加して治ってゆくというプロセスが可能になってきているといえると思います。「先生治してください」という患者・治療者の関係から「まず話を聞いてください，そしてアドバイスしてください，そしてそのアドバイスを聞く聞かないは，私の勝手です」というような体系ができつつあるように思います。
　このような精神医療が病院の中で実践されているか，診察室の中での私たちの医療の技術，その質が本当に向上しているのか，そして診察室の中で本当に患者さん達の意向が聞かれているのかということに関しては，詳しく検討していかなくてはいけないように思います。それだけではなく，投薬という事を中心にした精神医療だけでは十分に治療しきれない問題を患者さんたちが抱えて

いる事を私たちは良く知っています。ベテランの精神科医師にとっても適当なアドバイスを考えつくことさえ難しいような問題を多くもっている患者さんが少なくない。統合失調症の障害ということをいろいろな側面から見て、生活障害を取り上げた研究がありますが、統合失調症だけではなくほかのすべての障害についても生活障害はありますし、疾患、発達上の社会適応の障害、対人関係の問題という概念にまとめられる領域など、多方面で多様な理解が必要だと思います。

　こうした中で、政策的には精神科病床を減らさなければならない。約7万床減らすという運動が厚生労働省を中心に起きています。とにかく入院期間を短縮しベッドを削減する。クリニック、作業所などを増設していこうというスローガンは大声で叫ばれるようになりましたけれど、実際問題としてどうなるか。精神科病床が減っているという噂は聞こえてきません。精神科の病院の中の改善がうまくいって、その病院が退院者を多く出して病床が減っていくという実際をあまり知りません。もちろんないわけでありません。あちこちの病院でいい仕事が出されるようになりましたがもちろん十分ではない。このような変化はどうして思ったように起きないのか、この10年の努力がいつ実を結ぶのかについてはあまり楽観できない状況だと思います。

精神医療の歴史の中から学ぶこと

社会療法（道徳療法）の誕生

　ここで歴史的な展開について少しお話しして、一体私たちが今居る21世紀の精神医療はどんな歴史の中で育ってきたのかという事を考えてみたいと思います。

　ご存知のようにフランス革命下のパリで、ピネル（Pinel, P.）がその弟子のエスキロール（Esquirol, J. E. D.）と二人で30年にわたって精神障害者の治療を始めたのが1793年で、非常によい成績を残しました。丁度その頃英国ではヨークという所でお茶の商人であったウィリアム・テューク（Tuke, W.）という人を中心にしてレトリートという（隠遁所と訳されて良いでしょうか）病院を開きました。しかしこれは医学モデルではなくて、人類愛に基づいた精神障害者の回復を手伝うというようなことだったように思います。

　いずれの場合も退院率が非常に良かったという記録が残っています。退院率を別な言葉でいえば社会復帰、社会再適応する人が非常に多く出たという事です。

　これらの場所では脅威による、あるいは鎖による抑制、瀉血、その他の残酷

な処遇などはまったくなくて，患者さんの理性に訴えて，これは後になってアメリカの学者によって，患者さんたちをあたかも精神的に健康な人々であるかのごとくに処遇したことがここでの治療が成功した因子の一つであると分析されています。

これが後に社会療法と呼ばれるものです。臺先生は社会療法という言葉はお好きでないようで，「生活療法」といわれます。しかし生活療法と違う面もあるので，ここでは社会療法という言葉で続けていきたいと思います。

その時のレトリートの治療の内容はお茶会，馬車に乗っての遠足，あるいは講演を聴く，これはおそらくその当時の心理教育プログラムだったと思います。こうした治療が結果として社会復帰を進めたという事実があります。これが1800年頃，クロルプロマジンすらない時代に精神障害，おそらく統合失調症とか躁うつ病という病気を持った患者さんたちが効果的に治療されていたということは驚きです。

こうしたレトリートのような治療は道徳療法と呼ばれています。そこでは組織化された集団生活と遊びとか仕事など活動のある場所を与えるということと，生活自体に意味のある事をしたり，何か生産することが奨励されたという事です。

道徳療法は19世紀にさらに進んでイギリスのハンウェルの精神病院で1839年から数年の間ジョン・コノリー（Conolly, J.）が無拘束療法を行っています。コノリーは政治家でもあり文章も非常に巧みな人でいろいろな報告書を書いたりプロパガンダをやった人ですから，道徳療法という言葉は大変流行りました。道徳療法と同時に彼は一切の拘束をしないという事がなければ治療が成立しないと提唱しました。これは無拘束療法と呼ばれます。

1845年には最初の精神病院法ができて，英国の精神医療の基礎ができたと考えて良いと思います。

ところで日本ではどうであったかというと，呉秀三先生の「精神病者私宅監視の状況」が出たのは1938年です。有名な呉先生の言葉で精神病者として生まれた不幸と日本に生まれた不幸と両方，精神病者たちが背負っているという言葉に結晶されました。その頃から精神医療法の改定がいろいろ考えられました。秋元波留夫先生は日本の精神医療法の基本的な問題点として，私的病院の増設を可能にしてしまったという事を鋭く指摘されています。私的病院がいい仕事ができない限りは日本の精神医療は良くならない。とにかく80％以上は私的病院なわけです。もちろん利益も得なければなりませんから，そういう病院がいい仕事をすることも大変なことと考えられます。

医学の発展に取り残された精神医療

　1900年代に入って英国では道徳療法は急速に衰えてしまって，大病院は収容所的な病院に変わっていきます。道徳療法とか無拘束療法があっという間になくなってしまって伝統的な精神医療に変わってしまった。また，患者を拘束する，あるいは患者をまったくの病人として病院の中へ収容してゆく収容主義に変わっていった事は不思議なことです。

　その原因を説明するいろいろな仮説の一つに，1800年の半ば頃から始まった医学の他の分野での大変な発展の影響が考えられます。リスター（Lister, J.）の消毒法が確立し，外科学の発展に大きく貢献したことをご存知でしょう。リスターは1827年に生まれて1912年に亡くなっています。コッホ（Koch, R.）が結核菌を発見して，その病因となる細菌を取り出し，そこから治療を生み出して行くという病因論の体系を確立していく時代です。コッホは1843年に生まれて1910年に亡くなっています。医学上の大発見や大進展があった時代に精神医療は方法を見いだせず，医学でもない，道徳療法でもない両方ともなくなってしまうような悲惨な状態に陥っていた現実があります。その頃，ご存知の野口英世がスピロヘーターを脳の中に発見するという非常に大きな業績がありました。これは20世紀の初頭ですね。梅毒による脳炎については解決したけれど統合失調症であるとか躁鬱病であるとか，心の問題は解決しないままに今日にいたっています。心の問題と付け加えましたが，統合失調症が脳器質学的に解決する時代が来ても，そうした心の問題は解決できないのではないかと恐れます。

　そうした歴史の中で英国では1948年にディングルトンという病院が突然，全開放します。全開放することによってその病院は世界に名をとどろかせました。これを行ったジョージ・マクドナルド・ベル（George McDonald Bell）は，ある朝突然に思いついたかのように一つ一つドアを開けていったそうです。ディングルトンという病院はメルローズという小さな村の山の上にあります。患者さんは喜んで，坂の上から駆け下りるように村へ向かいました。半分以上の人はその日の夕方には病院に戻ってきましたが，その内の何人かは病院に帰ってこなかったのです。そこで病院からは家庭訪問が行われて，家族が引き取ってくれるといった人たちはそのまま退院になったことがエピソードとして残っています。これもまだ向精神薬のない時代です。

　ところが向精神薬が発達した今日，私たちはまだ30何万人かの患者を病院に抱え込んでいるのです。こうした歴史的事情の中で，集団精神療法が一体どう役立つのだろうかという事を，ここで考えてみたいと思います。

集団精神療法のはじまり

　外国では道徳療法の伝統があったことを説明しましたけれども，日本でもいろいろ良い仕事がなされて記録が多少あるのですが，道徳療法ほど力強い流れは存在しませんでした。また，集団精神療法の流れにもできなかった。

　ところで英国では1930年代終わりごろから集団を対象にした治療がなされるようになりました。主として英国の陸軍の病院で，非常に少ない医師が非常に多い数の患者をどうやって治療したら良いか，という実践の中で集団を活用しなくてはならないと，いろいろな工夫がなされた。その結果が集団精神療法という形で結実したわけです。日本でも同じような状況になった。精神科医が出征してしまったところへ，精神科の患者が前線から戻ってきて，その患者を治療しなくてはならない。日本ではそれが集団精神療法の形にならなかった理由として，力動的な考えがなかったことなどいくつかの理由が考えられますが，これは研究の余地があります。

　マックスウェル・ジョーンズから直接に聞いた話ですが，多くの患者たちを講堂に集めて講演をしたそうです。その講演は高血圧がどういう風に成り立つか，ドキドキするのはなぜか，血圧が上がったり，下がったりするのはなぜかというような生理学的な説明をした。そうしているうちに彼は，横の繋がりの中で，たとえば面会の人が来たとか，ガールフレンドから手紙が来たことなどの方が患者たちにいい影響を与えている事に気がつきます。とすれば血圧の話とか心臓の話をしないで，むしろ患者たちが自由にできるような場を提供したほうが良いのではないかということがグループ療法のはじまりになったそうです。同じようなことがいくつかの病院で独自に体験されて，フークス（Foulks, S. H.）も別な病院で同じような方法の治療を，同じような時期に始めています。

グループ療法の効果

　グループ療法の結果，何が効くのかという事がいつも問題になりますけれども，フークスは他の患者に自分の悩みが分かってもらえた，自分ひとりが悩んでいるのではない，それから他の人の行動を見ていて自分も行動を変えなくてはいけないなという気持ちになった，あるいは具体的な指示だとか説明が役に立ったというようなことが集団精神療法の治療的な要因として働いたのではないかとまとめています。アメリカ人のヤーロム（Yalom, I. D.）が，神経症者を対象とした小グループの研究の結果，上に上げた要因も含めて治療的要因を11個挙げています。

　このように，明らかに有効な治療法が日本では根付いていなかったという事

が私にとっては衝撃的な発見でした。

　私が集団精神療法を学んだのは大学の医局に入局して 1 年目の秋からですけれども，その集団精神療法はアメリカから輸入された物でした。私の体験としては非常に面白かったし何というか不思議な興奮を覚えましたけれども，私の受け持ちの患者がよくならないでいささかウンザリした経験もあります。なぜだろう，これはやり方に問題があるのではなかろうかあるいは，その頃は状況を考えるようになっていましたから大学病院という状況に問題があるのではないかということを考えさせられました。おりしも大学の紛争が起こっている時代でしたからどうしても，そういう風に考える事になったのでしょう。

社会療法の効果 ── ウイングとブラウンの研究

　ここで集団精神療法の効果について少し述べましたけど，もう一つ大きな仕事を紹介したいと思います。ジョン・ウイング（Wing, J.）とジョージ・ブラウン（Brown, G.）が『Institutionalism and Schizophrenia』という本を 1968 年に書いています。これは 1960 年から 1968 年の間に三つの精神病院を比較してそこから引き出した結論です。その結論は社会療法を実施している病院は退院率もいいし，患者さんたちが良くなっていく率も高いということを，これはかなり精緻で臨床的な，数値的な結論をエビデンスに基づいて出しています。社会療法の効果の中で彼が強調しているのは，活動が活発にある事，制限制約が少ない，病院外への外出，外泊が自由である事，スタッフ患者の間のコミュニケーションが豊かである事，患者同士のコミュニケーションが奨励されている事です。

　ところが症状の改善と退院，社会復帰と必ずしも一致しないこともいわれています。今いわれている陰性症状の改善は明らかに有意差を持って見られるけれども，幻聴とか妄想だとか，陽性症状はあまり良くならない。しかし社会生活の状態つまり生活障害は薬物療法ばかりに頼っている病院よりは良くなっていることをいっています。

グループ療法の好き嫌い

　集団精神療法を好きだとか，嫌いだとかよくいいますが，私自身はあまり好きではありません。独りでいるほうが楽ですし，家族でさえ一緒にいることが苦痛になる事があるでしょう。独りでいることの有難さ，独りでいることの寂しさ，辛さを私たちは毎日毎日経験している。家族といるのが辛くなって，犬といる事の方が楽で家族より良いこともあります。そんな私がグループ療法を中心の課題に置いているのはグループの好き嫌いがいっていられない現状があ

るからです。
　33万人もの人が精神病院の中に居るのに，明らかに有効な治療手段の一つであるグループ療法を使わない手はないと思います。私たちは集団が嫌だとか家族がうっとうしいとかいいながらも，結構家族と仲良くもしているし，社会とも結構仲良くやっている訳です。そして一人前の社会人として認められるような生活をしているんです。つまりそのような人間は，すでにグループに適応している訳ですからグループが好きだとか嫌いだとかいう権利がないような気がするんです。この中にも適応の悪い人も居るのかもしれませんけれども社会的な問題を起こすほどに適応は悪くないでしょう，ところが私たちが対象にしている患者さんたちはいろいろな段階で，小学校，中学校，あるいは大学に入った段階であるいは就職した段階で，社会適応不全を起こして私たちのところにきます。別のいい方をしますと，集団不適応を起こしてそして私たちのところに来るわけです。そうした集団不適応を起こしている人たちについて考えてその人たちのためにはやはりグループ療法が必要だと思うのです。
　グループといっても多くの患者さんたちと食堂で話し合うとか，それも45分だとか1時間だとか限られた時間の中で，騒音の中で，あるいは出入りの激しい中でやってゆくような臨床の中でもグループを使えるという事です。

グループには何が必要か

バラバラでよい

　私が主張したい3つの点があります。グループというのは工夫が必要なのです。私たち日本人は集団に合わせることが非常に上手で，自分を抑えて集団に合わせる。そして集団から出てせいせいするという生き方をしています。グループ療法を有効にするためにはこうした習慣を持っていることを自覚し，これに対応する方法を用いなければいけない。グループの中に居て苦しくないグループを生み出す工夫も必要です。そのためにはグループの中にいる，出たり入ったりする事も自由，発言も自由，悪口をいってもいい，何をいっても自由，皆と同じにならなくても良いということを明らかにしていく。集団というと私たちはすぐ一致団結が頭に浮かびますが，一致団結する必要はない。皆それぞれバラバラにいてよい。でもその中に何かが生まれるに違いないということです。

理屈より感情を大切に

　それからもう一つは理屈より感情を大切にする。かかわりを大切にするという事です。たいした成果はないかもしれないけれども約束どおりに時間が来る

と開かれ，時間になると終わるという事。それから職員と患者が同じ立場で話をすること，意見を交換，やりとりする事，これが大切だと思っています。

　感情を大切にするというと，例えば病院で遠足に行きます。遠足に行きますと患者さんは普段の生活を離れて楽しい思いをするわけです。帰ってきた後のグループで必ずその話が出ます。グループは明るく，元気になって病気を忘れて楽しく遠足を振り返ります。ところがその中には同じ体験をしても泣き出してしまう患者さんもいるのです。泣き出している人に対してせっかく皆さんが楽しい思いをしているのに，なぜ泣いたりするかなどと圧力を加えない。なぜ泣いているのと聞かれると，その人は自分が子どもを施設に預けて病院に入院している。そんな中でこんな楽しい思いをしたこと自体，預けている子どもに申し訳ない。子どもこそ，こういう楽しい体験をしなければならないのに，私は自分の子どもに体験させないで自分が楽しんでしまった事を悔いている，それで泣いている。そしてそういう感情がグループで共有され，グループの中で大切にされるという事が私は社会復帰とか退院とかに直接には繋がらなくても大変重要な体験になるのではないかと思います。

ハイラルキーの問題

　もう一つは精神病院というのはハイラルキーの世界です。病棟では看護師さんが偉い。看護師の中では看護師長が偉い，看護師長より看護部長が偉い。ハイラルキーの一番下に患者さんたちが処遇されていると知ることが大切だと思います。

　今週の月曜日のグループでの出来事です。ある患者さんが院長はトイレのスリッパをなくしてもいいといっているのに，師長はまた"考える"といっている。また考えるとは何事だ，なぜ院長のいう事を聞かないのだ。ハイラルキーに敏感な人で，権威の構造が守られないという事が生理的に気持ちに触るわけです。また遠足に行くときには，以前は弁当が出たのにこの頃はお弁当が出ないのはなぜかということに対して，院長は事務長と相談してみようといったんです。事務長と相談するとは何事かという，それは院長が決める事だろう。一体この病院では誰が何を決めるのか。結局グループは病棟というコミュニティのメンバーである自分たちで物事を決めてゆくんだという事を実感する事で終っています。こうしたグループ活動に私が期待するのは，皆さんの臨床活動の中にグループが日常十分に組み入れられ，独りでも多くの患者さんたちが自由でそして社会復帰に繋がるような治療が何処でも行われるようになって欲しいと思っています。

集団精神療法の臨床的意義

はじめに

　集団精神療法が，今回教育講演のテーマとして取り上げられたことは，本学会としては初めてのことです。またこれまで宿題報告，シンポジウムのテーマとしても私の調べた限りではないように思います。精神科における治療の方法の一つとして，集団精神療法の重要性が認められたことは，喜ばしいことではありますが，同時に責任を感じております。世界的には，50年を超える研究と実践の積み重ねがあり，その上に現在の集団精神療法があるのですが，わが国におきましては，精神療法学会が発足してからようやく10年あまり，会員は約700人で，臨床実践も研究もこれからといった状態です。本年より集団精神療法も保険点数化され，今後はますます盛んに実践されることが期待されるわけですが，その意味でも，質の高い臨床が要求されましょう。この私のお話が，そうした意味で少しでもお役に立つことができればと思う次第です。
　さて，本日はこのように講演ということでここに立っているわけですが，集団精神療法は，言葉を介してのコミュニケーション，しかも一方的でない，コミュニケーションですから，「講演する」ということ自体，集団精神療法の方法の精神に馴染まないのです。この壇上から私が一方的に講演することでは，お話を聞くということに終わってしまいます。どうか，私の話を聞きながら，現在ここにあるグループについて観察し，感じ，考えていただきたいと思います。そうすることによって，集団精神療法の意味が初めて，体を通して皆さんに浸み渡っていくと考えられるからです。

集団とは何か

　集団精神療法，グループ・ワークなどという時に，私たちは集団，グループをどう捉えているのでしょうか。グループのサイズを考えただけでも，いろいろな議論があると思います。2人ではグループとはいえるだろうかとか，3人

以上でなければ普通集団とはいわないだろうなどと，いろいろな反応があると思います。良い集団，悪い集団といういい方もあります。さしずめ暴走族などは，悪い集団に入りましょうか。校風とか社風とかいうように，グループがある種の性質，性格を持っているようにもいわれます。集団精神療法に参加しながら集団を体験しますと，一口に集団といっても実にいろいろな種類の集団があることを経験します。一人一人の人間が，性格特徴を持っているように，グループにも顔があり，それぞれ強さ，弱さ，長所，欠点を持っているように見えてきます。また，その特徴，性質が，日によって異なることもあり，さらにはグループが行われている時間の間に変化することが実際体験されることもあります。

このように，集団は反応し，性格を持った人のように変化もし，成熟すると考えてよいように思います。このような生き物が，集団精神療法の対象となるわけです。

さて，「集団」とか「グループ」という言葉に対して，私たちの心に起きる生理的とでもいうべき反応について考えてみたいと思います。この講堂に入ってきた時のご自分の行動を想い起こしてみて下さい。この講堂に入る直前から，現在座っている席に着くまでの行動の中に，あなた方一人一人の集団に対する反応を理解するためのヒントがたくさんあると思います。反応には当然，ポジティブなものも，ネガティブなものも含まれます。「友だちと会えて嬉しい」，「今日は講義を聞いていさえすれば良いのだから，ゆっくり休める」などという反応もありましょう。グループに入る時は一般に，ある種の緊張，不安を伴います。何が始まるのだろう，予想もつかないことが起こりはしないか，自分の個人的なことが暴露されはしないか，人前で恥をかかされはしないだろうかなどと具体的な考えが浮かぶこともあります。しかし多くの場合は，名状しがたい，不安としかいいようのない漠然としたものです。またこれとは反対に，浮き浮きとした気分になることがあります。講義を聞く場合などはその良い例ですが，これは講義の内容に期待することもありましょうが，集団に対する反応とも考えられます。特に，講義する者と聴衆という2つのグループに分けられますと，講演者は緊張し，聞く人々は，軽い退行状態になります。これはちょうど私たちが，小学校や中学校で体験したことと同じで，そのときの状態に退行したと考えて良いでしょう。このグループには，司会者という中間者がいて，講演者の緊張をほぐし，聞いている人々の過度な退行を防止して下さっているということができます。

このような，集団に入る際に起きる感情的な反応，不安，緊張，退行などが，参加する個人，一人一人を刺激するのです。それが無意識を可動化するともい

えましょうし，平常と異なった防衛を余儀なくさせられたともいえましょう。このように集団という生き物のように変化に富んだ坩堝の中で，ある種の感情が揺さぶられることが，グループメンバーの内的な変化を促し，成長，成熟へとつながる過程を生み出すと考えられます。

グループ・ワークは集団を操る方法ではない

　私たち日本人は，外国の学者やジャーナリズムから，「集団主義」であると指摘されます。非難といっても良いかもしれません。これは個人を大切にしないで，まず集団を大切にするからいけないということなのでしょうが，私たち日本人は決して個人を大切にしないのではないが，大切にする方法が違う。それが外国人には大切にしていないと映るのでしょう。しかし，彼らのいうことにも一理あるともいえます。幼稚園に半日でも見学に行ってご覧になるとすぐお分かりになることですが，3，4歳から5，6歳位の子どもたちが，先生の号令で，一糸乱れずに行動します。「先生お早うございます」から始まって，「先生さようなら」まで子どもたちは実に見事に号令の通りに動きます。年少グループには何人かいうことをきかない子がいますが，その子も周囲の子どもに優しく誘われたり，注意されたりしているうちに，グループに馴染みます。これはどなたでも見たり，経験したりしている幼稚園の風景です。ところが，私の体験した英国の幼稚園では，まったく異なります。皆で揃ってのお早うございますもさようならもなく，各自バラバラにプレイルームに入り，砂場で遊び，時間になるとバラバラに帰って行きます。幼稚園の様子ばかりでなく家庭での風景も大分違います。「○○さんはよく勉強する」とか，「××ちゃんはよくお母さんのいうことを聞く」などというふうに他と比べることが日本の家庭では普通に見られます。また，自分の気持ちを言葉にすることがそれほど奨励されていないことも，際だって見えるようです。私たちの家庭では何か悪戯をして「なぜこんなことをするの」と聞かれたら「ゴメンナサイ」と答えるのが正しい対応です。もし悪戯をした理由を答えようものなら，この子は悪戯をした上に理屈をこねると二重に叱られてしまいます。ところが英国では，Why? という問いには Because…… と答えなければなりません。転んで泣いていると，なぜ転んだかと聞かれ，泣きながら"Because……"と答えている光景に行き会わせたことも一再ではありません。私たちは人の振りを見ながら，それに合わせていく，また「皆と同じになりたい」「皆と同じでなければならない」という圧力が強いように思います。出る杭が打たれるのは，わが国に限ったことではありませんが，「皆と同じ」と自らを抑え，他の人の出るのも抑えようとす

るのは，私たち日本人の特徴として，外からは際立って見えるようです。以上お話ししてきたような「集団特性」が，私たちにある程度備わっているとしたら，そのことは，私たちの集団精神療法にどう関わってくるのでしょうか。これまで申し上げてきたことを別の角度からいい換えますと，日本人は集団に馴染みやすい，また集団の方向，意志に順応しようとする。従って人を集団の中で扱うことは，比較的容易であると感じているといえないでしょうか。皆さんの体験でもこうしたことは裏付けられると思いますが如何でしょうか。

　たとえば，新しい患者がグループに入るときは，その人を入れる元のグループは，何の吟味もなしに，拍手で迎え入れます。また入る方も「よろしくお願いします」と頭を下げて恭順の意を表するのが普通でしょう。これが英国だったら，「あなたの病気は何」，「何が問題で入院してきたの」，「働いているの」，「ここに入院して何をしようとしているの」などと矢継ぎ早の質問が浴びせかけられるでしょうし，新入りの人も負けずに，「このグループは何を目的にしているのか」，「そんなことが，何の役に立つのか」と応酬するでしょう。日本では外来の集団精神療法のドロップアウトする数はとても少ない。デイ・ケアも全国的に見てそういえると思います。

　私たちの前にいる患者たちの多くは，これまで学校，会社，地域社会など自分の属している集団への適応があまり良くなかった人たちといえるかもしれません。こういう人々を集団に入れその集団に適応させようとするだけでは何の意味もありません。なかなか集団に馴染めないのはなぜかということがよく分かることが大切だと思います。この分かるということも，単に頭で理解するだけでなく，体で体験することが必要でしょう。それには，治療者が，グループを自分の思うように動かそうとしないことです。よく「沈黙はどう扱いますか」，「患者同士で活発に話し合いをさせるのにはどうしたらよいでしょう」，「自分たちでなんでも決めて行動するようにできるのにはどうしたら……」などと聞かれます。こうした問いにはすでに治療者の意図が隠されているのです。「話し合いをさせるのには」，「活発に」とか「自分たちで」など治療者のねらい，価値観が見え見えですね。沈黙はなぜいけないのか，活発でなければなぜいけないのか，自分たちで決めるのがなぜ良いのかという問いを，まずグループと一緒に問い直してみる必要があると思います。そうした問い直しを抜きにして，先へ進もうとすることは，グループを操る方向へと進めてしまいます。集団精神療法はグループを操って，活発な患者集団をつくる方法ではありません。

　私もグループを始めたばかりの頃は，患者を元気づけようとして，一緒に歌を歌ったり，タバコを配って吸ってもらったり，散歩に連れ出したり，ソフトボールに引っぱり出したり，恐らく経験の浅い精神科医ならば誰でもが試みる

ことを，私もやったのです。それはそれで悪くなかったと思いますし，別の意味で今でもやるべきことがたくさん含まれています。しかし元気づけようとして元気づけることのできないような問題を抱えている人々が，私たちの患者なのだということを忘れることはできません。グループを操ろうとしたり，盛り立てようとすることは，何の学習も生まないばかりか，かえって患者に苦痛を与えることになってしまいます。集団精神療法はそのための方法ではないということを，もう一度ここで強調しておきたいと思います。

集団精神療法とは何をさしているのか

　それでは集団精神療法とは何かということになります。集団精神療法は集団を操る方法ではない，集団を盛り上げる方法ではないと申しました。では何であるのでしょうか。集団精神療法と聞いた時に，「作業はどうなのだろう」，「『レク』は集団精神療法と考えて良いのだろうか」といった問いが頭の中に浮かびます。グループを作って散歩する，お料理や，見学，買い物などは確かに集団精神療法的な行為です。また，読書会，講義を聞くなどはどうでしょうか。患者自治会は集団精神療法といえないでしょうか。お茶会のように患者だけの集まりは？

　そもそも，集団精神療法は，ボストンの内科医であったプラット（Pratt, J. H.）が，1905年に，重症の結核患者のグループに啓蒙的な講演をしたのが始まりというのが定説になっています。また治療共同体で有名なマックスウェル・ジョーンズ（Jones, M.）は，心気的になっている傷病兵を集めて人体の生理機能について講義しているうちに，患者同士の横のつながり，患者と家族や友人との関係が，生理機能の理解よりも治療過程により大きな影響を与えていることに気づきました。それをきっかけに，彼の集団精神療法の実践と理論化が始まったともいえましょう。ですから，プラットにしても，ジョーンズにしても，講演という形態の中から，患者−患者関係，集団の治療的意味について洞察し，それを発展させたといえます。どのような活動の形態をとっても，その活動が患者間の相互作用を刺激し，進めるような活動ならば，治療的であるということです。

　しかしすべてのグループ活動を，集団精神療法であるとはいえません。そこで，ここではひとまず，集団精神療法を次のように定義して話を先に進めたいと思います。

　1）言葉を介した相互作用の場である。
　2）メンバー間（患者−患者，患者−治療者）の関係の発展，変化を治療の

過程と考える。そしてその他の集団の中での活動交流をグループ・ワークと呼ぶことにしましょう。
　3）グループの大きさは，4，5人以上で，30人位まで。

　はなはだおおざっぱな定義です。「言葉を介して」というのは，身体的な活動，物を用いての集団活動，グループ・ワークは含まないということです。メンバー間の関係が治療の過程になるというのは，私たち医師やナース，心理士，ソーシャルワーカー，OT，なども治療に関わっているのですが，時にはそれと同様に，時にはそれ以上に，患者が治療者になるということを意味します。

　グループの大きさについては，議論の分かれるところです。神経症圏の患者を対象にして出発した欧米の集団精神療法では，7，8人の患者に1人ないし2人の治療者が最適であるということが定説になっていました。最近ではもっとサイズの大きいグループで20人とか，30人といった大きさのグループ（メディアン・グループと呼びます）の治療的意味が大きいという指摘がなされています。私たち日本の精神医療の場面では，主として統合失調症者を対象にすることが多いようですが，その場合は，少しグループのサイズが大きめで，15～20人が良いようです。15人位，あるいはそれ以上ならグループの中で陰に隠れることも，ひっそりと参加することもできましょうが，5，6人ですと，常に曝されている，見られているという圧迫感が強く働き，緊張が必要以上に高まる恐れがあるからです。

　このような集団精神療法と，先に述べたレク，作業などとの関係はどうなるのでしょう。私はこうした集団で行う活動を，グループ・ワークとまとめて考えています。グループ・ワークというのはやや漠然とした言葉です。グループ・ワークも集団精神療法と同じように，個人が集団の中で感じ，考え，何かを学ぶ機会です。患者が他のメンバー（治療者を含めて）から学ぶ機会を可能な限り大きく，開かれたものにしようという視点に基づいた努力が要請されます。患者が作業しながら独り言のように過去の生活を語るのに耳を傾けることの方が，作業の内容や成績を吟味することよりずっと大切だと思います。しかし私たちは日常，ついそうした大切な側面を切り捨ててしまうことがあります。集団精神療法の方法を理解し，グループ・ワークを体験することによって，その意味をより良く理解することができ，また，散歩や軽作業などの日常の中に，驚くほどダイナミックでしかも治療的な出来事が繰り返されていることに気づきます。グループ・ワークを見直し，その意味をより深く理解し，その治療的な可能性を一層活発にする方法として，集団精神療法が重要な意味を持っているといい換えることもできると思います。

集団精神療法の何が治療的に働くか

「集団療法が盛んな病院では，患者が闊歩している」と安永浩先生が嘗ていわれたことがありますが，集団精神療法は人にいろいろな影響を与えるようです。ここで個人の精神にどのような影響を与えるかという観点からまとめた研究を紹介いたします。

最初のスラヴソン（Slavson, S.）は精神分析の専門家で，子どものグループの観察からまとめたものです（表1）。いずれも精神分析用語を用いておりますが，まず転移という一対一の精神分析で起きると同じことがグループでも起き，その解釈が治療的要因の第一に上げられています。また自分の気持ちを人前でいえて良かったという体験，自分の問題についての理解を深めることができ，また現実について自分の考えを修正できるようになったという3つの要因を上げています。5番目に昇華が示されていますが，他の研究者もほぼ同様な要因を上げていますので，比べて検討してみます。

次のフークス（Foulkes, S. H.）は彼の臨床体験から5つの要因を上げています（表1）。「人の振りをみて……」は現実検討と同じような意味ですし，[自分一人が悩んでいるのではない]，[他の患者に分かってもらった] などは，グループの特異的な体験として重要なものともいえるでしょう。

コルジニ（Corgini, R. J.）とロー

表1 集団精神療法の何が治療的に働くのか

スラヴソン (Slavson, S.)
1. 転移
2. カタルシス
3. 洞察
4. 現実検討
5. 昇華

フークス (Foulkes, S. H.)
1. ほかの患者に分かってもらえた
2. 自分一人が悩んでいるのではない
3. 人の振りをみて自分の問題について学ぶ
4. 具体的な説明や示唆を受ける
5. 集団全体の無意識が活発になる

表2 集団精神療法の何が治療的に働くのか　Corsini & Rosenberg (1952) による

1.	Acceptance	グループに受け入れられたと感じる
2.	Altruism	他の患者を助けて，自分が役に立っていると感じる
3.	Universalization	自分一人が悩んでいるのではない
4.	Intellectualization	自分の行動パターンなどについて理解する
5.	Reality Testing	自分の考え方や，感じ方をグループで確かめる
6.	Transference	治療者や患者に強い感情を持つ
7.	Interaction	グループの中で対人関係を持てる
8.	Specter Therapy	他の患者のしていることから，自分について学ぶ
9.	Ventilation	人前で言えなかった気持ちをいう
10.	Miscellaneous	共通経験を話したり，昇華，構えない態度など

表3　集団精神療法の何が治療的に働くのか　Yalom, I.D. (1975) による

1.	Instilation of Hope	他の患者が良くなるのをみて，自分もという希望を持つ
2.	Universality	自分一人が悩んでいるのではない
3.	Inparting Information	情報の交換
4.	Altruism	他の患者を助けて，自分が役に立っている
5.	The Corrective Recapitulation of the Primary Family Group	
		自分の家族の中で体験したことの繰り返し
6.	Development of Socializing Technique	
		人付き合いが上手になる
7.	Imitative Behaviour	人のまねをしながら自分の行動を考える
8.	Interpersonal Learning	対人関係から学ぶ
9.	Group Cohesiveness	グループがばらばらにならないこと
10.	Catharsis	カタルシス
11.	Existential Factors	究極的には人は自分一人で現実に対決し，責任をとる

　ゼンバーグ（Rosenberg, B.）の研究（表2），治療要因の研究としては最初の本格的なものです。これと，次のヤーロム（Yalom, I. D.）は，さらに敷衍され，より総合的といえましょう（表3）。ヤーロムは基本的にはサリヴァン（Sullivan, H. S.）の対人関係の障害という観点からグループを考えている人です。これらを総合し，私の臨床体験と考え合わせると，およそ次のようにまとめられるのではないでしょうか。

　第一に他の人から自分について指摘されたり，指摘したりする過程の中で，自分が人にどう見えるかを知ることができる。自分だけが悪いのではない，病的なのではない，また自分一人が悩んでいるのではないと分かること。また自分が他の人に語りかけることが，その人の役に立つという体験をする。第二に，情報の交換を通して，具体的な説明や示唆を得ることができること。

　第三に，グループに所属し，受け入れられたという新しい体験が大きな意味を持つと思います。学校，会社など，あるいは家庭内ですら十分に分かってもらえず，拒絶されていると感じ，傷ついている人たちにとって，安心して所属できるグループがあることは大切なことだと思います。

　これらはグループに参加する人の心の中に起こることから考えた要因ですが，私はこの他に要素に分解することが困難な，集団の持っている独特な力をあげたいと思います。これは，多分フークスのいう集団全体の無意識が活発になる，コルジニらのグループに受け入れられた感じ，ヤーロムのいうグループがばらばらにならないことなどが関係していると考えます。病院の雰囲気が変わる，また，グループで発言しない人々の症状が改善されたり，社会復帰への意欲が湧いたりすることが，他の条件は同じなので，グループの影響としか考えられないことを，頻繁に体験します。

脳器質障害で,片麻痺がある人が,病棟で大声で奇声を上げていました。この奇声は,てんかんの発作に類するものと考えられており,抗てんかん剤も投与されていました。集団精神療法を始めて何カ月も経ないうちに,この奇声がピッタリとまり退院していったケースを経験しています。この場合などは,集団精神療法の持つ独特な力によるものと考えざるを得ません。この独特な力がどこから来るのかと考えますと,定期的に自分の気持ち,不満でも不安でも何でも聞いてもらえる場がコンスタントに保証されている。しかも何をいっても罰せられることがないということ。また医師,ナースなどの職員が,普通の人間として自分の目の前におり,圧迫したり,脅したりしないということを実際に体験すること,そして自分もグループの中の一員として受け入れられていると体験していることが深く関係していると思われます。

　以上述べてきたように,患者やその他のメンバーの心理に直接影響する要因と,治療者が裸に曝され,批判の対象になり得るという状況が作られることを通して変化する治療構造の2つが,重要であると思います。患者は,診察室で見る主治医だけではなく,極く普通の人間としての治療者を見ることになります。治療者に嫌われ,拒絶されることを恐れ,縮こまっていた人が,グループ場面で他の患者に治療者が攻撃されるのを見て,心の中で喝采を叫んでいることもあります。また嫌いな主治医が,他の患者と話しているのを見て,そんなに嫌な奴じゃないと分かったりします。ナースやその他のスタッフについても同じことがいえます。ナース間のいざこざなども,グループの場面に出てくることがあります。このように病棟や,デイ・ケアなどの生活全体が,風通し良く話し合われるようになることが期待できるのです。従って集団精神療法の導入によって,病棟やデイ・ケアの生活全体が見渡せるようになり,生活上の出来事を一つ一つ丹念に考えていけば,患者たちが恐れているようにそれほど恐ろしいものではないし,困難な問題が起きても,妄想的な空想に苛まれることなしに,解決への道が開かれるという希望を持たせてくれるようになるのです。

　このような,治療者－患者の構造の中では,単純に治療者が「治療」を与え,患者が受け身にこれを受け取るのではなく,患者も自らの病気,生活上の問題について考えることの重要なことが自然に受け入れられるようになります。治療者たちの間に起きている問題や障害を外から見て,こんなことは家でもあった,父母の喧嘩と似ているなどと考えることができるかもしれません。すべての問題や障害のしわ寄せが患者に押しつけられ,それが症状として理解され,手当されるのではなく,グループ全体の問題として考え,それに対処する知恵がこうした構造を持つことによって初めて生まれてくると考えられます。

集団精神療法の治療 ── 治療者の役割

　これまで申し上げてきたことをもう一度，集団精神療法における治療とは，どんなふうに進められ，また，どう働いているのかという観点からまとめてみたいと思います。

　まず集団精神療法は，全体の治療構造に強い影響を与えると申しましたが，集団精神療法自体の構造について考えます。大切なことは，どこで，何時，どのような頻度で，誰が出席して開かれるかという基本的なバウンダリーが明示されていることです。こうしたはっきりした枠組みが示され，それが，ある一定の期間にわたって，短くとも6カ月は続けられるという保証が必要です。これは比較的容易なことのように感じられるかもしれませんが，実際に持続することは困難なことです。

　治療者は1人～2, 3人が普通です。治療者の役割の中，もっとも大切なのは，「これから始めます。どなたでも話したいことがあったら話して下さい」と開会を宣言し，時間になったら，「これで終わりにします」と閉会を宣言することです。このように治療の場と時間を提供し，グループの中に生まれ育つネットワークに参加し，それをさらに育てるのです。あとはこの過程に，自然に，自由に身を委せていればよいのです。

　第二に治療者は，観察する人でもあります。私たちは，選択的に自分の興味を引くことに，特に耳を傾けたり，注目したりする傾向がありますが，むしろ小声で呟かれたり，一見なんでもなさそうなこと，意味の分からないことなどに注意を向ける必要があります。突然，それまでの話題に関係のない発言があったら，それは今の話に関係ないでしょうなどと抑えないで，その発言の意味をグループと一緒に考えてみる必要が，特に精神病者のグループなどでは重要になります。グループ場面には，少なくとも二層の流れがあって，一つは分かりやすいテーマという形で，もう一つは非言語的に動作や声の抑揚などを通して表現されます。後者に特に注目するのです。意味のとりにくい発言は，そうした集団の無意識を理解するためのヒントになることがあります。

　グループの流れに身を委せ，ネットワークが育つのを援助しようとしながら観察し，知的に理解しようとしていると，その流れとは別に治療者の胸の中には，ある種の感情反応が生まれます。この感情をしっかり感じとり，それを頭の中で言葉にしてみるのです。そしてそれが適当と考えたら，短く「今こんな風に感じていますが，皆さんはどうですか」といってみます。これに対してグループは反応し，この過程の中で治療者も患者も，グループ全体に生まれる感情，ネットワーク，流れなどについての理解を深めることができます。

治療者に生まれる感情反応のもとにあるのはグループのメンバーの感情の動きです。自分の感情を同定していくことが，患者が何を感じているか，しかもそれを当人は言葉にできないでいるのに気づく道につながるのです。こうした時に「君は寂しいんだね」とか，「それは悔しかったろう」と共感を言葉にすることが可能になります。患者は治療者の共感に助けられて，自分の気持ちがはっきりと分かり，それを整理することができます。

　このように，治療者の役割を考えてきますと，個人精神療法の場合と似ていることに気づくでしょう。実際，「集団精神療法は，個人精神療法をグループの中ですること」と明言した著名な個人精神療法家も，集団精神療法家もあります。私もこれに賛成なのですが，一つだけグループ特異的なこととしてつけ加えたいことがあります。それは，そのグループを構成するメンバーの感情や，性格や価値観その他の人間的な要素の総和とは異なった，ダイナミックな性格，特徴をグループが持つということです。そして，その動きを「グループ全体がこう感じているのですね」とグループにフィードバックするのも，治療者の重要な役割の一つなのです。

おわりに

　集団精神療法の概念を，日常の臨床にどのような意義を持ちうるだろうかという視点から考えてみました。私は集団精神療法は，個人精神療法や，作業療法などと同じように，患者の個性や潜在能力に直接働きかけ，それを成長，成熟させる有効な治療手段と考えています。それと同時に，患者－治療者の治療関係，治療過程，家族内の力動などを理解するのに役立つ方法だと思います。そのような理解に基づいて，精神病院や，デイ・ケア，ひいては精神医療全体の構造にメスを入れ改善して行くための方法論と原動力になる可能性を秘めている方法でもあるとも考えています。

　理論的には，欧米の理論を当てはめるのではなく，私たちの集団特性についての理解を深め，それに基づいた方法を新たに生み出す努力が必要でしょう。

　治療過程には，常に忍耐と工夫が必要ですが，集団精神療法も例外ではありません。いろいろなグループから落ちこぼれるという体験を繰り返している一人一人の患者と一緒に，グループを体験することは，私たちにとっても実り多いことを最後に申し上げて，終わりたいと思います。ご静聴ありがとう存じました。

大グループ

はじめに

　精神医療に携わっている者ならば誰しも，目前で悩み苦しんでいる患者さんを，すぐにでも助け，その苦しみを取り去ってあげたい，そのための技法をたくさん，早く学びとりたいと思わないものは居ないであろう。筆者もその一人として，むさぼるように読み，新しいものを求めて来たが，今だに，完全な技法に出会わないし，確実な技法を身につけ深めたとはいえない。しかし，永年病院内で患者を治療するという状況に置かれ，いろいろ工夫を重ねている中に，いくつかの方法が，必須なものとして考えられるようになってきている。集団精神療法は，その中の一つで，しかも重要なものと考えている。単に私にとって重要というばかりではなく，最近デイ・ケア，外来など，病院治療以外の場でも，広くその必要性が語られるようになってきている。先進諸国では，1930年代からモレノ (Moreno, 1950) が Group Psychotherapy という言葉を1932年に初めて用いた）次第に発展し，第2次大戦後に，急速な進歩を遂げた。わが国では，終戦後，序々に取り入れられ，1960年代後半に注目され，1980年代になってから学会ができるなど大きく前進しているかのようである。
　しかし，わが国におけるオリジナルな技法の発展という面から見ると，いずれも未だしの感が強く，今後の発展に期待せざるを得ないというのが現状ではなかろうか。
　このように集団精神療法の深まり，発展がなぜ欧米諸国におくれをとっているかという問題は，甚だ重要であり，また興味深いものではあるが，ここでは，二つの点を指摘するのにとどめよう。
　第一は，力動精神医学，精神分析学的な考え方，すなわち，精神病，神経症などの症状の意味，また，病気の原因を，心の動きに関わる問題として把握し理解する方法が充分に発展していなかった。第二は，日本人の集団における行動の特性が，諸外国のそれと比較検討され，客観的に理解されていなかった。したがって，欧米諸国で開発された方法がそのまま輸入されても，期待された

効果がなかなか生まれなかった。さらに付け加えれば、私たちの"集団"にされるのを嫌う気持ち、十把一絡げにされたくないという気持ちも、それに加わって、集団精神療法の発展を円滑にしなかったのではないかと推察するのである。

とはいうものの、いろいろな障碍をのりこえつつ、わが国の集団神精療法は、技術的にも、また学問的にも、進歩の兆しを見せてきている。一方、デイ・ケア、外来、リハビリテーションセンター、精神衛生センターなどにおけるグループ活動の発展と、それに伴う種々の体験が深められてきている。そのような体験をふまえつつ、さらに集団精神療法について考え、その方法を身につけるのには、どうしたらよいのかを考えを進めたい。

グループの大きさ ── 大グループの定義

集団精神療法の技法は多種多様であり、それぞれの特長、欠点を持っている。しかしここでは、そうした理論、技法には深入りせずに、具体的に、臨床的に効果があると考えられている、最大公約数的な方法について述べるが、これは、神経症圏の人々のみを対象とする小グループとは異なる方法である事を明記しなければならない。ここで対象とするのは、統合失調症者、境界例、そううつ病者など、いわゆる精神病者を中心とし、その他の精神障害者（神経症者、性格神経症者など）も含まれている、一般的な精神病院、デイ・ケア、外来などにおける集団精神療法である。

さて、グループの大きさであるが、フークス（Foulkes, 1975）によれば、小グループは7〜9人位までで（ただし、治療者はのぞく）、14〜15人位までは小グループ類似の力動、性格を示すようだが、15〜25人のグループになると、小グループとはかなり異なった側面が重要になってくる。また、人数がそれ以上になると、さらに一段異なった力動になると述べている。さらに付け加えて、このようなグループの性格や力動の変化は、単に人数の多少のみで起きるのではなく、他の種々の条件、グループ成員の質、治療者のあり方などが大きく影響する事に注目している。一般に小グループは、7〜10人位の人数を対象としているといえる。大グループは何人以上をいうかという共通見解はないのだが、ここでは、12〜15人以上を対象とし、とりあえず50人以下のグループを大グループということにして、話を進めていきたい。12〜15人というのは普通のデイ・ケア・プログラムの人数であるし、最大50人というのは平均的な精神病院の一病棟の人数である。フークスもいうように、これはあくまで相対的な事であり、こだわる必要はないのだが、一応の目安として用いる。

したがって、病棟でのコミュニティミーティング、デイ・ケアのプログラム、

外来での中グループ（メディアン・グループ）らがこの範疇に入る。いずれも精神病者を中心とし，急性期〜リハビリテーション期の人々を対象とする。

大グループの意義

次に大グループの持つ意味について述べるが，これは大グループの特異性を強調し，その特色を明らかにする事を目的としており，必ずしもこれから述べる点が，他の状況——たとえば小グループ，個人精神療法など——にないとはいえないし，また，大グループに他の機能特色がないというのでもない。

治療のあり方

議論の出発点として，治療の在り方に目を向けてみよう。平常私たちは，治療を一種の薬物のように考えてはいないだろうか。つまり，医師が患者を診断し，処方箋を書き，その通りに調剤し，服薬させるというパターンで考えてはいないだろうか。大グループは，そうしたパターンが円滑には通用しない社会状況——大グループ——から出発して，治療のあり方を再構成したものであるといえよう。いいかえると，病院内では，実際に薬の処方，調剤，服薬は医師の指示通りに行われたとしても，その他の処方，たとえば，"この患者の病理はこれこれだから，やさしく対応して下さい"といった，人間関係についての処方を徹底させる事は，実際的には容易でない。やさしさはどの程度に，甘やかさずに，厳しくせず，ちょうどよくやさしくというふうには，共有の量的，質的な定義は不可能だし，個人的な差が大きい。また，平常の行動パターン，感情のあり方，日常的な生活上のあり方などについての詳しい情報なしには，精神内界の病理の理解のみからの処方は現実的な意味を持ち得ない場合が多い。

このようなプラグマティックな側面だけでなく，前述のような考え方で行われてきたこれまでの精神病院治療が，医師や看護師などの真摯な努力にもかかわらず，終極的には成功していないという歴史的事実も考慮に入れなければならない。その主なる原因は，ゴフマン（Goffman, 1961）らの分析によれば，個人的な要素，服装，私有物，行動特性（たとえば朝寝のくせとか，食事の仕方），信条らが，集団生活の中で剥ぎとられ，与えられた枠組みの中でしか存在できなくなってしまう。そこでは，意欲は失われ，apathyのみが残る。また，治療を与える者とそれを受ける側とに二分極化してしまうことに，その源があるという。つまり病者をapathyにしてしまうのは，病気そのものばかりでなく，治療の場，治療のあり方にその主な原因があるということである。

こうした知識を基礎に，もう一度，病院治療，あるいは，デイ・ケアのあり方

を考えなおしてみると，どうしても，患者の主体的な治療への参加が重要に見えてくる。しかし，患者に主体性を処方したり，与えたりはできない。しかし，治療者が患者の主体性を抑圧せず，成長するように助力する工夫はできる。固い枠の中に患者を押しこめず，しかも，子ども扱いしないという事が重要であろう。ある程度の枠を作っておかないと混乱を生ずるという議論があるが，治療者一人一人の存在が非常に大きな，強い枠組みなのだというふうに考えて，それ以上の枠を処方しない方がよいと思う。大グループによる精神療法では，こうした外界の枠組みと患者自らが，共同作業を通して創造し，それを内面にとり入れていく過程を治療の中心に据え重要視する。この自ら共同作業に参加していく過程が，主体的に自らの治療をすすめる原動力になる。

他の人の行動を通して学ぶ

　大グループの中では，いろいろな人々が，それぞれの問題，病理を内面にかかえて生活している事が，如実に示される。そこでは，思いもかけない感情の動き・反応があり，また，予想もできなかった行動・行為が露呈されることがある。また，その逆に，自分と似通った感情反応や，行動パターンを示す人も居るのに気付くだろう。さらに，自分にとって非常に重要な人々——特に父母，兄弟——に似ていると感じる人が見いだされる。こうした，極度に感情反応を起こしやすい状況を大グループが提供している。自分だけではなかなか理解できない感情反応のあり方や，行動のパターンも，他の人の似通った状況での反応の仕方を見ると，なるほど，ああいう反応をするから，後で苦しくなるのだな，などと岡目八目で，比較的冷静，客観的によく見えて来るものである。また，治療者から指摘されると，叱られたとか，文句をつけられたとか，けなされたとか感じられるようなことが，同僚である他の患者から指摘されると，卒直に，なるほどと肯ける場合が多い。自分の父親そっくりに強圧的だと感じ，嫌っていた人を，長い間一緒に大グループを経験することによって，好きになることができ，そうした体験を通して自分と父親との関係をより深く理解する事ができるようになったりするのである（感情修正体験：corrective emotional experience）(Alexander, 1946)。

問題解決の実験的な場として

　大グループは，日常的な問題をとりあげて話し合う場であるから，そこに登場する種々の問題は，実生活で遭遇する問題と類似している場合が多い。問題の整理が下手で，その中心を見失い混乱してしまう人，権威との関係で自己破壊的になってしまう傾向の人，兄弟間の争いで，問題の本質を見失ってしまう人，などが，大グループの中で，一緒に問題解決という仕事をする。したがってい

ろいろな病理が露呈されるが，相互に援助し合いながら，問題を一つ一つ解決していく過程を通して学ぶ場として，大グループは重要な意味を持っている。いいかえると，大グループは，普通の生活の中で起きてくるさまざまな課題問題を処理する訓練の場であり，多少の危険を冒して実験する事の許される場でもある。失敗をしても，それを許容する力は，一般社会，家庭などよりはるかに高く，何度でも実験を繰り返し，問題解決の能力を育成し得る場を提供する。

　成長のある時期に，殊に幼少児期に固まってしまったかに見える行動パターンも，上に述べてきた坩堝のごとき感情の動く揚で，溶かされ，もまれることによって，新たなパターンを熟成させ，成長を可能なものにする。

　以上述べた大グループの特徴は，他の場でも起こり得ることであるが，その治療的意義を理解する上で特に重要と考えられる。

大グループの運営上注意すべきいくつかの現象について

　次に述べるいくつかの現象は，大グループを運営する際，注意を向ける必要のあるものと考えるが，これも相対的な問題で，小グループにも適応する場合も少なくない。

　大グループでは，日常的な問題が提出され話し合われる。たとえば，今日のプログラムは，外出にしようか，それともTVを見ようか，あるいは，自分の隣のベッドの人のいびきが大きく眠れない，いつのまにか財布からお金が盗られてしまった……等々。今すぐ解決しなければならないように見える問題から，解決の方法のない問題まで次々と提出される。あるいはまったく何の問題も存在しないかのように，何も話が出ないこともあろう。一時間ないし一時間半を共有する中で，次々に起こる現象の何を見，何を聞き，どう対処するかについて，すべてをここに述べる事は不可能であるし，他でも述べている（たとえば鈴木，1979）。一律にいうことのできない千変万化の現象であることが，大グループの醍醐味でもあり困難な点でもある。そこで，グループの中で，治療者がもっとも頻繁に遭遇する現象の中，治療的に重要と考えられるものをいくつか選んで考えてみよう。

退行・不安・投影

　大グループを経験した人ならば誰しも，それが奇妙に小中学校時代のホームルームを想起したり，あるいは，そういう指摘をされたことがあると思う。また，何となく自分が小学校や幼稚園の先生のような態度になってしまって，お行儀の悪い患者が気になったり，秩序を乱されると不気嫌になったりする。ま

た，些細な事に感情的になっている自分に驚くことがある。フークス (Foulkes, 1975) は，"大グループの基本的な過程は，非常に早い時期の自我の発達がここで繰り返されていることであり……こうしたグループでは精神病的な機構が働いている"と述べているが，通常，軽い退行を認識するのは稀でない。小グループよりも大グループの方が，退行を促進するようである。したがって統合失調症者のあるものは，自閉の世界に浸り切ってしまうし，あるものは，活発な妄想体験をペラペラと話し出したりする。退行それ自体は，治療的にグループが展開し得るきっかけとしても重要な契機であり，また成長の過程として受容してよいのだが，これに不安が伴うとコントロールが難しくなってしまう。それゆえ，大グループでは，不安をどう扱い，処理するかが，非常に重要な課題となる。不安と一言にいっても，多種多様で，強弱も一様ではない。大グループに入っただけで，存在を，あるいは自我の同一性を根底から揺さぶられるような体験をしている人すらある事も銘記しておく必要があろう。不安は治療者にも伝染するし，早く処理しないとコントロールが一層困難となる。治療者は早い時期に不安の存在（自分の内部の，さらにはグループメンバーの）を察知し，それをとりあげる必要がある。不安は，不安として体験していることが認識され，グループと共有されると鎮まるものである。後に述べるように，治療者がグループと自分の体験を共有しようとすること，すなわち，自分でその不安を鎮めようとするのではなく，グループと何が起きているのか，何が不安の源になっているかを考える態度に徹することがもっとも重要である。治療者にとっての不安の最大の原因の一つは，グループが勝手に動き出して，自分でコントロールすることが不可能になりはしないかということであり，これは患者の不安の内容とも一脈通じている。グループは，共有の世界であり，共同作業の場なのだと再確認することが不安を少なくする妙薬となる場合が多い。また不安を体験し，他の人と共有し耐える体験をすると，次第に不安に対する耐性が上るという学習を繰り返すのも重要である。

　退行のもう一つの重要な側面として，投影機制をメイン（Main, T.）は強調する（Main, 1975）。例をあげて説明してみよう。グループの中で，患者が，治療者を強力で，攻撃的な人だと見たとする。これは，患者が自分の内部にある攻撃性を怖れ，それを治療者に投影していると解釈できるだろう。さてこの患者は，自分の強力で，攻撃的な部分を治療者に投影してしまったから，自分の攻撃性についての恐怖はなくなるかもしれないが，弱弱しく，めめしい自己だけが残るという代償を払わなければならない。投影された治療者の側は，それに気づいて，自分を自分以外の人間として見られることを不快に感じるかもしれないし，あるいは投影している人によって，実際に強力で，攻撃的である

ように感じさせられてしまうかもしれない。一対一の関係や，小グループでは，こうした投影が解釈され指摘されるが，大グループでは，このような現象が一度にあちこちで，いろいろな形で起きている。その結果，グループの機能は停滞し，沈黙が支配したり，混乱に陥ったり，あるいは表面的なグループになってしまう。また，一般的な意味での解釈はあまり役に立たない。治療者は，こうした状況で自分の体験している事を，正直に，平明に言語化する事が必要である（Non-interpretative therapeutic interventions）(Main, 1975)。たとえば"すっかり話が混乱してしまって，訳がわからなくなったね，もう少し前の話に戻って考え直してみよう"とか，"リーダーは何でもできると思われているようで息苦しくなるよ"などと，その場合に応じてサラリといってのける事により，グループは現実の再検討を始められるようになる。こうした事は，患者にだけおきるのではなく，治療者の側にも起きる。特に大グループの経験が浅い間は，"自分の技術が未熟で，少しも見えず，適当な手を打てない。とても××先生のようにはいかない"といった無能感から始まって，自分は無能な存在だと思いこんだりしてしまう。××先生に，強力で能力あり活発な部分を投影してしまって，自分でどう処理するか，自分をどう表現するかという工夫をサボってしまう。また，大グループのレビューでは，多くの場合，職員がホッとし，ああでもない，こうでもないと話し合うのだが，それは，大グループの中で，他に（グループ全体にとでもいうべきか）投影して失ってしまった自己の一部を取り戻そうとする過程のようにすら見えることがある。レビューは，そうした中で，現実の自分を取り戻し，グループの機能をすすめるためにも重要であることはいうまでもない（稲村，1986；鈴木，1975a）。

治療者に対する甘えと攻撃

大グループでは，治療者に対する依存が，攻撃という形をとることが，殊にグループの初期段階では強い。一対一では攻撃的にならない人が治療者の一人を攻撃したり，あるいは暴力的になったりする事が見られる。こうした攻撃性が露わになるのは，大グループの方が小グループの場合よりも頻度が高いように思われる。大グループでは，退行した形での欲求がなかなか満たされない。個人的に注目されるチャンスは少ないし，発言できることも少ない。たとえ機会をつかんで発言しても，誰からも反応がないように感じる。自分の治療者は遠く反対側に座って居り，こちらを向いてくれない。誠に不安で，欲求不満をあおり立てやすい状況ではある。攻撃の対象となるのは，主治療者である医師や，病棟の婦長といった権威を持っていると考えられる人が多い。この攻撃は静かに受けとめ，慌てて反応しないことだけで鎮静され，それに引き続き，甘

えの状態が示される。この甘えの過度な状態がすぎると平穏な状態となる。こうしたサイクルが，大グループの初期では頻繁に繰り返され，次第に深まっていくようである。それと同時に退行の度合がやや弱くなるともいえる。

APATHY の意味

よく，グループを始めた人が，まったく反応がないグループだったとか，沈黙が多くてとかいうのを聞く。一体 apathy はそんなに起きるものなのか，また，何を意味するのか考えてみよう。

何の反応もない，無感動なグループ，発言が少ないなどといわれるグループの多くの場合，うつ状態であることが意外に多い。グループが自分の無力さに絶望しているとか，他の人の退院を羨むことすらできずに落ちこむとか，突然の友人の自殺などに，うつ状態になる原因はいくらでもある。楽しかるべき年中行事の計画をたてることすら，"ああ今年もまた運動会をここでやるのか"といった絶望にひきこむことも考えられる。また，怒りが抑圧されている場合，スタッフが何から何まで準備してしまう為にすることがなくなってしまう場合，病的な状態の人々が多く，自閉的で無為な病棟の場合等々，いろいろある。多くの場合，apathetic と一言に片づけず，活動的な感情のあり方の欠如といい換えてみて，欠如している感情を探ることが重要になる。

うつ状態ではないのか，怒りが隠されていないのか，退行が強いのか，投影機制が活発なのか，スタッフが何から何までやりすぎてはいないか，要求水準がいつのまにか高くなりすぎてはいないか，等々を常に頭に置く必要がある。別のいい方をすると apathy になっているのではなく，治療者が apathtic にしているのだという観点から考え直す必要があるということである。

多数決で決めない

他で何度も書いている事だが（鈴木，1976），大グループでは，何かというと多数決を取ろうという動議が出される。多くの場合，その場の雰囲気がとげとげしくなるほど，意見の相違が表面化した場合で，多数決によってその場の空気を柔らげたいというほとんど無意識の欲求から出発しているらしい。多数決の結果自体は，あまり強い意味を持たず，実行は伴わない。従って多数決をとる意味がない。それゆえ治療者は，多数決の無意味さを指摘し，葛藤の原因を探る方向づけを示し，さらにはその解消の過程を進める努力をする。とげとげしい空気をスムーズにして，"和"を装うだけでは問題の解決にならないばかりか，かえって，根をあとに残す事になる。全員一致をジョーンズ（Jones, 1968a）が主張する理由もこの辺にある。治療者が葛藤を怖がらなければ，グ

ループは現実吟味を続けることができるものである。

スケープゴート

社会学者たちは，早くから集団がその調和を保とうとして，犠牲の山羊(スケープゴート)を作り出す事を指摘している。私たちの対象とするグループも，不安その他，グループ内に耐え難い事の起きた時に，その痛みを柔らげ，不安を鎮めるために，スケープゴートとして一人あるいは二人の人をグループの中で責め，つるし上げる事がある。こうした事よりももっと大切なのは，患者の中には，自らが上のような状況の際，つるし上げられやすい発言や行動をする人々が居る。多くの場合，これらの人々は，グループの感情の動きに誠に敏感で，それを先取りし，混乱し，スケープゴートにいわば立候補してしまう。統合失調症の退行した人々に多いといえようか。

以上，大グループに比較的特異的に起きると考えられる現象について考察した。これらの病理的，あるいは力動的な現象の理解は，私たちの対象とするグループが，統合失調症者を含む精神病圏に属する病者を中心とするだけに，特に必要であり，またそうした現象に対応した技術もさらに洗練されたものに発展する事が期待される。

次は，そうした病理的現象に対応する治療者の役割を中心に，大グループを運営する上での問題を考える。

大グループの運営とその問題点 —— とくにリーダーの役割を中心に

これまで述べて来たように，大グループは特有の力があって，それが適度に処理されないと，退行が進み，不安が増し，さらには，精神病的な体験が増大する可能性がある。したがってリーダー(もちろん複数であってよいわけだし，普通は2～数人)の役割は，そうしたマイナスの効果を，プラスにする原動力として重要である。ではリーダーには何が期待されるか。フロイト(Freud, S.)も指摘するように(Freud, 1921)，リーダーは，グループのsuper-egoの役割を果すように要請される。筆者はある患者から，"先生は裁判官でもあり，弁護士でもあるのですね"といわれた事がある。客観的で公平な判断ができると同時に，治療的な同盟ができている事の重要さを意味しているものと考えてよいだろう。確かにリーダーには，このような役割がグループの意識，無意識にこだわらず要求される。その要求通りに，グループの超自我の役割を果そうとすると，グループは自ら努力して判断し，自ら行為するモティベーションを失いapathyとなってしまう。かといって，この役割をまったく放棄することも

治療的でない。治療者は，ここで自分もグループの一員として，共同作業に参加しているのであって，治療者一人の判断や，意見によって，グループを支配してはならない事を自覚し直す必要がある。しかし自分の意見，あるいは自ら体験している感情を卒直に，言葉数少なく，しかも明瞭に述べるべきである。その際，治療者チームと患者側といった二分極をひきおこすような発言の仕方は極力さける必要がある。"私"がどう感じ，どう考えるかであって，医師全体は，看護師全体はこういう考えであるという立場をとらない。これは容易な事ではない。自分個人の立場を明白にすることは，いわば他のスタッフとの意見や立場の相異が明白になるから，ある場合は，治療者チームから浮き上ってしまうかもしれない。しかし，こうした危険を冒す事が一層鮮明にグループの一員としての役割，責任の在り方を治療者が実例として示していくことになる。そうした個人としての発言の仕方は，グループによる現実吟味を活発にさせ，患者一人一人の発言を促す。治療者は，過ちをおそれず，むしろいろいろ試してみる中に，新しい問題解決の方法があることを身をもって示すべきであろう。非現実的に super-ego などに祭り上げられてしまわないようにするためにも，グループの一員として参加しているのだという意識を強く持つ必要がある。また，私は永年リーダーをしていて，グループには大きな可能性があって，さらにそれは育つものだという確信を持つようになった。未熟で，バラバラで，常に不安を感じさせるような退行した人々の集まりが，思いもかけず，正直に悲しみに直面し，自分の無能さを告白し，それが周囲の人々から共感を持って支持されるといった事を何度も経験したり，まさに崩壊しようとしているグループが，ある患者の一言によって立ち直ったりするのを何回も体験していると，グループとは，それ自体に治療力があるようにすら思えて来るのである。このグループ——その成員である一人一人——を信頼する事が，リーダーに課せられた役割ともいえる（これについてはロジャーズ（Rogers, 1970）を参照されたい）。

　また，治療者は投影，あるいは転移の対象になるし，大グループの場合は特にそれが非常な圧迫として感じられる。こうした無意識の動きを整理し，理解するのには長い時間がかかる。この無気味な圧迫に耐えるためにも，自分の立場，考え，感情の動きをグループにフィードバックする必要がある。グループの無意識を解釈するのではなく，自らの体験——主として感情——を短くフィードバックするのがよい。この繰り返しによって，グループが現実吟味をできるようになり，転移や投影が意識化される可能性も生まれるのである。先にも述べたように，大グループにおける投影や転移は多様でなかなかつかまえられず，漠然とした圧迫として受けとめられることが多い。そうした状況から

の脱出のためにも、このフィードバックのモデルを示すことは意味がある。

　今一つの側面は、治療者がグループの中に何を見ようとするかという事であろう。シフ（Schiff, 1969）らは、話題を選択し、話の流れに指針を与えるようにリーダーが活発に介入すべきだという。そして、感情の流れは小グループで精神療法的に接近すべきだと述べている。一方ジョーンズ（Jones, 1968a）は"かくされた議題"の検討を重視し、表面的な話題の下に流れる感情を問題にする。私は、大グループでも感情の流れを察知し、それを明らかにし話し合う事は可能であると思う。殊に日本人のグループの場合は、言語的表現にまどわされずに、直接感情の動きを比較的容易に察知できるように思う。グループの感情を言語化し、それを共有の体験とするのが、リーダーの重要な役割と考える。

　さらに、リーダーは、グループの枠組みを与えている。リーダーといえども、グループの一員であることに変わりはないのだが、グループが自らの枠組みを、創造する過程をスタートさせる必要がある。具体的には、グループを始める事と終わる事程度が適当と思う。それにつけ加えて、新しいメンバーの紹介、グループを離れていく人を送る言葉などもきわめて自由な、形式的でない形で許されるとよいと思う。それ以外にも、グループの場所、いつ開くか、どの位の長さ、誰と誰が出席するかなどは、すでに決まった事として枠があるのだから、上に示した以上の枠組みは、グループにとって不必要な圧迫的な介入となると思う。アンダーソン（Anderson, 1983）は、"passive leadership"の意義を主張し、上に述べた程度の枠も不要とするが、精神病者を中心とするグループでは、ある程度の枠組みは重要である。

おわりに

　大グループに特徴的な力動の理解は、まだ充分に深まっているとはいえない状況の中で、大グループの重要性を主張するのは、まったく実際的、臨床的な理由からといっても過言ではない。精神病院に入院している多くの患者が、さらにはデイ・ケアに通う患者たち、外来で三分診察に耐えている人々が、持続的に有効な治療を受けられる可能性は、医師を含めた治療者の絶対数と患者の数と比べてみると、誠に低いといわなければならない。どうしても、医師の診断・処方といった枠組みでは援助しきれない社会的な側面にも、充分な注意が払われなければならない。そうした現実的な要求に答える一つの方法として、社会療法が生まれ、大グループを含む集団精神療法の重要性が脚光を浴びるのは当然といえよう。

　それだけではなく、大グループ自体の持つ治療的な可能性は、充分注目に値

することについて述べたつもりである。と同時に，治療者の役割，殊にグループの一員としてのモデルを提供し，枠組みを与えつつ，大グループ特有なマイナス効果を減じ，それを創造的に生かす方法について考察した。

土居健郎先生と集団精神療法

はじめに

　昨年の7月に土居健郎先生が，89年の御生涯を閉じられました．実は本日，土居先生のお誕生日で90歳になるわけです．精神医学界，精神分析学会そのほかの学会にとっても大きな損失であることはもちろんでありますが，昨日運営委員長の尾子先生がいわれたように，私ども個人的にも教えていただいたものにとっても受け入れがたいことであります．日常のいろいろな場面で先生ならどう考えられるだろうか，先生ならどうされるだろうかなどと詮ないことを繰り返す自分に気づかされ，今更のように先生の影響の大きかったことを感じております．

　ちょうどその頃，私は今学会で何ができるだろうかと考えておりました．土居先生の甘え理論とグループについて考え，集団精神療法学会がこれからの土居先生のお仕事の研究の先駆けにならないだろうかと思い，まずはワークショップのような形で始めたらと，比較的軽い気持ちで大会事務局に提案したところ，宇田川会長からシンポジウムにしたいという意向が示されました．さてシンポジウムという形になり，そこでの建設的な討論が，これから後の甘え理論の研究，臨床，あるいは土居先生の臨床家としての影響を後世の人々に伝えていくことに何らかのお役に立つことができるのではないか．特に集団精神療法との関係を明らかにすることは当学会の責務ではないかと考えました．武井，池田両先生のお二人の発表と併せて，土居健郎先生と集団の関係について話し合い，今後の研究を刺激することを願ってあえてシンポジストを引き受けた次第です．しかしこれはあくまでスターティング・ポイントとしてのシンポジウムと考えていただきたいと思います．もう一つ自戒しているのは，いたずらに土居先生の想い出に耽ることで終わることなく，先生が臨床精神科医として残された軌跡を辿ることにより私たちの臨床をさらに高めることを忘れまいと思います．

土居先生の残された研究課題

　土居先生は，集団精神療法学会について，創立当初から関心を示され，私も個人的には時折学会の様子などもご報告し，先生なりの反応をお聞きして来ました。それ以前に，私が大学の医局に入局したばかりで，集団精神療法を学び始めてすぐの頃，集団精神療法に関する参考書を探していることをお話ししたところ，フークス（Foulke, S. H.）とアンソニー（Anthony, E. J.）のペンギンから出ている『Group Psychotherapy』を紹介していただいたことを思い出します。私の帰国後，とくに海上療養所で働くようになってからは，折に触れて集団精神療法あるいは集団についてのお話を伺って来ました。とくに内村鑑三についての論文を書かれた時，「これはグループの問題だよ」といわれたことが強く印象に残っています。この論文は英語で書かれたもので，1979年にプリンストン大学出版から Craig, A. M. 編『Japan; A Comparative View』に書いた内村鑑三の研究を通して，日本の文化，キリスト教信仰のあり方を論じ，さらにそれらと甘えとの関係を論じたものです。内村鑑三が英語で書いた初めての著作である『How I became A Christian』を題材として取り上げ，分析したもので，土居先生はやや誇らしげにこういう研究の方法もあるよといわれていました。その中で少年内村鑑三がグループプレッシャーに押され，信者としての誓約書に署名する下りに注目し，彼のその後の信仰のあり方またキリスト教教会に対する考え方にも大きな影響を与えたと考えられたようです。この論著は集団精神療法また集団と人との関係という観点からも研究されるべき重要なものの一つであると思います。

　甘え理論が個人と集団に関する理解に寄与していることは，すでに知られていますし，それに関する論文も出てきています。しかし先生ご自身がこの領域に関して正面切った論文は書かれていなかった。また一般には土居健郎先生と集団精神療法あるいは集団についてどういうことを考えておられたかは余り知られていないのではないか思います。

　1996年に北海道帯広で開かれた第12回集団精神療法学会（伊藤哲寛会長）に招かれて「甘え理論と集団」と題してなされた講演が集団精神療法に関して公にされたほとんど唯一の論文です。吉松先生はこの論文に関して，土居先生にとってさえ集団の一員として受け入れられる体験が重要だったことを指摘し，改めてその意義について確認したと解説の中で述べています。

聖路加でのグループとそのノート

　上記の学会に出席されることが決まってからのある日「僕もグループをやっ

たことがある」と聖路加病院でのノートを見せていただきました。グループノートではなく患者さんのノートに3, 4行から7, 8行くらいの短いコメントが"グループ"という表題の元に書かれていました。そのときはさらっと見ただけでしたが，今になってあのノートはどこにあるのだろうかと思いを巡らせています。先生はグループをフークスの本で学んだ筈ですし（フークスはフロイディアン），メニンガーでの体験もおありでしょうから，どのようなグループをコンダクトされたか興味を誘われます。

さて土居先生は集団と甘えについてどういわれているのでしょうか。幾つか本論に関係すると思われることを私なりの選択をして挙げてみましょう。

1) 集団と個人の葛藤は甘えに内在するアンビバレンスと関係があり，それを処理するための知恵が，タテマエとホンネの二本立てである。
2) グループの空気，雰囲気が問題にされる時は，それによって表現される集団の気分が強く意識されていて，集団と個人との葛藤が存在する。その際集団の気分が重視される。
3) 治療的には，グループプレッシャーを用いるのではなくcontainすること。これは甘やかすことではなく，受け止め包み込むことである。そうされて始めて甘える事ができる。
4) ビオン（Bion, W. R.）の所謂basic assumptionsは凝集性が脅かされたときに，凝集性を維持しようという働きで，グループの凝集性のよってきたるところは甘えに他ならない。

このうち4)は土居先生が最も力を込めて論じているところではありますが，私は何度読んでも，理屈は十分理解しても，臨床場面でビオンのbasic assumptionsの奥にある甘えという体験をしていない。そのことはシンポジウムの指定討論者であった相田氏の指摘の通りで，私はこれをbypassして話を進めました。

そこで，私自身がグループの中で体験したことについて，土居先生が注目し，理論的な解釈を施している幾つかの点について，臨床的にグループを理解するために，あるいはグループが病理的にならないで進展するのに必要な工夫を重ねて来たことについて述べます。

私のグループで語られる甘え

すでに私が体験したグループでの甘えについて語ったことがあります。この度シンポジストを引き受けることを決めた後で，私の外来のグループで，メンバーが今どう考えているかについ聴いてみました。メンバーは長期にわたって

自分に対しても，家族その他の人々にも破壊的な行動を繰り返し，対人関係が結べないという生活を続けてきた人たちです。

A　(American/Japanese) 甘えるってわからない。そういえば土居先生の本があるね。

B　家では弟の子どもが父母に甘えています。父母も甘やかして楽しんでいますね。私は甘えたことはないです。

C　うちでは甘えることはありません。母はずっと働いていたし，暇もなかった。仕事をさぼると妹に甘えるなと叱られる。

D　母は私に甘えっぱなしで，私の甘える隙がありません。

E　私は長女でいつも妹たちの世話をしてきたから，親に甘えた経験はありませんね。

F　(conductor) 土居先生に君は甘えるのが下手だねといわれる。何でも自分でやろうとするからいけない。人にやってもらうことも覚えなければといわれたこともある。

「そしてこのグループは皆 co-conductor に甘えているんだよね」というのがコンセンサスでした。

　成長過程で甘えを体験できなかった人たちが，そのことについて十分理解し，自分の甘え下手についても悩みながら，長期にわたるグループ体験を通して，甘えが受け止められる体験を重ね，それなりに成長してきている様子が窺われます。この体験はグループプレッシャーによる学習ではなく，甘えを contain される体験の積み重ねによって，メンバーが自分をありのままに受け入れることを可能にさせていると見えてくると思います。

集団における甘えの研究のためのヒント

　私がこれまで考えてきた集団精神療法のあり方，考え方において，土居先生の甘え理論を研究する上で大切に考えてきたことを述べます。基本的には私の英国での異文化体験の中で独自に考えてきたことではありますが，それがいつの間にか甘えの研究に重なって来ています。こうしたことの中に今後の研究の方向を示唆するものがあるのではないかと考えていますので，そのうち私が特に重要と考えていることについて述べます。

　第一に non-verbal なコミュニケーションを重視することが上げられます。私たちは日常的に non-verbal に頼っていることを自覚していません。私のグループ感はなんといっても，土居先生にとってはアメリカがそうであったように英国での体験が元になっています。日本人である私にとって自明のように感

じられる non-verbal なメッセージを英国の同僚たちには不思議なことに理解されず，グループの理解に反映されていないことに気がつきました．当然のこととして私が non-verbal に感じ取ったことを言語化することが必要になりました．私の問題としては，non-verbal のコミュニケーションから感じ取ったものと verbal に伝えられたものとを区別して，総合するという知的な作業がなかなか大変だったことを思い出します．英国での体験によってそのことを初めて自覚，意識化することができるようになったのです．

　non-verbal をしっかりと理解できるようになると，沈黙の持つ意味についても，沈黙の圧力に圧倒されずに観察を続ける事が可能になりました．

　この体験から，non-verbal を意識することの重要性について考え，それを系統的，持続的にコンダクターとしての体験に組み込む方法を勧めてきました．単に non-verbal なコミュニケーションを感じ取るだけではなく，読み取ったものを意識化して"？"をつけて考えることが要点です．すぐ力動，あるいは病理がわかった気になり解釈に飛びつかないようにする仕組みを内的に作る．私はその方法として読み取った non-verbal の意味する感情の動きについて，仮説を3つ以上立てる事を提唱してきました．

　non-verbal に得た情報を意識化し，その背景の意味を考えることは，まさに治療のプロセスです．治療者がグループの無意識に呑み込まれないためにも仮説を立てて考える余裕を持つことは必要です．

　第二に取り上げるのは集団の空気，プレッシャーという点です．山本七平は「空気の研究」を著して，日本が開戦に至った重大な決断が，理性によらず空気に依ったと論じています．グループ特有の動きの中の，とくに顕著な出来事として，あっという間にグループが一つの気持ち，あるいは感情にまとまったように感じられることがあります．そしてそれを凝集性が高まったかのように解釈されることが少なくありません．グループはやや躁的になり，浮き立つような気分が共有されたかのように感じられます．躁的防衛といってしまえないこともないが，これをグループの空気という観点から考えてみると，分りやすくなるので例を挙げてみます．

　ある病棟のコミュニティ・ミーティングでの出来事です．その前日には病院のバス旅行があり，天気も良く楽しい一日でした．グループはその影響で浮き立っており，楽しかったことが回顧され，話し合われました．お弁当の美味しかったこと，景色の素晴らしかったことなどが次々に語られている中で，コンダクターは，グループの一隅が静かになっているのでそちらを見ると，30代の女性が唯一人声も出さずに涙を流しているのに気づきました．グループの注意をそちらに向けると，最初は驚き，次いでなぜ泣いているのか分からないと

いうとまどい，さらにはせっかくの良い気分を壊すといういらだちに変化していくことが見られました。グループのメッセージは明白で，皆同じ気持ちになろうという圧力であり，他の感情の動きを受け入れる余地がないかのように見えた。コンダクターはグループにその女性の気持ちを聴いて見ようと提案した。彼女は，小旅行の楽しかったことを考えている中に，自分が入院するために施設に預けてきた子どものことを思い出したといいます。子どもが遠足を楽しむのなら当たり前なのに，大人の私が喜んでいるのはいけないことをしているように感じられ，何ともいえず悲しくなったといいます。グループはせっかくの浮き立った気持ち——精神病院の生活の中ではそんなに頻繁には味わうことのできない——に水を差され，しばらく不機嫌になりその女性に批難の目が向けられましたが，次第に自分自身の中にある寂しい，悲しい事情に気づき，彼女に対する同情が示されるようになりました。このように空気に支配され"皆同じ気持ち"にまとまりそうに見えたグループがコンダクターの介入によって一転，ささくれ立ちそうになったのですが，空気とは違った感情に耳を傾けることをきっかけにして，一人一人の心の奥の感情の動きに目を向け真の同情が体験されたといえましょう。

　さて昨今「空気を読む」あるいは「空気が読めない」ということが話題になっています。これは次のようなことといえましょう。即ち，空気を読むということは自分を取り巻く人々の気持ちを汲んで，その空気に添って自分の行動を決定するということを意味しています。空気が読めないというのは，周囲の意向が分からずに，自分勝手に行動をするということです。

　これを集団の力動という点から見直すとどういう事になりましょうか。私の観察では，日本人の集団では英国人のグループに比べて集団の空気を察知するのが速いし正確です。これは私たちが幼いときからnon-verbalにとぎすまされた感性を養ってきていることと関係しています。一方英国では，幼時から自分の感情，考えをどう言語化するかということを大切に育てようとしています。いい換えると，私たちのグループではグループがいち早く集団の空気を読みそれに自分を合わせようとする傾向が強い。皆と同じになりたいという凝集性を求める傾向が強いのです。良く「和」を大切にするといいますが，これも下手をすると「和」という目に見えないもののために「自分」の気持ちを蔑ろにしてしまう事があるのではないでしょうか。協調はもちろんグループの動きの中では大切にされますが，無意識に和を求めるのは自分を捨てることになりはしませんか。このことは夏目漱石が「私の個人主義」で述べていることとも通じると思います。ですからコンダクターは「空気」の持つ意味を察知しそれを指摘し，"水を差す"ことでグループのプレッシャーが高まる事を防ぐことが可能になります。

おわりに

　土居先生は，甘えの研究とその発展を大切にされ，その批判に対しては驚くほど厳しい姿勢で対決されてきたように思います。私たちはいたずらに「甘え」をグループの現象に当てはめて，理解が深まったというような自己満足に陥ることなく，先生の残された課題を考え続けることがより大切であると思います。そしてそれが今後の日本の集団についての理解を深め集団精神療法の技法を高めることに結びつくと信じます。

集団精神療法と個人精神療法

はじめに

　またまた，個と集団との関係についての論議がシンポジウムのテーマに取り上げられた。この古くてしかも常に新しいトピックが，なぜ今回のシンポジウムのテーマに取り上げられたのだろう。

　集団精神療法の学会などで，あるいはグループの治療者の集まりなどで，集団と個の関係が問われ，実際にシンポジウムなどのトピックになることもそう稀ではない。

　わが国の集団精神療法学会でも，これまでにこの問題が取り上げられたことがあったし，国際学会でも何度も取り上げられてきている。そしてその度に，集団と個の関係にはいろいろな側面があって，なかなか全体をつかめないし，深まらないという不全感を持たされるのが常である。

　私たちの毎日の生活は，目覚めたときから，再び眠りにつくまで，一人ではじまり，それから集団に入り，そこから一人で在り，また集団に戻るといった営為の連続のうちにある。集団の中でも，また，一人のときも個は個としての機能を持ち続けるが，集団との関わりによって，その在り方はダイナミックに時々刻々変化する。集団と個の関係を論ずるということは，いわば，私たちの生活の在り方を調べるということにもなる。したがって，それは複雑でいろいろな要素に満ちていることは当然であり，分析，単純化の方向での研究には合わない類のものだろう。

　であるから，先に述べた不全感をすぐ払拭しようとする方向での話し合いは，そもそも無理なのであって，むしろ，この問題についていろいろな側面から話し合いを持続させることが，個人精神療法と集団精神療法の特徴を理解し，またその本態を理解する上にも，また個人の集団における体験の意味を理解するためにも，さらには，個人が集団に及ぼす影響やその力動を理解する上でも，重要なことなのだと考えるのである。

　今回のシンポジウムの意義は，個と集団についてのディスカッションの連続

の上にあることであり、そうして、集団と個の関係の一つの側面を、集団精神療法と個人精神療法という局面で切って、そこから集団と個との関係を明らかにしようとすることにあるのだろう。そしてこのディスカッションは、これからも私たちの関心の的の一つとなり続けるのだろう。

　個人精神療法にもいろいろな方式があって、治療者によってその方法、内容は多様であるように、集団精神療法も、それを詳細に検討すると、治療者、または治療の行われる場所（精神病院、リハビリテーションセンター、保健所のデイ・ケアなど）によって相当なばらつきがある。したがって、集団精神療法と一口にいっても、それを聞く人によって、イメージするところのものはかなりの違いがある。

　筆者に与えられたテーマは、集団精神療法を個人精神療法との関わりにおいてどう見るかということであるから、筆者なりに、集団精神療法のイメージを提示しなければならないと思う。

　しかし、それはなかなか困難なのであって、ここではあえて広範囲の集団精神療法的な接近を包括するような立場から個人精神療法との関わりを見ていきたい。それには、少人数の集団精神療法（アメリカやヨーロッパでいうところの Group Psychotherapy、すなわち 6〜8 人の主として神経症圏内の患者を対象に週に 1〜2 回）、週 2、3 回位で、20 人近くの人を対象にするデイ・ケアのグループ、病棟単位のいわゆるコミュニティ・ミーティングなどを含め、少なくとも言葉のやり取りがその集団活動の中心になっているものを視野に入れて考えていきたい。それをここでは、集団精神療法あるいはグループ、またはグループ・ワークの名で包括する。そうすることによって、私たちの日常の臨床の中での、集団精神療法的接近の治療的な意義を、個人精神療法との関係において明らかにすることが可能になると考えるからである。

　私はここで、集団精神療法と個人精神療法とを比較してその長所、短所をあげつらおうとするのではなく、精神医療のあらゆる領域において、この二つに対立するかのように見える方法が、いかにして調和、協力し、その内容を豊かにできるかという方向から考えをすすめる。そのために、集団精神療法が持つ特徴的な側面を、思い付くままに列記する。

　最後に、当日は 4 人のシンポジウム演者の一人として、包括的なディスカッションが期待されたのだが、それに十分応えることはできなかった。この紙上でディスカッションしたいという欲求にも駆られたが、当日会場で述べたことはそれなりに意味のあることと考え、それを中心に書くことにした。一言お断わりしておく。

精神療法の治療過程は，個人，集団とも，患者をそのオリジナル・グループにいかにして戻すかという過程である

　このことは，多くの説明を要さない。私たちの治療の対象となる患者は，それまでの生活の中で彼／彼女らの属していたグループ内の関係に何らかの葛藤が起き，あるいは齟齬をきたして私たちの前に現われてくる。その葛藤が病気の原因であれ，また結果であれ，彼／彼女らをもとのグループに戻すことが，大切な治療の目標の一つとなる。オリジナル・グループというのは，家庭であったり，学校であったり，職場であったりするわけで，オリジナル・グループに戻すという過程には，そこでの適応／不適応の吟味が行われる。それには治療の枠組みとしてのグループ場面における患者の感情反応，行動様式の検討，理解が治療過程の中心の一つになる。

いつ集団精神療法に組み込むか

　集団精神療法に患者を入れる／入れないを考える前に，患者の背後に見え隠れするオリジナル・グループに注目する，あるいは注目できるのは，集団精神療法を日常実践するものの特技である。この，個人の背後に彼／彼女の属するオリジナル・グループが見えてきてしまう習癖を，グループの治療者は永年の訓練によって身に付けている。もちろん個人精神療法の治療者も，そういう見方ができないわけではなかろうが，平生の考え方を変えるために，多少の努力をする必要があるのではなかろうか。それは個人精神療法の治療者には，個人の精神内界が先に見えてくるのに対して，グループの治療者にはグループメンバーのインターアクションが先に目に付き，そちらに思考の回路がセットされやすい。であるから，集団精神療法家は患者に出会った瞬間から，患者をグループのコンテクストの中で見ているはずである。いい換えると集団精神療法家にとって，ある患者を集団精神療法に組み込む時期は自明な事が多いのであるが，そのためにかえって個人精神療法家にその時期を示す事に不親切になりがちなのではなかろうか。

　このことはまた，集団精神療法が一つの治療法として，集団精神療法家の頭の中にあると同時に，一つの考え方の枠組みでもあることを示唆している。一対一で座っていても，集団精神療法家の頭の中では，この二人を取り巻く世界との関わりを検討することが，常に優先事項であり，身に付いてしまった癖のように離れることがないともいえよう。したがって集団精神療法を治療に導入する場合は，どのタイプの方法を，どのくらいの期間にわたって用いるのかと

いう意識的な判断が重要である。そうでないと，単に馴れ合いの場を提供することになってしまい，学習，成長さらには成熟は望めなくなってしまう恐れが生じる。

集団精神療法 vs. 個人精神療法ではなく

　統合失調症の治療には，その病期，病勢などによっていろいろな治療法を用いて最大の効果を得ようと努力することは通常なされているとは思うのだが，治療者の訓練，性格傾向，思想などの背景によってそれがなかなかスムーズにいかないことが少なくない。基本的な考え方として，集団精神療法 vs. 個人精神療法ではなく，集団も個人もあるいは and／or 位に考えることが必要である。

　治療者として集団精神療法が向かないと公言してはばからない人は少なからずいるようであるのに反して，個人精神療法に向かないと自認している人は，それほど多くはないようである。これは，個人精神療法がいわば精神医療に携わる人とほとんど同義的に捉えられているのに対して，集団精神療法はやや特異な技法のように考えられているということもあろう。私は，集団精神療法が不向きな治療者と同じ位，あるいはそれ以上の数の個人精神療法に不向きな治療者が存在すると思う。そしてそれと同じ位精神医療に不向きな精神医療従事者もいると思う。向き不向きを乗り越えて，精神医療の質を向上させるためにも，集団精神療法の訓練が基礎的な科目として医学その他のカリキュラムに組み込まれる必要があろう。

　少し横道にそれたが，集団精神療法 vs. 個人精神療法ではなく，集団精神療法 and／or 個人精神療法という立場に立てるようになるためには，一定の訓練と経験を要することはいうまでもあるまい。

集団精神療法は日常を体験する場である

　治療の場は，一般的にいって非日常的な場であり，非日常的な事柄，ものに満ち満ちている。非日常的であるということは，善かれ悪しかれある種の緊張を伴うものである。

　個人療法の場では密室での治療などともいわれ，一対一で第三者が介在しない場が保証され，平常では起き得ない一種独特な状況を創り出すことに，むしろ治療的な効果を求めているという側面がある。

　集団精神療法の場合も同じように，非日常的な状況を創ることから治療状況が始まる。

第一，定まった時間に，定まった場所に，同じメンバーが集まって，自らの事などを話し合うことが前提となるようなグループは，そう日常的にあるとはいえない。その上，集団精神療法の場では，個人精神療法の場合と異なり，インターアクションの回数もコミュニケーションの量も膨大であり，またそれらの方向が，治療者のみに向けられているわけではなく，メンバー相互のやりとりがかなり多く，そのすべての意味を治療者が追い切り，理解できるものではない。そこに放出される情報の量は，一人の治療者が処理できる限界をはるかに超えている。

　個人療法では，患者の一言，一言の意味を考えるプロセスが治療の中心となるわけである。集団精神療法においても患者の言葉が重要な意味を持つが，さらに重要なことは患者がグループの中に生きて，そこで自分のことのみではなく，グループの他の人の感情，考え，行動に影響を受け，また影響を及ぼし，その中で悩み，考え，そして何か新しいもの，新しい自分を発見するのである。

　集団精神療法における治療は，治療者から与えられるものではなく，グループの中で経験することであり，頭で考えるというよりも，むしろ体に自然に染み透るといった体験と考えて良い。したがって，そうした体験を可能にするためには，グループの中にいることが，肩肘を張っていなければならないことではなく，生活の一部のような感覚で捉えられるようになる必要があろう。

　このように集団精神療法場面を日常的なものにするためには，特に次に挙げる二つの条件が必要であろう。

　第一に，集団精神療法が持続的に，同じ治療者を中心にして，かなりの長期間にわたって続けられていることである。

　グループが続けて開かれていると，この非日常的な感覚が次第に日常的なものとなり違和感を感じなくなる。多くの場合，毎週1〜2回，それを3カ月あるいはそれ以上続けると，非日常性が失われ，日常的なものに変わってくることを体験する。そうなると，集団精神療法の体験が，一種異様な緊張を伴い，不安をかきたてるものではなく，むしろ，不安の原因を取り除く話し合いを可能にする。このことは，ヤーロム（Yalom, I. D.）などのいうグループの凝集性ということとは別のことを述べていることに注意を払っていただきたい。日本人のグループでは，グループの凝集性らしきものはもっとずっと早い時期に招来される。これは真の凝集性とは異なる。しかし，単に，持続的に長期間グループを続けていれば，日常性が獲得されるわけではない。

　第二の条件は，グループに参加することによって，参加した者が何かポジティブな経験をするということであろう。それが，たとえば自分の考えと同じ考えの人がいることであったり，自分の出席がある人によって認められたり，

自分の意見が求められたり，いろいろな内容が考えられる。その内容はどんなものであれ，グループでの体験がその人にとって新しいもの，修正感情体験なども含めて，自分のありかた，考えかた，感じ方を改めて考えさせるような種類のものであることが，必要である。何かその人にとって意味のあること——それは必ずしも，そのように意識されていないのが普通なのだが——がそこになければ，グループは続かないし，また日常的なものにもなり得ない。これを支えているのは，個とその属するグループとの関係性である。その中には，治療者と個人との関係も含まれる。治療者との関係とその他のグループメンバーとの関係とどちらが大きな意味を持つかは，そのグループの性格にもよるだろう。たとえば，デイ・ケアのようなグループでは，グループメンバー相互の関係，小グループでは，メンバーと治療者との関係がやや大きくなるといえよう。

　グループが日常的になればそれでグループが安定するという訳ではなく，さらにダイナミックにいろいろと変化することが期待される。たとえば，マンネリといわれる現象もその一つである。マンネリになるという現象に関しては，別に考えなければならないのだが，ここではひとまず，日常性の中の落とし穴の一つとして注意する必要性を喚起するに留めよう。

集団精神療法は情報の場である

　情報の場というのはやや奇異の感を与えるかもしれないが，情報を交換する意図がなくともいろいろな情報がそこに落ちている場という意味である。グループ場面では，情報の種類も数も非常に多い。グループには，情報の断片が，拾われ，あるいは捨てられていくプロセスが存在するといえよう。メンバーは，そうした過程を体験しながら，いろいろな考え方，感じ方，さらには自分と異なった生き方に，自然に接する。特に，自分と同じような苦しい，あるいはつらい，悲しい思いをしている人を同じグループの中で発見したり，自分とは，まったく異なった考え方，生き方があることに驚かされる。またあるときにまったく正しいと確信された情報が，日時を経て正しくなかったということを知る。たとえば，同じ部屋のAさんは利己的な人という噂を聞き，すっかりそう信じていた人が，グループの体験を重ねているうちに，噂とはまったく異なるAさんに接する。これは新鮮な体験であり，一つの発見ともいえよう。情報の取捨選択は，自由で，メンバーの意図や，治療者の方針を超えたところでなされている。こうした場に身を置き，そこで一定時間生活することは，実生活の中で，情報に振り回され，また病的な体験と現実に起きていることの区別が困難になっている余裕のない生活を，もう一度見直し，体験し直し，再構成するチャ

ンスを与えるともいえよう。

　もう一つの側面として重要なのは，自分自身が"知らず知らずのうちに"，情報の提供者としての役割を果たしていることである。そして自分の提供した情報——その中には自分自身についての情報が当然含まれるのだが——についてグループから何らかのフィードバックを受けることになる。

　さらに個人精神療法場面とは際立って異なると考えられるのは，治療者に関する情報の豊富なことであろう。個人精神療法の場面でも，多くの情報が患者によって感受され，蓄えられるが，グループ場面では，患者の目の前で治療者が裸にされるといっても良いほど，治療者に関する一次情報が得られる。患者は治療者が他の患者にどのように対応するかを見ているだけで，その治療者が自分にどのような態度を取るかということを推し測っているともいえよう。

集団精神療法は患者の避け所である

　私たちの遭遇する患者たちの多くは，人間関係のネットワークに入り活動することに何らかの支障を感じている。そうした人々の中には，一人でまったく自閉的な生活をすることにも疲れ果て，あるいは家人が見兼ねて，そうした生活を変化させようというつもりで治療の場に現われる。治療を受ける意欲があってもなくとも，治療の場は刺激に満ちており，その一つ一つが侵襲的である。刺激を一時避けたいと思っても，彼らはなかなか上手に避けられないのが常である。

　集団精神療法の場面は，一方では上に述べたような刺激が集まっている所ともいえる。しかし，そこは治療者が存在し，バウンダリーが守られ，安全の保障されている場でもある。余分な刺激から身を守る術のない患者たちにとって，それを避ける場所が必要であるし，またどのように避けるかを学び，身に付ける必要がある。集団精神療法の場は，その必要性を満たし，また安全を保障する。したがって，逆説的に聞こえるかもしれないが，集団精神療法の場は，治療者が設定したバウンダリーによって囲われており，その内部は安全であり，またいくつものコーナーがあって，そこに治療者や他のメンバーの視線を避け，刺激から身を守る，安全なすみっこが発見できるのである。この避け所としての集団精神療法の場の提供は，存外気づかれていないようだが，特に統合失調症の治療においては，かなり重要な意味を持つと思われるので，積極的に考える必要があろう。

おわりに

　最後に，精神障害の病院治療には，集団精神療法は必須であることを付け加えたい。

　精神病院では，患者は否応なく集団生活を強要され，そのために起きる悩み，葛藤は想像を絶して重く患者にのしかかり，もともとの病気，症状にもまして患者を苦しめている。患者だけではなく，スタッフもこれを避けることは容易ではなく，常に一種の圧力の下にあり，緊張不安は波こそあれ，まったくなくなることはない。病院治療を止め，コミュニティ・ケアへというスローガンも，それほど弊害の多い病院治療なら，これを捨てた方が，より良い治療への近道であるかのように感じさせる。しかし入院治療は，ある患者の，ある病期には必須のことであり，入院治療なくしては，本当の意味で良い，安心できる精神医療体系とはいえないことには誰も異論がないと思う。

　入院治療の害を少なくするばかりか，その効果を最大限にするためには，病院内で起きるあらゆる現象を，それが病理的なことであろうが，治療者にとって都合の悪いことであろうが，患者，治療者共々すべてをオープンに話し合い，それを通じて問題を解決していくという機構が必要である。ここで治療共同体を論じるつもりはないが，こうしたフォーラムを持たない精神病院は，インスティテューショナリズムに汚染されやすいということはすでに証明されている。

　効果的な病院治療を可能にするためには，病院という集団内の葛藤を，いかに創造的に治療に組み込んでいくかということが切実な要請であり，集団精神療法はそれに答え得る技能を持っているのである。

集団精神療法における父性の意味

はじめに

　集団精神療法と一口にいっても，その包括する範囲はかなり広く，その中での父性の機能，役割，特性について論ずる事はなかなか困難である。かといって，小集団療法，大集団療法らを分類して，その中での父性の持つ意味の細かい相違点を論ずる事が，この小論の課題に応えるとも思えない。

　そこで，本小論では，集団精神療法における，治療者の特殊な立場，役割について検討し，さらに，治療者・患者関係の中で，特に男性治療者に要請される父性性といった事について考えてみたい。

　ここで，私が対象とする集団療法場面は，一般にコミュニティ・ミーティングとよばれる30人余りの病棟の患者全員と，その病棟の治療スタッフ全員が参加して行われる，一週一回，約一時間のセッションである。治療スタッフには，医師，看護師，心理士，PSW，その他病棟生活に関わりのあるすべての職員が含まれる。

　話題は，時によって異なるが，主として，病棟での生活上の問題を，具体的に話し合い，そうした問題の持つ種々な側面を理解し，それを通してさらに，個々人の問題を洞察しようというのがねらいである。

　患者は，診断的にも，また知能，学歴，家族，生育歴らもいろいろであり，グループは女性，男性にわかれている場合と，混合している場合がある。それらについては後に述べるが，女性のみのグループと，男性のみの場合，また混合の場合で，多少とも，治療者の役割が異なっているように思われる。

　この集団はいずれも，流動的で，入院あるいは退院により随時メンバーが入れ替わる事はめずらしくない。

　ここで治療者患者の関係の特殊性について説明しておく必要があると思われる。

　一対一の治療場面と異なり，集団精神療法（以下，グループと略称する）場面では，治療者患者関係のあり方が複雑に構成されている。その中の重要と思

われる点を挙げる。
1) 一人の治療者が, 同時に何人もの患者に対面し, 治療の過程に関わっている。
2) 1) のような治療者が何人も, 同時に, 同じ場面に存在して, 活発な過程を作り上げている。
3) したがって, 治療的な過程が, 他の患者・治療者の目前で展開されている。
4) このように個人的治療関係を要素に持つ多元的な治療過程と独立して, 新しい集団治療過程が, 同時に, 同じ場面で展開している (たとえば, 患者・患者関係での治療的な過程がこれに含まれる)。

このように, 治療者が, 他の治療者, 患者の眼に晒されている事が, 同時的, 多元的に存在する。このような状況の影には, 個人精神療法における一対一の関係もあるわけであるから, 集団精神療法の理解は, このような multiplicity の理解なしには成立し得ない。

集団精神療法における治療者の役割

以上, 前提として述べてきたグループという枠組みの中で, 治療者の役割を, 特にその父性的機能と思われる部分に焦点をしぼりつつ次に述べる。

第一に治療者としてグループ場面で戸惑うのは, 患者に対して治療者であると同時に, グループの一員であるという位置づけであろう。

治療者として, 意識的にグループを始め, さらに終わりを宣告する。話の筋道を追いつつも, 筋に無関係と思われる所で新しい話題が展開していく可能性を見つける, グループの注意をそれまで無視されていた人に向ける, 等々, グループに枠組みを与え, 方向づけるといった大切な機能を果たす事が要請される。こうした役割が十全に果たされる事によってグループは落ち着き, 話し合いの内容も濃密なものになっていく事が予想される。

このような, グループに枠組みを与え, グループを方向づけていく機能は, どちらかというと, 治療者の知的な作業に属するもので, グループ全体に強い影響力を持っている。まとまりを欠きがちな話し合いが, 整理され, 相互に話し合われた問題についての理解が生まれ, ある種の満足感が共有される事が多い。

このように治療者が治療者としての側面を強く意識し, その役割に主として注意を払っていると, 活動的であったグループが, 次第に活発さを失い, 受動的, 極端にいえばうつ的といっても良い状態になってしまうのをしばしば体験するのである。治療者がこうした場合共感性を欠いていたり, 極端に厳格, あ

るいは頑固にその役割を遂行していなくとも，そうなってしまう事が多々ある。
　この事は，父性性という言葉をあえて用いるならば，グループが父性性に圧倒されて，自発性を失い，うつ的になったと理解できよう。
　グループ経験の比較的浅い治療者の場合は，上記のような現象はむしろおきにくく，むしろ，ある程度以上の経験を積んだ治療者の場合におきやすいのは，治療者が技術的に洗練され，抜けおちてしまう部分，つまり患者が息の抜ける場合が少なくなってしまう事も関係しているように思われる。しかしさらに経験をつんだ治療者は，グループをうつ状態に追いこむことをすくなくして済ませているようである。これは，グループがうつ状態にならないというのではなく，治療的な接近の方法が，──この場合，治療者の枠組みの与え方が──グループをうつ状態に追いこむ事が少ないという意味で，グループは，その他の事情でうつ的になる事は決して少なくないし，うつ的になるという事自体が治療を深める転機ともなり得る。
　では枠組みを与える機能の他に，どのような要素が加わると異なった反応を引き出す事ができるかという点について考えてみよう。先に述べたように，グループに参加した治療者は，治療者であると同時に，グループの一員としての役割を演ずる。これは具体的にはどういう事なのであろうか。グループの一員であるという事は，治療者である以前に，グループの中で起きている事象に反応しているという事に要約されるかもしれない。反応といっても，感情的な反応もあろうし，知的な反応もあろう。通常そうした種々の反応を治療者という立場で，いわばcensorして，表現し，治療的な過程を作っていくわけである。こうしたことは，個人精神療法の場面でも同様であろう。グループの一員であるという事は，censorshipをすっかり放棄して，生のままの反応をぶつけるという事なのだろうか？　この点について，患者の一人がこういった事がある。「先生は，（グループでは）裁判官でもあり，弁護士でもあるのですね」。このことはいわば，治療者の役割には，父性機能の中の西洋的な意味での強い，怖ろしい父親，すなわちロゴス的なものと，日本的ともいえる父性機能に含まれる支持的，母性的といえるものの両側面がある事，およびその重要性を指摘しているように思えるのである。
　いい換えると，グループの中では，治療者であるという立場──それはともするとロゴス的なものになりやすいのだが──と，反応的，感性的，支持的であることの強く要請されるグループの一員としての役割が適度に混在している事が，グループ治療者としてのあり方として重要と考えられる。
　第二に，治療者は，多くの患者，共同治療者の転移の対象としての機能を必然的に荷っているという点である。このことは個人精神療法の場合も同じなの

であるが，グループではそれが，同時に，種々の程度に錯綜しておきているという事であろう。したがって治療者はある人にとっては，強大で，圧迫的な父親であり，同時に他の人は，無責任で，弱腰，まったく頼りにならない父親像を投影する。もちろん父親像の投影ばかりではなく，男性である治療者に対する母親転移もある。

このように multiple に存在する転移の状況は，グループの過程の中で，治療者の解釈によってよりもむしろ患者同志の指摘によって訂正理解される事が多いように思われる。

たとえば，「先生は私を嫌って他の人ばかりをかわいがる」といった発言は，直ちに，他の患者の「そんな事ないじゃないか，この前ああいう事があったじゃないか」などと具体的に訂正される。「そういえばそうね」という返答は，先の患者の持つ治療者患者関係に対する理解に，これまでと異なった光を与えた事を示しているといえよう。アレキサンダー（Alexander, F）のいう "corrective emotional experience" が，グループの中では治療過程として特に重視される所以である。

さて，男性，あるいは女性のみのグループと，男女混合のグループの場合は男性治療者の役割は異なっているであろうか？ 治療者の機能の相違について詳述できる資料をここに持ちあわせないが，一般的に，男女混合グループが，治療者としてもっとも楽で，ついで男性のグループ，女子だけのグループはもっとも扱いにくいということがいえるのではなかろうか。男性だけのグループの場合は，ともすれば，強力で，圧迫的な父親像というやや非現実的とも思われる役割を要求される事があるが，女性治療者と協力することによって，困難を乗りこえる事は可能である。一方女性のみのグループの場合は，年齢層の相違にかかわらずともすれば oedipal な関係が起こりやすく，sibling rivalry も強力で，運営はもっとも困難であるといえる。

おわりに

集団精神療法における父性性について，特に治療者の役割という視点から述べてきたが，いわゆる西洋的な意味での父性的な役割——どちらかというと強大でロゴス的なもの——のみではなく，感性的で支持的な機能が，特にグループ治療者に要求される。この事は，グループ治療者が，治療者であると同時にグループの一員である一面と強く関わっているように思われる。

集団精神療法の倫理

はじめに

　近年，医学および医療一般の倫理について，相当活発な議論がいろいろなレベルでなされるようになってきている。新聞やテレビなどでも頻繁に医学・医療あるいは医師の倫理について論じられる。脳死の問題，遺伝子操作による治療，医療事故の責任の問題，またHIV訴訟のような問題はもとよりインフォームド・コンセントなど，このうちのどれかが論じられない日はないといっても必ずしも誇張とはいえまい。

　今日に至るまで，パターナリズムとひとくちに括られるようになってしまった医師-患者のプロフェッショナルなはずだった関係性が，一般社会の急速な変動，それに伴う社会的および倫理的価値の変化に従って見直しを余儀なくされてきていることは周知のことである。レドリッチら（Redlich, F. et al.）は倫理についての関心が高まってきている理由として，第一に急速な技術の発達を挙げ，とくにそれによって起こる生命維持の技術の発達による死の再定義が必要になったこと，また行動を修正・変化させる技術の発達による弊害を指摘している。第二に急速広範な社会の変動による弊害，第三にコンシューマリズムの台頭をあげている。

　健康であることが恩恵でなく権利になってきている現代において，医師，医療のあり方が見直され，医の倫理が問われるようになり，公に異なった立場から討論されることが必要になったこと自体はむしろ歓迎されるべきことであるともいえる。

　精神医学の分野もその例外ではあり得ず，精神保健法の改正もそうした一連の社会的変動の中で生まれた強い要請によって行われた。

　さて，集団精神療法の分野についてはどうだろうか。最近集団精神療法も点数化され，治療法として公に認められた感がある。また集団精神療法学会もその会員数は増加の傾向を示している。集団精神療法，グループ・ワークの実践は少なくとも量的には急増しているといってよいだろう。点数化されたからと

いって，基本的な技術や訓練もなしに，また倫理的枠組みを知らずに実践することがあってはならない。

集団精神療法の倫理とは，集団精神療法を行う治療者が，患者との関係において最大限倫理的，道徳的でなければならないという要請である。そしてそれは日常生活において誰もが認める常識的な倫理，クライエント−治療者関係によって生じる倫理，一般に精神療法という特殊な関係の中で生ずる倫理，さらに集団精神療法に特異的な倫理という構造になっているのだろうか。この小論では，集団精神療法ないしグループ・ワークを治療の手段として用いる方法に関して，その倫理的側面について考えてみたい。

集団という特殊な状況

集団精神療法の倫理というのは一体何を指しているのだろうか。どのあたりを論じることが期待されるのだろうかと考える前に，集団という特異な状況について考えてみる必要があるだろう。

人は集団に入ることに躊躇したり，不安になったり，また逆に入ることを渇望したりする。また現在所属している集団の中で苦痛やその反対に平安を得たりしている。集団という言葉の持つ圧力，魅力の感じ方・また集団に対する身の処し方も個人によって一様ではないし，個人の持つ文化，教育などの背景に強く影響されることはよく知られている。集団は個人が集合して成り立っていることはいうまでもないのだが，集団を成立させる個人とその集団との関係は必ずしも明瞭ではない。

集団それ自体が生き物のように感じ，考え，行動するというと訝しく思う向きは少なくないだろうと思うが，日常の集団精神療法ないしはグループ・ワークの臨床の中では，むしろ集団がつかみどころのない怪物のように感じることがしばしばである。集団は，リズムをもって移り変わり，浮き沈みをすることがあり，手がつけられないと思うことすらある。スポーツの記事などに波に乗って勝ったなどとある波もそういった内在的なリズムと解することもできるだろう。

こうしたコントロールの難しいグループを上手にコントロールして，一見治療的と思われる方向へとグループを操作して動かす技術が集団精神療法の，あるいはグループ・ワークの技術と思い込んでいる人たちが少なくはないようである。作業や作業療法に導入する際，あるいは退院を含めてリハビリテーションを進める際にも，集団の圧力を利用したほうが動かしやすいことも知られている。集団精神療法の過程や技術を考える際には十分注意する必要がある。

集団精神療法は集団を動かしてその中で個人を治療する方法ではない。個

人が集団の中で個人性を失って集団に吸いこまれ，吸い取られることのないように，個人と集団との関係を明らかにしていく過程である。

　私の体験では，日本人は一般的にいって，「グループで盛り上がる」ことを良いことだとしているように見える。お祭りが好きで，ちょっとしたことをお祭りにしてしまう。学会の合間や，後に開かれるパーティも学会の内容のなさを補って余りのあるような充実したものに盛り上げる。精神病院でも，年間行事には盆踊り，運動会，遠足といったような大集団で楽しむプログラムが必ずといってよいほど盛んに行われる。それ自体は悪いことではないし，そうした憂さ晴らしが患者やスタッフの意気を向上させるのに役立つこともあるだろう。

　しかしこれは一種の集団ヒステリーを人工的に起こしていることと変わりがない。これが日常的に治療場面に用いられることになると大きな問題となる。マスヒステリーの中では，個人はその個人性を剥奪され，失い，あるいは自ら捨て去り，瞬間の陶酔に浸るのであるから，精神病理的な状態を強調してしまうことになる。

　集団ヒステリーを起こしやすい状況を作ってグループを動かすことは，集団精神療法の精神とはまったく無縁のものである。それ以上に集団ヒステリーにグループが巻き込まれないように観察し，適宜介入する責任を集団精神療法の治療者は負っているといってもよい。非日常的なお祭り騒ぎが悪いといっているのではない。こうした方向が集団精神療法に持ち込まれ，盛り上げよう，お祭り騒ぎにしようという力が少しでも治療者の側からグループに向けられたらどうなるだろう。それでなくとも自らの病理を否認し，苦しみや悲しみから逃げ出したくとも結局逃げられず押しつぶされている患者は，治療者から正々堂々のパスをもらって否認や逃避をすることになるが少しも治療にならないばかりか，苦しみを増加させてしまうだろう。

治療者とグループの関係 ——とくに契約をめぐって

　ここで契約というのは，精神分析でいう契約とは少し違ったややゆるいニュアンスで使わせてもらうことをお断りしなければならない。

インフォームド・コンセント

　患者が集団精神療法やグループ・ワークに参加することについては，当然のことながらインフォームド・コンセントが行われるべきである。患者にグループ・ワークの枠組みを示し，何が期待されているかということを説明し，患者の積極的な参加を要請する。その際に，患者の自由な決断が十分尊重されなけ

ればならない。

　私の友人の精神科医師が，彼の患者が長期にわたってデイ・ケアを休まずに参加しているので，その真面目なことを誉めた上で，なぜこれほど熱心に参加しているのかを質したところ，帰ってきた答えは「先生がヤクザのようだから，休むと怖いことになると思って」といったそうである。その私の友人は，少年時代に事故で手指を切断しているのである。このエピソードは笑い話に近いと思うかもしれないが，日常的にこのような誤解が治療者－患者関係に入り込む可能性が十分あり得るのである。カーペンター（Carpenter, J. T.）は，インフォームド・コンセントは概念であると同時に，医師－患者間の過程でなければならないという。私は外科における手術治療のインフォームド・コンセントの場合とは異なり，集団精神療法の場合は，インフォームしてコンセントを得る，常に継続する過程である。そしてその過程そのものが治療の過程となるのであると考えている。

自由原則
　まず集団精神療法やグループ・ワークが行われる場所によって，つまりそれが精神病院の内部なのか，病棟なのか，デイ・ケアなのか，あるいは外来のグループ・ワークなのかによって，集団のあり方も少なからず影響を受ける。このことはそれぞれの場において倫理的な枠組みについて治療者がとくに留意しなければならない場合もあるのだが，それについてはそれがとくに問題となるときに述べることにして，ここでは精神病院の中から遠ざかるにしたがって，次第に自由度が増し，枠組みが緩くなるということを指摘することに止める。
　グループ・ワークや集団精神療法場面では，「どなたからでも困っていること，自然に頭に浮かんだことを話して下さい」といったことで始められる。この言葉が発せられる前提条件として，ここで何を話してもそれで罰せられることはありませんよ，話をすることによって損害や被害が生じることはありませんよという保証がなければならないだろう。罰を加えるというのは，臨床的，具体的にはどういうことを意味するのだろうか。
　まず出席に関して述べておこう。出欠席の問題は，あまり最近問題にされていないように，少なくともわが国で発表されている論文についてはいえると思うのだが，案外重要な問題だと考えている。どのようなグループも原則として出席自由ということになっているだろう。しかし欠席に関する自由度は，出席の自由度より低いといういい方が成立するかもしれない。私自身の経験でいえば欠席も自由であるということは大切なことであると思う。精神病院では，手近なところに患者がいることもあり，つい出席するように誘ってしまうことが

あるが（それが臨床的に必要なことはもちろんあるのだが），これが結果的には強制になることが多い。どんな場合も欠席できるという自由を残しておくことがかえって患者がグループ・ワークを信頼する結果になるように思う。

　治療者に激しい攻撃が向けられたときに，治療者がその患者をグループに参加させなくするなどということは論外としても，グループで話し合われている筋とはまったく異なった話題を突然ある患者が提供した場合，もし治療者が「君の話は今の話題とは関係がなさそうだね。少し待って後でまた話してくれないか」といったとする。あるいはグループの最中に，ある患者の幻覚妄想状態が悪化していることが露呈され，その日から薬が増量されたとする。これらはいずれもよくあることで，治療者の論理からは何の問題もないと思われるかもしれない。しかし，当の患者にとってはどのような意味を持った体験となるのだろうか。発言を封じられて叱られたと感じる患者もいるだろうし，薬が突然増量されたのを見て，グループに出たために罰せられたと思い込む患者もいる。その患者がそうした体験をいかに受け止めるかは，患者とグループとの関係，それと同様あるいはそれ以上に治療者との関係が問題になると思う。ここで関係というのは，それまでにすでに培われていた関係はもちろんのことだが，今述べたことが起きた，その時点での関係も大きな影響を持つだろう。どうするのがもっとも倫理的または治療的であるかということをここで問題にしているのではなく，グループ場面でのメンバーおよび治療者の一挙手一投足は，最初に述べた自由原則に縛られているのであって，その原則を無視して集団精神療法を行うことはできない。集団精神療法は抑圧，強制の手段ではなく，話し合いによってできるネットワークとそこから生じる互いに関わり合う感情を育てる場である。

　秘密の保持 ── コンフィデンシャリティ
　集団精神療法およびあらゆるグループ・ワークは，個人精神療法の場合と比較して，患者のプライバシーの保持についてはより大きな問題を抱えているように思う。治療者は患者から得た情報や秘密を保持しなければならない職業上の倫理コードで縛られており，それを守る義務と責任を負っている。しかし，患者には少なくとも法律的には何の責任も義務もない。
　集団精神療法が成立するためには，参加しているクライエントが，彼の内的な葛藤や問題をグループに開陳し，検討する準備状態にあることが原則である。同時にグループの中で話し合われたことはグループ外では話さないようにというが，実際その秘密の保持は大変困難であろう。自分のもっとも深いところにある秘密をグループ・ワークの中で話すように，そしてグループ・ワーク以外

では話さないようにという要求は，表面的には非論理的であるとはいえないと思うが，感情的には二律背反な事象として体験されるのではなかろうか。

　ホック（Hough, G.）は集団精神療法場面で，秘密を保つことを頑強に続けた患者について考察し，結局この患者が秘密を守るためにグループから離れてしまい，そのためにグループの過程そのものの発展も阻害されてしまった例について発表している。そして最後に法律的に，この辺のことが明確化される必要があると述べている。

　秘密の開陳に関して，英国の治療共同体のコミュニティ・ミーティングでうつ状態の30代の女性がそれまで誰にも明かしていなかった子殺しの事実を告白してしまい，その後自首して出ることになった体験を思いだす。私にとってはもっともつらい体験の一つだったといえるし，またこのことから多くを学んだと思う。その時の病棟はこの患者を巡って，人間の勇気，グループの持つ力を体験すると同時に，グループの恐ろしさも十二分に体験したといえるかもしれない。

　現時点でいえることは，秘密は守りさえすれば済むのではなく，秘密を守ることも，秘密がグループで分かち合われることも大きな勇気とエネルギーを要することであることをしっかりと自覚し，いつ何時でも秘密がグループの中で扱われることができるように準備しておく必要があるということである。私はこの秘密を話した女性のことも，また耐え難い痛みを伴う秘密を，咎めることなくまた正面から受け止めたグループのメンバーの一人一人を深い敬意を持って思い出すのである。

集団精神療法の治療者と患者の関係について

　個人精神療法の際に起きうる治療者・患者関係の問題，葛藤はすべてここでも繰り返されると考えてよいだろう。その他に，グループ全体から救世主であることが望まれたり，その望みを満たすことができないために，激しい怒りの対象になったり，あるいはグループ全体を絶望のどん底に突き落としてしまったかと思うような経験をする。また同時，多発的に妄想，羨望，転移，投射的同一性などの対象とされてしまう。これらの現象をどう扱うかはともかくとして，こうした立場に立たされた治療者はどういう態度をとるべきなのだろうか。

　まず第一に自分がどういう立場に立たされているかという自覚，あるいは洞察がなければならない。第二にこうした場合に自らの心の中に起きている感情を点検する必要がある。こうしたことを理解し，対処することができるようになるのには，個人精神療法の場合と同じように，かなりの期間にわたって指導を受ける必要があるだろう。ここで集団精神療法の訓練のあり方を論じる余裕

はないので，きわめて臨床的な，原則的なことを二，三述べておく。

　第一にグループにおける治療者の役割のうちでもっとも大切なものの一つは，治療者がグループに起きるあらゆる感情を容れる容器としての役割を担っていることである。いい換えるとゴミ箱の役割をとらされている場合がある。哀しみ，憎しみ，痛み，恨み，妬み，羨みなどの感情がグループで表明され，それが受け止められるためには一時的にでも治療者がそうした感情を容れる容器の役割を担う必要が生じる。こうした感情が表明されるグループは，すでにグループとして相当成熟しているとも考えられるが，グループのきわめて初期にこうした感情が，ひそかに表出されることがある。未熟な治療者はこれを見過ごしてしまいがちである。なぜなら多くの場合グループは治療者のご機嫌をとりながら，ネガティブな感情を覗かせるので，未熟な治療者にはポジティブな感情だけが聞こえてしまうからである。もしはじめの頃にこれが聞こえ，見えていれば，グループの成熟は軌道に乗るはずなのである。であるから，治療者は良いこと，良い感情，また治療者に対するポジティブと考えられる発言には，きわめて禁欲的に対処しなければならないのである。こういうと集団精神療法の治療者は，よほどのひねくれものでなければつとまらないという印象を与えるかもしれないが，これが患者のマニュプレーションであり，第一関門でもある。

　患者のマニュプレーションにのせられないと同時に，治療者もグループをマニュプレートしてはならない。いい換えれば，気持ちの良いような，明るい，楽しい，希望に溢れ，あるいは生産的であると治療者自身が感じるようなグループにしようとしてはならない。ここでも治療者は禁欲的であることが要請されているのである。

　禁欲ということで，もう一つ付け加えたい。治療者が研究的にグループについての考察を深めることは重要なことはいうまでもないが，論文を書く際には厳重に注意する必要があるだろう。グループ場面を発言に従って書いていると，思いがけず複数の人のプライバシーを一時に侵してしまっていて気づかないことがある。同時に多くの人のプライバシーがかかっているという意識が個人精神療法の論文を書くときよりもさらに注意深いアプローチが必要であろう。

グループの自浄作用

　フロイト（Freud, S.）は，「孤立している人にとっては，個人的な関心が唯一の動機付けのエネルギーとなるが，グループの中にいる人にとっては，そうしたことが際だつことはまず少ない」と指摘している。グループはそれ自体に，自浄作用を持っている，あるいは自身の倫理コードを持っていて，それをさら

に充実発展させることのできる可能性を持っているように思う。普段は自分の要求を満たすのに精一杯のように見える人が，グループ場面では，他の人の痛みに理解を示したり，グループで行動することを楽しんだりできることがある。こうした潜在能力を背景に，健全に発達するグループは，自らの倫理的な生活を発展させ得るように思う。

おわりに

　この小論を書き始めた頃は，例のアメリカンジャーナルに載った倫理コードのことが強く印象づけられていたためか，集団精神療法はいわば衆人環視の中での出来事なのだから，個人精神療法に見られるような治療者と患者の性的関係などは心配するに当たらないなどと考えて，あれこれと文献を読み始めた。集団精神療法関係の雑誌に掲載された論文の中で，倫理を正面から扱ったものはきわめて少なく，この領域がまだ未開拓なことを知った。わが国の集団精神療法学会ないしは，研究者の今後の重要な課題の一つであろう。

　集団精神療法，グループの訓練の必要なことが叫ばれている中で，いろいろなグループ活動があちこちで持たれるようになっているらしいというのは人づてに聞いたり，あるいはそうしたグループに出席した結果精神病を発病して私たちのところに来る人が出てきているからである。これからこうした犠牲者が当然増えていくことが予想される。センシティビティ・グループとか，人間開発セミナーといった名前で行われているこうしたグループの体験者で発病しなかった人は，気分の昂揚を体験して，その昂揚を得たくてさらに参加するらしい。精神科のプロの中にも参加している人が少なくないらしい。こうした体験が有害無益とは決して思わないが，せめて犠牲者を出さない枠組みが必要に思う。そしてもし不幸にしてそういうことが起きたら，責任を持って医療につなげるような組織作りが必要である。

　集団精神療法やグループ・ワークのリーダーは，個人精神療法の治療者もそうだと思うのだが，ともすれば自らがカリスマを持っているとか，特別な能力があるという錯覚を持ちやすい立場に常におかれているように思う。それは患者が投影している幻に過ぎないのは分かり切ったことなのだが，時々その幻に振り回されてしまうことがある。そうしたことが起こらないためにも，しっかりした指導者についてスーパーバイズして貰うか，あるいはそれよりも良い治療者のグループに入ってグループを体験することが必要である。私自身，そうしたグループ体験が，自分の臨床的な能力のレベルを下げないように支えているように感じている。

エッセイ 「知ること」の周辺

　2001年の9月11日は多くの人にとって忘れられない日となった。
　あの事件が報道され，世界中がまだパニックから覚めていないとき，私がかれこれ15年前に治療したヨーロッパ出身の女性から電話がありアポイントメントを求めてきた。彼女は日本人研究者とヨーロッパにいるときに結婚した方で，知的な仕事に携わっており，当時40代初めであった。そもそも彼女が受診したのは，まったく偶然に縊死体の第一発見者になったことでパニックとなり，その後も不安症状がなかなか取れず，ともすればパニックになりやすかったからである。その時彼女を悩ませていた症状の一つに，"Fear of Flying" があった。その後約4年間，彼女の生い立ち，日本での家庭生活，日本とヨーロッパの文化などについて話し，彼女なりの洞察を得て終結となった。治療が終結してからも，年に一回位は，彼女の老いた父の健康が次第に損なわれていく心配，そして彼の死を巡っての不安などを話に来てはいたのだが，特に神経症が再発悪化することもなく経過していた。今回のアポイントメントはいつになく興奮した話し方で始められた。彼女の話はおおむね以下のようであった。夏休みをヨーロッパで過ごし，最後はイタリアに周り，帰国しようとしていた矢先に，今度の事件が起きてしまった。あの時は誰もがそうであったように，飛行機に乗ることがとても怖くなり，それが次第にパニックにまで発展しそうになってきた。パニックを防ぐために彼女はひたすら治療を受けていた頃のことを思い出そうとし，Fear of Flying について語ったときのことを考えたのだが，そのことはまったく思い出さなかった。そのかわり，当時治療に通っていた病院旧館の登り降りした石の階段や，薄暗い廊下，古い頑丈な長椅子，しんとした待合室の雰囲気などが次々に思い出され何ともいえない安心感に包まれた。治療者の顔は思い出されたが，治療の時間に語られた詳細についてはあまり思い出さなかったし，考えることもなかった。飛行機に乗ろうか乗るまいかの逡巡は何日か続いたのだが，パニックにもならずどうにか搭乗予約もでき，こうして無事帰国したのを報告したくてアポイントメントをとったというのである。
　治療の内容そのものが想起されずに，治療が行われた場所，その佇まいがしみ通るように想い出され，それが明らかに彼女の不安を抑え，パニックから守ったのだ

といえよう。
　そのことで連想したのは，私がもう30年も前に，グループで体験したことである。当時私はスコットランドで勉強を始めたばかりで，まだ英語（スコットランド語というべきか）に馴染んでおらず，日常の生活がやっと軌道に乗り始めたばかりで，スコットランドの厳しいまた美しい風土がやっと目に入る程度で，その文化の内容とか意味などは分かろうはずもなかったのである。私は入院病棟で院長のマックスウェル・ジョーンズ（Maxwell Jones）の指導を直接受けていたのだが，その病棟で毎日行われるコミュニティ・ミーティングで体験したことである。
　グループが始まってしばらくして，ある統合失調症の少年が低い声で，しかし感情のこもった話しぶりで何か彼にとっては大切なことを話し始め，とうとうすすり泣き始めるという場面があった。何十年もたった今日でも昨日のことのようにこのシーンを時折思い浮かべるのだが，私には話の内容はほとんど分からなかったことと，何かよく分からないのにひどく苦しかったことが思い出される。どのくらいの時間だったのだろうか。グループでの発言だからそんなに長くはなかったろうと思う。コンダクターだったマックス（マックスウェル・ジョーンズはこう誰からも呼ばれていた）がその少年に「君は今お母さんに対して罪悪感を感じているのだね」といったのである。
　なにが話されているのかをよく理解できていなかったのに，このマックスの一言は，私の心に染み渡り，何ともいえない安心感をもたらしたのである。私はもちろんguiltという言葉を知っていたし，自分でも罪悪感を感じているのだといったりしたこともあるのだが，あの少年の話を聞きながら体験した苦しさ，悲しさこそ私が罪悪感を彼とともに体験していたことだったとはっきり分かったのである。私の感情体験は，罪悪感という言葉を与えられて，その内容がさらに理解され，さらにそれが深められたと今でも考えている。これこそが私のグループ体験の原点であった。
　私が精神病院で体験した集団精神療法で，最初にグループに反応したのは二人の器質的脳障害と診断されていた人々で，少なくとも言語的なコミュニケーションはできないとされていた。一人は脳性麻痺で片麻痺もあり，間歇的に，周囲の状況と関わりなく（と理解されていた）大声を発し，どうなだめてもある時間が過ぎないと止まらなかった。もう一人は，堅く拳で握ったお箸をコップの中に立て，それをかき回すようにしながら，デイ・ルームを大声で唸りながら駆け回る発作を示すのであった。この人も間歇的に，周囲の状況と関わりなく回り，障害物や人にぶつかることなどお構

いなしだった。両者とも一種のてんかん発作と理解され，抗てんかん薬による治療が行われていたがまったく変化がなかった。病棟でグループを始めてしばらくたった頃ふと気がつくとこの二人の患者のこれまでのいわば病棟の日常行事とも思われていた症状が消えていたのである。この結果はどう考えても集団精神療法を始めたことによる病棟の変化以外に治療的要因として考えられるものはなかった。

ヤーロム（Yalom, I. D.）は集団精神療法における治療的要因の一つとして自分を知ることをあげ，その中でマズロー（Maslow, A. H.）の次の言葉を引用している。「精神障害は知的欠損病であり，知ることと行動は同義であり，私たちが完全に知れば適当な行動がそれに従う」。この場合の知るということの意味を上にあげた例において考えるならば，言葉を通して知ることだけではないことは明白である。そういえば思い出すのだが，9月11日のCNNの放送は飛行機のビルへの激突，その後のビルの決定的な崩壊をまったく音なしに映していた。言葉が混乱し，神によって崩壊せしめられたバベルの塔とは異なり，まったく言葉も音もない映像のあの怖さは，その後の解説入りの放送よりも，肺腑に直接ダメージを与えるようなものであった。

相田は「言葉に尽くせないあたたかさや安心感を与えられてはじめて人は己を語り，知る仕事に入れるように思う」という。私は知ることの重要性はその周辺にあるように感じる。言葉で知る前にあるいは同時に言葉以外の何かが染みこんでくる。一種サブリミナルな効果とでもいうべきことが起きるのだろう。グループでは特にそうした感じが強い。その人にとってまだ言葉のラベルのつけられていないたぐいの感情体験も，また言葉を介さない雰囲気の影響も，単に情緒，感情に分類することのできないプロセスが知るということの中の大きな部分を占めているように考えるのである。

II　治療共同体：理論と実践

治療共同体の成り立ち

治療共同体にまつわる神話

　"神話"というのはいかにも大仰ではある。神話でなければ，伝説といってもよいのだが，この内容を示唆する事の乏しい言葉に示されるような，一種のあいまいさ，危うさのようなものが，治療共同体という言葉にはついてまわる。わが国の治療共同体の実践者（後に触れるように，これを定義する事自体が，困難ではあるが）の中にも，"私の所のは，治療共同体の真似事です"，"私のは，治療共同体などとはいえません"とか，"そんな大それたものではありません"というのを聞くのも一再ではない。これまで，多くの病院を見学させていただいたが"私の所の治療共同体を見て下さい"と胸を張っていわれた方には，いまだかつてお目にかかってはいない。

　御本家と，わが国では目されている英国ではどうであろうか。私の知る限りでは，反応は大きく二つに分かれる。一つは，"私の所はこのような治療共同体です"というグループとわが国での大方の反応同様に，"私の所では，治療共同体のやり方をとり入れようとしています"とか，"治療共同体とはいえないかもしれませんが……"などと前置きをつけるグループである。最初のグループに属するのは，ATC（Association of Therapeutic Communities：治療共同体学会）のはじめからのメンバーで，治療共同体のパイオニアたちの属している病院とか，デイセンターなどの人々に限られているというのはいささか過言だろうか。多くの人々──現実に治療共同体の方法を勉強して，それに則って治療共同体を運営していこうとしている人々──は後者に属する場合が多い。もう一つ忘れてならないのはシナノン（Synanon：薬物依存症者たちを中心としたコミュニティ）は多くの，もともとの治療共同体側からの反対にもかかわらず，自分たちの方式を治療共同体とよび，活発な学会を持っている。

　これまで述べてきたのは，日本・英国の臨床家の中でも，どちらかというと，治療共同体の方法に好意というか，ある程度以上の親和性を持った人々についてのことで，そうでない人々は，治療共同体はどうも虫が好かない。反対に，

もう一つよくわからないなどといってその内容を検討しようともしないのは，日本も英国も変わらない．

　私は，これまで，かなり多くのいわば，治療共同体非親和的な人々とも話し合う機会を持ったが，彼らの主張も肯かれる点が多い．"名前ばかり仰々しくて，内容がない""ユートピア幻想だ""イディオロギッシュに過ぎる""集団で何かを強制して良くない""理論体系のような事をいいながら，理論的に不明解である""日本人には適さない""プライバシーはどうやって守られるのか"といった議論から"輸入概念だから気に入らない"という人までいろいろである．これらの意見のどの一つをとっても私の中にある"治療共同体"に対する私自身の批判とそれほどかけ離れているようにも思えないのである．

　さて，このような神話性，あるいはあいまいさはどこからきているのであるかについて考えてみる必要があろう．

　まず第一に，"治療共同体"という言葉の持つ一種独特の響きがその原因となってはいないだろうか？　もともとの言葉はメイン（Main, T. F.）によって創られたtherapeutic communityという言葉で，therapeuticというpromisingな言葉と，communityという具体的な一面を有しながら，community spiritといった表現からも感じられるような一種の明るいpositiveな雰囲気を感じさせる言葉が二つ結びついて，英語自体の響きも，理想的なものを感じさせる，あるいは，悪くいえば幻想を抱かせるように感じられる．

　これのほとんど直訳ともいえる治療共同体という言葉にも，そうした感じがつきまとうように思われる．治療的共同体という訳語もある．また治療協同体という人もいる．これは他の訳語に比して協同組合的な感じを与えてややユニークではある．

　第二は，この言葉自体の有つomnipotentさにあると思う．通例の精神病院という名称が（asylum, mental hospital），暗い，陰惨な感じを伴う事があるのに対して，治療共同体という言葉は一般の耳には，これこそが，治療的な場所なのだと説得的に響いただろう．拘束的な意味しかなかった20世紀初頭の精神病院関係者にとって，治療的である（therapeutic）というのは，何と美しく，頼もしく響いた事だろう．これまでとは異なった何かpositiveなものが，期待できるような気分をもたらす．しかし，そうだから一層醒めたる者，あるいは，これまでの数々の新治療法なるものに幻滅させられ続けてきている人々には，幻影としか映るまい．ちょうど50年代にガスクロマトグラフィの上に現われた統合失調症者の尿の"ピンクスポット"のように，淡く消え去るのが運命と最初から見定めた人も少なくなかろう．

　第三には，治療共同体に附随しているいくつかのスローガンが一役買っている

とはいえまいか。曰く平等主義（egalitarianism），曰く民主主義（democracy），曰く自由（freedom），曰くコミュナリズム（communalism），曰く……。

およそ現実の精神病院のあり方，院内の構造に対する逆説がそのまま皮肉にもスローガンとなっている。まして日本語に翻訳される事により，さらに抽象的なものに変貌してしまう。それはそれなりに魅惑的ではあるが，同時に実践者たちを困惑に追いこんでしまうだろう。

これまで述べてきた事情に加えて，治療共同体についての論文が一役も二役も買っている事を指摘したい。医学論文の形態をとりながら，平常の医学用語は用いられず，かといって精神分析的，精神病理学的な言語もあまり役に立たない。

一群の奇妙な，社会学，政治学からとってきたようにみえる言葉，face-to-face confrontation, open communication, living-learning, system, ……。これらの言葉についての定義は厳密さを欠き，誤解を招きやすいままに，縦横に用いられている。

さらに，もう少し内容にくいいった批判，たとえば，milieu therapy との相違点は，治療共同体はミーティングばかりで，等々については，かなりの議論がなされている。クラーク（Clark, D. H.）と親しく共同者でもあった精神分析医ザイトリン（Zeitlyn, B.）の批判がこのような点を明らかにしてくれる（Zeitlyn, 1967, 1975）。これに対して，カミング（Cumming, E.）の反論もある（Cumming, 1968）。またクラークが therapeutic community を"proper"（Clark, 1965）と"approach"に分けたのも，こうした批判に応えての事だと推察する。

こうして見てくると，治療共同体にほとんど内在的といえるいくつかの問題点が，治療共同体へと人々を誘いこみ，あるいは人をそれから遠ざけているかのごとくである。

このように，いつまでも神話にこだわっているわけにもいくまい。治療共同体は何よりも，実践の方法論なのだから。

治療共同体の発生から

治療共同体という言葉は，1946年にメインによって創られた事は周知の事実であるが，その言葉以前に治療共同体はなかったといえるか。テューク父子によるヨークのレトリートは治療共同体ではなかったのか。ある意味で，もっとも純粋な治療共同体であったという議論もある。これ以降の moral treatment の流れと，20世紀中半からの治療共同体現象との関わりは？　この問題も興味深いテーマであるが，ここではひとまずメイン以降の発展，すなわ

ち第二次大戦以降の治療共同体について追跡してみる。

　メインは，何といっているのか？　もう一人の創始者であるマックスウェル・ジョーンズ（Maxwell Jones）は？　この二人の仕事を発端から見ていく事が，あるいは，治療共同体の本質に迫る近道かもしれないと思うのである。

　そもそも，治療共同体という言葉が始めて用いられた論文は，アメリカのメニンガークリニックのブレティンに載ったものである。1945 年 4 月にヨーロッパ，イギリスを広汎に視察したメニンガー（Menninger, W.）を団長とするアメリカの精神科医の一団——その中にキュービー（Kubie, L.）らも含まれるのだが——が英国陸軍の精神医療のあり方に強い印象を受け，その業績に関する論文の執筆をハーグリーヴス（Hargreaves, R.）（後の WHO の精神衛生部門の長）を通じて依頼したのである。それに応じて，メイン，フークス（Foulkes, S. H.），ビオン（Bion, W. R.）らが，集団精神療法的接近をそれぞれの領域から述べたものである（Bion, 1946；Foulkes, 1946；Main, 1946）。

　メニンガー，キュービーを始めとするアメリカ陸軍の視察団を感銘させたものは何だったのか？

　1943 年の初めにビオンが，バーミンガムにあった Northfield の陸軍精神病院（800 床）に派遣された。そこでは，戦地から送り返されてきた，戦争神経症者の治療が行われていた。彼はその一部である訓練棟というところの責任者となり，100 人ほどの患者を治療した。病院のモラルは最低の状態で，患者は何の規律も希望もなく，ぶらぶらしており，無断離院，外泊の無断延期などは日常茶飯事であった。彼は，こうした問題の源を一人一人の病理に見いだそうとせずに，皆でこれを"共通の敵（common enemy）"として考えるという方法をとった。しかしこの実験はわずか 6 週間で終わりをつげた。というのは彼と彼の上官である職業軍人の間のいさかいが続くのを見た陸軍上層部が二人を別の場所に移してしまったからである。その後に来たのは，フークスであり，彼はその後 3 年間の間に，最後の一年はメインと共に，今日でいう治療共同体を創りあげたのである。彼らによって始められた治療共同体の特徴を，フークスとメインの著作に沿いながらまとめると（Foulkes, 1946, 1948；Main, 1946, 1983；Mare, 1983），

1) 病棟を一つのコミュニティと考え，そこでおきるいろいろな問題行動，人間関係の問題を，コミュニティの解決すべきものとした。
（これと，医師，看護師が問題を解決して患者を守る，あるいは治療するという態度と比較せよ）
2) いろいろな小グループ，大グループによる活動——農作業，園芸，新聞作り，食堂の清掃，等々を奨励し，治療者がやらせるのではなく，患者

たち自らが考え活動グループを作る事に重点を置いた。
（ここでは，患者職員の自由なやりとりがあり，協力，反目など種々の動きが起きたであろう）

3) メインのいう"Total Culture of Inquiry"（全体で，なぜこのような事が起きるかを考えようという文化）の設定。
（メインは，この事を治療共同体の中心的なものと考えている。病院全体に起きるすべての事を，全員で考え分かち合うという文化が，治療共同体であるという）

　彼らの精神科医としての背景は，精神分析医であり，陸軍病院という一種の限界状況の中で，病棟の中で起きる現象を，人間間に起きるダイナミックスと考えた事は，当時まったく独創的な事だったのだろう。台所から食糧が盗まれるというような事情から，病棟内の職員間の葛藤が見いだされ処理されたり，話し合いで皆が考える文化が成長すると無断外泊などの行動化が，罰を与える事なしに，少なくなるといった出来事は，現在私たちが精神病院で経験することと同じであろう。

　一方，therapeutic community ともっとも強く結びつけて考えられているマックスウェル・ジョーンズについて考えてみる。

　ジョーンズは，前に述べたメインらのノースフィールドの実験とほぼ時を同じくして，しかしまったく独立に，同じような方法論に到達している。

　彼はもともと生化学，内分泌学の成果で 20 代半ばで，ヘンダーソン (Henderson, D.) のもとで講師となっていたのであるが，奨学金を得て，アメリカへ渡りコロンビア大学などで，さらにその方面の研究を深めた。しかし，その時すでに，そのような生物学的な方法論をおし進めるには，精神科医では力不足だという印象を強く持ったようである (Jones, 1968b)。その後，モーズレイ病院でも同様の研究を続けていたが，第二次世界大戦が勃発し，それが彼の"救済"のきっかけとなった。その経過は，彼の最初の著書『Social Psychiatry』(Jones, 1952) に詳しく述べられている。この本は，彼が第二次大戦の戦中，戦後に関わった三つの病院について，どのように治療共同体が発展していったかについてのドキュメンタリーといえよう。実際のミーティングのやりとりの記録も豊富で草創期の治療共同体，集団精神療法の発展が手にとるようにわかる（その当時の問題は現在でも，中心的課題となり得るという点も含めて，興味をひく読物でもある）。

　ジョーンズが，モーズレイ病院の疎開先の一つであった Mill Hill にある"Effort Syndrome Unit"の責任者の一人として赴任したのは，1940 年である（もう一人の責任者は心臓内科医）。その後，彼が Director となる。effort syndrome というのは，neurocircuratory asthenia とも呼ばれ，労働や，運動をすることによって，めまい，呼吸促迫，はげしい動悸，心窩部痛などを訴えるが，身体病理のはっきりしない心身症で，このような症状で戦地から送り返されてきた人々約100人を6人のスタッフで治療したのである。彼は，はじめに，広汎な実験的研究を行い，これらの症状が，身体的な病気でなく，心因によるものである事をつきとめた。そしてその結果を，患者たちに講義したのである。ところが講義に対する反応はほとんどないのに患者同志の話し合いや，横のつながりが，治療的に働いている事に気づくのにそれほど時間はかからなかった，といっている。そこで，彼は毎日全員が（職員も含めて）集まり，自由に病棟で日常的に起きている事，残してきた家族について，再就職への道，などについて話し合うようにした。これがそもそもの始まりという事になる。この後，終戦後は，捕虜となって帰還した，精神的にも身体的にも傷つき疲れ果てた人々のリハビリテーションを Dartford で行い，これらの成果が認められ，1947年に現在ヘンダーソン病院とよばれている，治療共同体のメッカの一つの長となった。ここでは，就労しない"drifters"すなわち，性格神経症者や，いわゆる精神病質者とよばれていた人々のリハビリテーションを行った。

　この三つの病院での体験を通じて，彼は次の三つの点が重要と考えた。

　第一は，毎日行われる職員患者を含めてのミーティング——後にコミュニティ・ミーティングと呼ばれるようになった——で，そこでは，日常生活上の問題，病棟内の人間関係の問題がオープンに話し合われる。

　第二は，上に続けて，職員だけでそのミーティングに何が起こったのかを話し合うレビューである。

　そして第三は，彼の好きな言葉 living-learning といわれ，また face-to-face confrontation ともいわれる臨時の小ミーティングである。ここでは，一日中いつでも，何か人間関係の問題が起きるとその問題に関わりのある人々全員が集まって，徹底的に話し合うのである。

　この三つの柱が，ジョーンズのいわば，治療共同体レセピーである。

　後に，ヘンダーソン病院では，いろいろな種類の豊富な研究資金を与えられ，行動科学，文化人類学，社会学の専門学者による共同研究が行われており，その成果の最大のものが有名なラパポート（Rapaport, R. N.）らによる Community as Doctor（Jones, 1959）である。この研究は始めて，治療共同体の特色を記述的に明らかにし，その効用と限界について比較的客観的に評価している。

　ラパポートは，その中で，治療のテーマとして，

1) Democratization（民主化）

2) Permissiveness（許容性）
3) Communalism（コミュナリズム）
4) Reality Confrontation（現実的な検討はつき上げ）

の4つを挙げている。1)の民主化について，すべての患者・職員に平等に発言する権利を認めており，治療上，またその他の管理上の決定に患者が参加する事を述べている。これは基本的には，患者同志の治療者としての可能性を追求するのが主眼と考えられ，当時のスタッフの間でも，治療者側の責任，権威の必要性が発言されている。2)の許容性は，いわゆる delinquent（後に sociopath とジョーンズによって命名された）たちは，彼らの内的な葛藤を行動化し，それが社会的制約に反する行為であるため拒絶ないしは，罰をうける事を繰り返して来た人々である。それゆえ，一層行動化の意味を探るためには，行動化を罰の対象としない事から始める事が必須条件であったのは，首肯できる事である。この事と4)の現実のつきあげ，が組になっている事にむしろ注目すべきであろう。こうした人々にある程度依存の許される家庭を与える事（communalism）が必要だったろう事は容易に想像できよう。

　これらのテーマは，スローガンではなかったが，次第にスローガン化され，先に述べた三つのレセピーに先行するようになったのは，第一節で触れた通りである。もう一つの注目点は，1952年，1959年の著書にはコンセンサスによる決定という概念が出てきて来ていないこと。さらに当然といえば当然の事だが，患者の家族，友人，外のコミュニティの人間関係（すなわち social resources）が早くから注目されている点であろう。

　コンセンサス（全員一致）による決定というテーマは，今日では中心的なテーマの一つとみなされているが，socio-path を対象としたコミュニティでは重要課題とみなされず，むしろ peer-group sunction が重視されているのは興味深い。つまり，精神病者の場合と異なり一緒に何かをする事（作業，レクなど）を治療の過程として見ているのではなく，悪くいえば，放っておいても日常生活の中で，始終問題を起こす人々が相手でそれに対処していくのに追われているというのが背景だっただろう。問題行動の量も質も大変なものだったらしい事は，時折，ジョーンズからきかされたが，一度などは，体育館の片隅で性行為にふけっている二人を上から肩をつついて止めようとしたところ，彼自身"あっちへ行け"と追い払われてしまったとの事である。後のコンフロンテーションがどうなったかは聞いたのかもしれないが覚えていない。

　このような状況と，1962年に院長となったディングルトン病院のようないわゆる精神病院とはまるで様子が異なっていたろう。

　ディングルトン病院[注1]は，1949年以来，ベル（Bell, G. M.）によって，世界

最初の全開放病院であったが，ジョーンズはここで精神病者に対して初めてこれまでに発展させてきた治療共同体レセピーを用いることになる。その成果は主として二冊の本にまとめられている。『Beyond the Therapeutic Cmmunity』(Jones, 1968a) と『The Process of change』(Jones, 1982) である。前者は，ディングルトン病院での仕事の理論的概念化，特に地域のコミュニティとの関係を治療的可能性に組み入れていく過程が新しい点で，保守的なスコットランドの田舎の家庭医たちとのチームプレイの必要性を述べている。後者は，理論化の背景となる日常の推移をさらけ出した記録で，当時の関与者にとっては痛々しい，またそうでない人には，わかりにくいアネクドートに満ちている。ディングルトン病院での特徴は，先に述べた外のコミュニティとの関係の開発とこれまでより一層スタッフ間の葛藤に目がむけられている点であろう。それまでの病院では，次から次へと起こる出来事に，confrontation などで対応していくのに忙しかったのが，それに比べればむしろ静穏ともいえる場所で，彼自身が始終事を起こそうとしていたかのようにさえ見える（静穏という言葉は，一般に用いられる意味ではなく，ジョーンズにとって，と解していただきたい。なぜなら，私の見たディングルトン病院は世界中でもっとも活発で静穏でない病院の一つなのだから）。しかし，ここでほぼ完成された，病院外のコミュニティでの治療は，世界のコミュニティ・ケアにモデルを示しリードした。また現在も当時ほどの熱気はないが，堅実な実践を維持している。その理由は，いくつか考えられるが，

1) 英国の医療システム，すなわち家庭医中心の医療が国営で行われている事，また，地域の唯一の精神病院として長い伝統を持っている。この条件が大切だった事は，アメリカの地域精神医療の事情と比べれば，その差は明白である。
2) 地方にあり，比較的外部（たとえばロンドンなどのように）との交流・移動が少ない事

が挙げられよう。

少し横道に入ったようだが，これらの発展のほかには，新たに治療共同体理論，あるいはレセピーに加えられたもので注目すべきものは見当たらない。参考までに，ジョーンズの著作の中では，1968年に出版されたスタンフォードに

注1) ディングルトン病院における治療共同体の紹介を中心とした論文として次の二つを参考にしていただければ幸いである。

鈴木純一（1971）病院運営の組織構造—英国における therapeutic community の運営．病院，30(9)：64.

鈴木純一（1975）治療共同体．（荻野恒一他編）現代人の病理5所収．誠信書房．

おける 1959〜60 年の講義録をまとめたもの (Jones, 1968b) がもっとも明快で，読みやすい。その後の著作にあることは，基本的に網羅しているといえよう。

一体治療共同体とは何か

ここまで見てくると，メインの考え方や，ジョーンズの考え方，実践のあり方に，共通点もあり相違もある事に気づく。しばらくはメインとジョーンズの比較という文脈で考えてみよう。ここで，断わっておかねばならないのは，筆者が，ジョーンズを個人的によく識っており，彼が朝早く起きて仕事を始めることや，ラグビーを毎週観に行く事とかも含めて，彼が目前にいるかのように思い浮かべる事ができるのとは異なり，メインは，会った事もあるにはあるが，遠い人という実感を否めない。

メインもジョーンズもスコットランドの生まれ。スコットランド人にしては，長身痩躯といえる。二人とも若くして枢要の地位についた。ジョーンズは，あちこちを渡り歩いて，内外にその名が喧伝されたが，メインは，終戦後 30 年以上も，ロンドンのカッセル病院の院長として働き，すでに隠退している。ジョーンズは何冊かの著書を含め，数えきれないほど論文を書いているが，メインには著書は（私の知る限り）なく，論文も数少ない。だが，メインの論文は常に重視され，古典となっている[注2]。この小論に引用する論文は代表的なもので，このほかにもあるが，少ない。ジョーンズは，カーステアーズ (Carstairs, M.) も評する通り根っからの democrat (Jones, 1968b) であり，また rebel でもある。メインは，イギリス人風の皮肉屋で，特に権威主義とも，平等主義とも標榜しない。

このような個人的背景はともかく，彼らの仕事が，陸軍の病院で戦時中に始められた事，また，戦争神経症ないしは性格神経症者，心気症者，心身症者などいわゆる神経症圏の人々を対象としたことは注意に値しよう。この小論を書くために治療共同体関係の論文を読み直して気づいたのだが，ジョーンズは，精神病者の反応がこれまでの神経症者の反応と異なり，彼らの作り出す澱んで動かない文化のようなものに辟易したかのようである。以後彼の興味は社会構造，決定のための機関，危機介入などにより強くひかれていった。また，職員間の葛藤に，病院の外の家庭医との交渉に多くのエネルギーを注いだように思う。

注2) たとえば，Main, T. F. (1957) The Ailment. Brithsh Journal of Medical Psychology, 30(3); 129-45.

一方メインはカッセル病院の院長として精神分析を用い，また家族を治療にひきこむという独創的な仕事と，psycho-social nurcing（社会心理的看護）を発展させた。

さて，ジョーンズとメインらのいう治療共同体についてこれまで見てきたごとく多くの共通点相違点を認めた上で，考えてみなければならない。

まず第一に，病院でも，デイ・ケアでも，患者，職員すべての集団を一つのコミュニティと考える。つまり，一つのダイナミックな有機体と考え，そこでおきる事のすべてについて，皆で考えるという事。

また，そのコミュニティにはいろいろな活動がある。仕事もあれば，サイコドラマとか，絵とか，新聞作りといった創造的な活動もある。

そして，コミュニティの中で起こるいろいろな人間関係上の，あるいはそれ以外の問題を，すべてコミュニティ全体の問題として考え，分析する。ビオンの"共通の敵"，メインの"total culture of inquiry"，ジョーンズの"living learning"も，ほぼ同じ事を異なった側面からいっているように思う。

この考えの背景として，もちろん，各自の（治療者，患者を含めて）神経症のパターンが，コミュニティの中で繰り返され，それを洞察することができれば，現実の生活に戻った際に，そのパターンを繰り返さないだろうという理解がある。

こうした基本的な考え方が治療共同体の中心であって，私見では，"平等主義"とか，"民主主義"などのスローガンは，ingredients ではあるが，それがあれば治療共同体といえるものではなさそうである。これらは，規律の厳しい陸軍病院（日本の精神病院でも同様といえようが）の anti-culture としての有効性もあったように思われる。

ingredients の後に recipe についても述べなければならない。だがすでに紙数が尽きてしまった。これまで，数多くの治療共同体は，それぞれのレセピーを創造してきた。レセピーは，その属する文化，状況によって，創造的に案出されるべきものであろう。日本の精神医療に共通性を持ったレセピーを創るのが私たちの楽しみである。

私の治療共同体体験
——治療共同体とグループ・アナリシス——

はじめに

　北西憲二先生に今回の講演を依頼されたのですが，特別講演は，これまでの習慣では年をとっている人か，学会に直接関係してこなかった先生方にお願いするものと思っていました。ですから私もいよいよそうしたカテゴリーに入れられてしまったのかといささか被害妄想的になりました。しかし講演をするように依頼されたことを大変名誉にも思います。北西先生に与えられた題は「治療共同体からグループ・アナリシス」ですが，本大会のテーマ「集団精神療法の実践，教育，訓練」に沿いつつ，私自身がどういう訓練教育をうけ，本学会に至るまでの発達史のようなことを，「治療共同体とグループ・アナリシス」という題でお話ししたいと思います。札幌大会の雑誌が届いたばかりということもあり，あのグループ体験の余韻を消さぬように，この学会のこれからの活発な討論につながるようにお話しできたらと思います。

　またパワーポイントについては，札幌大会のコメントにもあったように，内容が薄くなり，フロアとの交流がなくならないように，与えられました一時間の中で，交流を進めていければと考えます。

私とグループの関わりの始まり

　さて今日のお話は，私がこれまでグループと，集団精神療法とどう関わってきたかということになります。このことについては以前帯広の学会で少しふれたことがありますが，中久喜雅文先生がアメリカ留学から帰ってこられて，東京大学の病棟で巻き起こした旋風との関わり抜きには語ることはできません。確かに私もこの旋風に巻き込まれそこから刺激を受け，また多くのことを学ばせていただきました。しかしそれだけではなく，当時の私たちを取り巻く状況の影響も大きかった。大学紛争，世界中の大学などで起きていた反体制的な運動，ベトナムの戦争などは，私たちの間でも日常的に話題にならなかったこと

はありませんでしたし，社会と自分というテーマを強く意識した時代でもありました。そうした私を取り巻く沸騰しているような状況の中で，私が精神医学を学びながら何をどう学びたいかと考えたのも，またその中で精神病院をどうやってよくしていくかと考えるようになったのは，特別なことではなかったと思います。

　大学で初期研修を一応終えた私たち新人の精神科医は，臺弘教授の大学は研究教育だけではなく治療の場でもあるという宣言もあって，治療ということに目を向けることができたのは幸いでした。秋学期から病棟医長として赴任された中久喜先生が台風の眼になられました。病棟では毎朝コミュニティ・ミーティングがG-グループ（当時病棟は3つにグループ分けされていたうちの一つ）の全患者と職員を対象として開かれました。これは誰にとっても新しい体験で，これだけでも旋風が巻き起こっても不思議がないことでした。当然心理的な抵抗も起きました。そしてそれが病棟内外の政治的な状況とも絡まってさらに大きなうねりを創り出したのでした。そんな中で大学医局，コミュニティ・ミーティング，G-グループ，精医連（これには私は直接属さなかった）などいくつかのグループがいつも活発で，相互に葛藤的であったように思います。そうした状況の中で，私は集団の中にいることの苦しさ，集団の中にいないと生き延びられないという怖さを毎日味わっていました。親切な先輩や，親しい同僚に囲まれていながらどうしてあれほど苦しかったのか今になっても不思議で，集団との関係故の苦しさとしかいいようがないのです。そんな中で，当時毎日のように開かれていた医局会議からできるだけ逃げだし，夕方から図書館にこもることが何よりの楽しみになりました。そのうちメルクのマニュアルを引いて文献を探し当てることができるようになり，BJPや，JAMA，Lancetなどの論文を手当たり次第に読むことになりました。

マックスウェル・ジョーンズとの出会い

　その頃まったくの偶然からマックスウェル・ジョーンズ（Jones, M. S.）の書いたコミュニティ・ミーティングにおけるナースの積極的な関わりの可能性についての論文に出会ったのです。これが私の真の意味での治療共同体との出会いだったといえましょう。真の意味というのはもちろん東大での体験を否定していうのではなくて，私が主体的に体験したという意味ととっていただきたいと思います。

　本来ならば，グループ・アナリシスを始めたフークス（Foulks, S. H.）が1898年に生まれ1975年に亡くなった方で，マックスウェル・ジョーンズは

1907～1990年の人ですからグループ・アナリシスの方を先に話さなければならないのでしょうが，私が体験した順にお話することにしたいと思います。いずれにしても治療共同体ということから考えますと，フークスもマックスウェル・ジョーンズも，またトム・メイン（Main, T. F.）もビオン（Bion, W. R.）も同時代の人々で，いずれも英国陸軍の病院で一緒にあるいは独立に治療共同体の方法に辿り着いたのです。

私のディングルトン病院体験

　私は誠に幸運にもマックスウェル・ジョーンズに招かれてディングルトン病院に行くことができました。当時私はディングルトンがどこにあって，どのようなところなのかというイメージをまったく持っていませんでした。また治療共同体というのはどのようなところかについても無知であったとしかいいようがありません。また当時は現在あるような旅行案内も少なく，スコットランドのメルローズなどという所についての案内などはどこを探しても見つけることはできませんでした。英国へ着けばどうにかなると思っていたのですが，ヒースローでもエディンバラ空港でも誰も知らないのでがっかりしたものです。日本人でそれまでにディングルトンを訪れたのは，私の知る限りでは加藤正明先生と，西園昌久先生のお二人だけです。加藤先生はディングルトンの治療的共同社会という訳語で印象を書いておられますし，西園先生は九州で開かれた第6回日本集団精神療法学会の会長講演（1988年）でディングルトンの体験が先生の臨床を根底から揺さぶったようなことを語られていたのを記憶しております。

　ディングルトンはメルローズというスコットランドとイングランドの国境，ザ・ボーダーズと呼ばれているところにある小さな村の小高い丘の上にあります。近くをトゥイード川が静かに流れており，メルローズアビーの遺跡があります。メルローズに辿り着いたのも私にとっては一大冒険譚になるのですが，それはここではおくことにして，心細い思いを抱いてやっと着いたそのメルローズという田舎の駅にマックス（と皆に呼ばれていることを後になって知るのですが）が一人で迎えにきてくれたのを忘れることはできません。スコッチミストと呼ばれる霧の中に，靴がまず見え，長い脚がだんだんと下から上へとのびて，近づいてきたのでした。マックスは背の高い人で，190cmはあったでしょう。そのとき彼は57, 8歳ですから今の私よりもずっと若かったのです。ちなみに私は29歳でした。

　簡単な挨拶をすませると，彼は私の二つの大きなスーツケースを軽々と持ち

上げ、「遠くから来たのにこれだけしか荷物はないのか、よほど旅慣れているね」と彼の車の方へ案内してくれました。それから、スコッツビュウと呼ばれる丘の上へ案内して、「ここがサー・ウォルター・スコット（Scott, W.）がロンドンからの帰りに必ず馬車を止めて愛でた景色なんだよ」と示してくれた景色は、私の頭の中で描いていた、柔らかい光線の中に、なだらかな丘と透明な流れのある英国の美しい景色そのものでした。その後アンティークショップなるものに連れて行かれましたが、がらくたのようなものが並んでいるだけで、それが高価な骨董品を扱ういわゆるアンティーク店と分かったのは20年もたってからでした。

　彼にとってのグループの原体験はラグビーをやっていて体験したことが重要であったといっていましたが、彼自身オール・スコットランドチームのキャプテンをつとめました。その時は分かりませんでしたが、このことは日本でいったら野球の長嶋のような存在だったようです。

最初のグループ体験

　それからディングルトンの門を入り案内されたのが、後でだんだんに分かるのですが、長期在院の患者たちの病棟でした。病棟はすべて近隣を流れている川の名前がついていました。トゥイード、ヤーロウ、ティーヴィオット、など響きも第一病棟とか男子閉鎖病棟などと比べて、何かほっとするまた住んでいる場所を身近に感じさせるような親しみ深いものでした。

　病棟の大きなデイ・ルームにはすでに大勢集まっていました。百人を超えた男女で、誰がスタッフで誰が患者かまったく区別のつかない服装で、おのおの日常生活の流れの中にあり、女性たちは編み物や繕い物をしながらの参加で、そこには格式張った治療の場によくあるような緊張は感じられませんでした。グループが始まると私がはるばるシベリア鉄道で日本から来た、とマックスが紹介しました。グループは私の来ることはすでに知っていたらしく、ある女性がシベリア鉄道は何日かかったのかという質問をされたことを覚えています。私はシベリア鉄道で来たわけではなかったので、マックスの紹介に反対することになってしまうようで少しとまどったのでしょう。そのせいでかえってムキになってその頃一番安価にこられるルートであった横浜港から船でナホトカへ、そこから汽車でハバロフスク、さらにプロペラジェットでモスクワ、さらにショパン号という汽車でウィーン……と長々と説明したものでした。今考えてみればどうということのないことなのですが、当時の私にとっては大変な頑張りだったのです。

グループ全体の雰囲気は暖かく，静かで柔らかいものでした。私は全身で歓迎されていると感じました。45分続いたグループは私のことばかりではもちろんなく，いろいろなことが話し合われ，情報が交換されました。しかし話されていた言語は二，三の人をのぞいて皆スコットランド語，しかも英国との国境近くの地方の方言でした。私にはほとんど分かりませんでした。言語的に理解できず，グループを体全体で感じていたせいもあったのかもしれませんが，あの何ともいい難い優しい，受け入れられる雰囲気が未だに懐かしく思い出されるのです。

　グループが終わるとすぐレビューでした。マックスは私が「日本人であるのにグループが歓迎したので安心した」とレビューでいいました。私はそういわれるまで，病院のある地域が，第二次世界大戦時に東南アジアで日本人と戦った英国軍の主要な兵隊を送り出し，多くの戦死者を出したところだと知りませんでした。ですから歓迎されているという実感を体で感じ，それが滲みていった体験を一層今日でもありがたく思い起こします。レビューはその体験の一部の意味を説き明かしてくれたのですが，私の心に残っているのはあの心地よさです。グループ体験がこのような快いものであったことは私にとってその後のグループ，ディングルトンの生活を支える何ものにもまして大切な源になりました。

　その後もこのような心地良い体験ばかりが続いた訳ではありません。次の週のS. S. C.と呼ばれる毎朝9時から45分間の上級職員によるミーティングで，マックスに"How is your accommodation?"と聞かれ，accommodationという言葉を知らず立ち往生しました。これはマックスが私の住居のことを親切にも尋ねてくれたわけです。私の住居は病院の玄関の真上にある元メイトロン（総婦長）の宿舎，真っ赤な厚い絨毯，バラの模様のソファーなどヴィクトリア朝風に家具が整えられたフラットで，文句のいいようのない住まいだったのですから，深甚なお礼を申し述べなければならないところだったのです。この他にも医学用語でない日常に使われている言葉や，ラグビー，サッカー，クリケットの用語，有名選手の名など誰でもが会話の中に用いる言葉が分からないつらさをかなりの期間にわたって体験し惨めな思いをしました。

　それだけではありません。マックスは私の名――ジュンイチという――を発音するのが難しいから，英語の名前にしたらどうか，彼自身も本当はマックスウェル・ショウ・ジョーンズというのだが，皆マックスとよんでいる。チャールスはチャーリーとよばれているというんです。私は何か強い侵襲が私の体に起きているように感じました。そしてジュンイチと発音するのは慣れればそれほど難しくないと何度も発音して見せ，彼にも練習するようにいいました。こ

れは20人以上の大グループの前でやるわけですから私は必死でした。必死というのは大げさに聞こえるかもしれませんが、大先生であるマックスに逆らうこと自体私にとっては大変なチャレンジでしたし、自分の名という同一性を守るということも大切でしたし、また人前でマックスと激しくやり合うということは考えられないことでした。しかしこうしたやりとりが——後にコンフロンテーションというものと分かるのです——それを見ていたグループに評価され、その後のほかの人たちとのチームワークに役立つようになりました。

　グループ体験の一部として、少し強引かもしれませんが文化的な違いの体験とでもいえるようなことについても少し触れなければなりません。このことも話し始めたらきりがないので、ほんの一、二例に止めようと思います。たとえば、ティーです。夕方5時〜6時頃になると病院の食堂ではティーが出ます。着いたばかりの頃は少し時間が遅いなとは思いましたが、いわゆるお茶というつもりでいました。食パンやスコーンにママレード、それに大きなポットに入ったお茶でした。とても美味しくいただきましたが、7時頃になると夕食が出るはずだと思いこんでいましたから、余りたくさん食べずに夕食（ディナー）を心待ちにしておりました。しかし、いつになっても食堂が明るくなりません。時間を調べてもディナーの時間はどこにも掲示がありません。ブレックファストとランチそれにティーの時間は書いてあるのです。つまりティーは夕食だったのです。

　もう一つの例は、道で男性にすれ違うと、"モーニング"などと口の中でもぐもぐといいながら首を傾けあごを突き上げるのです。これはどう考えても攻撃性か敵意の表現としか受けとれませんでした。しかし実はこれが好意を含んだ挨拶だったのです。これが分かるまではずいぶん不快な、また怖い思いをしたものでした。

ディングルトン病院

　ディングルトン病院は古くからある精神病院で、1947年には全世界に先駈けて病院を全開放していた病院ですが、近隣のコミュニティからは精神病院としてのスティグマを持ってみられていたでしょう。しかし事務長は村のオペラティック・ソサイエティの需要なメンバーとして、またその奥さんはゴルフクラブの世話役としての役割を果たし評判の良い人たちでした。しかし何といっても412人の患者とそのお世話をするスタッフという人口を抱えているわけですから、村の経済生活を支える重要な部分として受け入れられていたことは間違いありません。

　さて私の実際の仕事の話をしましょう。ディングルトン病院は412床の全開

放の単科精神病院です。約25万の人口，東西南北に約70マイルの広がりを持った地域の唯一の国立病院です。ですから当然救急入院，いわゆる処遇困難な患者たちも入院するわけです。その当時この地域には私立の精神病院はありませんでした。全開放というのは文字通り鍵のかかる部屋は一つもないということで，ディングルトン病院の後に勤めたフルボーン病院も同じで，いわゆる保護室は一つもありませんでした。後に日本から精神科医たちが見学に来るのを案内しましたが，中には保護室がどこかに隠されているに違いないと思いこんでいて，ないといってもずいぶんしつこく見せてくれと要求されたことがあります。私は男女混合の40床の入院病棟担当医となり，マックスがスーパーバイザーとなりました。病院の構造が私のいた2年間に，地域を4つのチームで担当する仕組みになり，さらにコミュニティ・ケアが洗練され，私がケンブリッジに移る頃にはたったの7床に減り，病棟はマックスの住んでいたところに移ったのです。

初めてのコンフロンテーション

　私は先に述べたように病院の玄関の上にあるメイトロンとよばれる総婦長の宿舎（フラット）に住んでいましたから，病棟に出かけることは容易で，長時間病棟で患者と話をして過ごすのが日課でした。日本での臨床のあり方も，診察室で話をするよりはデイ・ルームで話をすることが多かったですから，ディングルトン病院でも同じようにしました。患者の名前を覚え，チャートを読んでヒストリーを覚えることから始まって，いろいろな話をしたように思います。患者たちの中には日本人であることに興味を持って，いろいろ聞いてきた人もありますし，ほとんどその内容は忘れましたが長時間病棟にいることは苦痛ではなく楽しみでありました。ところが，病棟のスタッフのミーティングで，ある看護師がなぜ家に帰らずに病棟にいるのかと聞いてきました。私は患者を観察するために話をしているのだと答えました。その日のうちに，病棟から連絡があり，コンフロンテーションがある。マックスが objective person として入るというのです。初めての正式な意味でのコンフロンテーションでした。内容は私が病棟に長時間いて患者と話しているということについてナースたちがどう感じているか問うことです。そのやりとりの中で私が"my patients"という言葉を用いることも指摘されました。患者たちはチームでお世話するのであって，"私"の患者ではないというのです。私は私が主治医だから私の患者といって何が悪いというつもりでした。またナースを信頼していないのではないかと聞かれました。私はその通りと答えました。このやりとりから，私がチー

ムと働くということの意味を理解していないことは明らかになったのですが，とにかく好きにやらせてみようということになりました。こう書いてしまうと何ともなく静かなグループのように思うかもしれませんが，私にとっては驚天動地の出来事でした。第一，病棟のナース全員に病棟関係のソーシャルワーカー，作業療法士，などに加えてマックスがいるところで非難（そういう風に感じました）されるのですから，防衛的にならざるを得ません。しかし悲しいかな言葉で煙幕を張るだけの技能がありません。ですから直接的にぶつけられる質問にまったく直接的に答えざる得ない訳です。私はナースを信頼していないなどとは考えたことはありませんでしたが，話し合いの最中にそういうことだったのかと日本の大学病院での以前のナース体験も含めて自分の行動が腑に落ちました。ナースたちも歯に衣を着せず，随分ひどいことをいいましたし，私もはっきりと感じたままをいいました。それでもボイコット運動などは起きずに，私の行動を見ていてくれたのです。

　それからしばらくの間は，文字通り病棟に泊まり込んで患者と話し込んだり，具合の悪い患者の話を聞いたり，薬を飲ませたり，夜勤のナースの手伝いをしてお役に立ったこともあって，少しずつ私も彼女たちのことが分かるようになりましたし，私のことにも興味を持ってくれるようになりました。

　このコンフロンテーションから学んだことは多くありました。まず第一に，チームで働くことの意味すら分からない私をそのまま受け入れて，理論的な説得や説教をせずにとりあえず体験させてみるという態度。実際病棟に泊まってみて初めて夜勤のナースがどんな仕事をしているか，患者とどう関わっているか，昼間の患者の態度と夜の患者は異なった顔をみせること，ナースは昼の雑務から解放されて，じっくりと患者の話に耳を傾けているなど昼間と異なった非常に重要な役割を果たしているのを目の当たりにできたこと。このコンフロンテーションを体験して初めて，チームワーク，治療共同体という名前は聞いていても実際には良く分からなかったことが実体験をとおして少しずつ身に染みていくように感じました。

　コンフロンテーションで重要なことは，当事者たちが理屈をいって自分の立場を守ろうとするのではなく，自分の行動が引き起こしている現象とその与える影響，意味を理解しようという気持ちがなければ成立しません。帰国してからコンフロンテーションでは苦労しましたが，互いに分かりたいという気持ちがあると学ぶことは大変多いが，立場の弁解だけでは時間の無駄という感想を持っています。

　さらに，マックスがこの場合そうであったように，客観的な立場の人が必要ということです。この人は必ずしも行司や裁判官の役を果たすのではなくコン

フロンテーションの場に安心感，安定感を供給し，話し合いの流れを何かが学べるようにすることでしょう。つまりコンフロンテーションのグループのコンダクターになることです。

　もう一つ大切なことはその場の雰囲気がたとえ攻撃的な言葉が飛び交っても，分かり合えるという結末があるのだという安心感を与えてくれることです。マックスもコンフロンテーションについて別の言葉を用い"痛みを伴うコミュニケーション"（painful communication）というくらいです。痛みは伴うのです。しかしそこから豊かに学ぶことができるのです。

　このコンフロンテーションはもちろん患者の治療にも縦横に用いられます。私が直接関与したことからでも，記憶に残るコンフロンテーションがいくつもあります。ある20代の男性の統合失調症の患者が興奮して病棟を飛び出したのを，私はほとんど反射的に追いかけ途中で追いついたのは良かったのですが，こちらが話しかけたりする前にそこにあった鉄枠でできているとても重いベンチを持ち上げこちらに向かって投げつけようとされた経験，病院の玄関前でこれも若い患者にいきなりナイフを突きつけられた経験など，今考えても恐ろしい体験もあります。そんな時でもこれらの患者は取り押さえられて注射されたり，保護室へ入れられたりしませんでした。

　こういう行動に及んだのはなぜか，どういう気持ちでいるか，などと出来事の内容，患者本人の気持ちの動き，そこから何が学べるかということについて徹底的に話し合うことが重要と考えられていました。"暴れている患者"という考え方や見方をせずにそうした行動を起こした原因は何か，その患者の心の中で何が起きているかという考え方，ものの見方が徹底的に要求されるのです。

　マックスはlearningという言葉を好んで使いました。この学習は病院の内部の出来事に留まらず，周囲のコミュニティの中で何が学べるかということに進展しました。GP（家庭医）に働きかけ，その関係を通して地域の精神保健を中心とした医療のあり方にまで目を配り，さらにThe Border Forum（スコットランド国境地域の討論会）というコミュニティの人々との大グループを定期的に開き，地域の学校の問題，老人の援助の問題など，今日の私たちが困難を感じている問題を話し合い，そこから何が学べるかを進めました。約まるところこれは病気の治療ではなく，日常生活の中で起きる葛藤，ストレスから何かを学び成熟するという過程といえると思います。1960年代後半のディングルトン病院のコミュニティ・ケアの始まりです。

　こうした体験を通して，私の中で大きな変化が起きました。頭の中で考えてできたというのではなく，ディングルトン病院での生活の体験が，別の言葉を用いれば，治療共同体体験を積み重ねるうちに私の体にそれが染みいって，そ

の結果パラダイムシフトが起きたのです。私はもはやグループに合わせる必要がなくなり，治療を患者に授けるのではなく，患者とともに自分について学ぶ，私がどう考えるかをしっかり意識することの大切さを学びました。数年後に私がケンブリッジに移り住んだ時に出会った元患者で，戦中にマックスのグループを体験した人がマックスについて，"君はどう考えるか"と尋ねられ非常な感銘を受けたと話してくれた人がいます。"私がどう考えるか"が大切なことがグループの中で体験されれば，グループが苦しくなったり，グループに圧迫されたりしなくなると思うのです。

グループ・アナリシス

　さて余り時間がなくなってしまったので，グループ・アナリシスについてお話を進めたいと思います。グループ・アナリシスを始めたフークスという人はフランクフルト学派の人で，分析医として活躍していたのですがナチスの台頭で英国に第二次世界大戦直前に移民したのです。彼はグループで自分の精神分析を受けている患者の体験が共有されたらどんなに良いだろうと考えて，小グループを始めたといいます。グループ・アナリシスの特徴は小グループ（8人程度）であること，グループ体験を訓練の一部として重視していることであり，また治療者をリーダーでなくコンダクターと位置づけていることといえるでしょう。

　フークスは1967年1月に世界のグループ・セラピストたちに手紙を書き，相互理解を含める手がかりをつかもうと考え，通信による雑誌『Group Analysis』を発刊し，それが2006年現在機関誌として世界中に頒布され vol. 39になっています。グループ・アナリシスはヨーロッパ各地にインスティテュートを持ち，研究教育のセンターとして発展したということは皆さんご存知でしょう。私との個人的な関わりはディングルトン病院ほどではありませんが，1986年以来フルメンバーとして，ワークショップにメンバーとして参加したり，講演をする機会を与えられたりしてきました。その時は日本人のグループはかなり初期からなじんでしまうという話をしました。その席にいたステュワート・ホワイトリーが商船隊がサザンプトン港から，ジブラルタルを経，スエズを通ってインドの港を目指す時，船員がグループとして機能し，船が順調に動き始めたと感じるのは，スエズを超えたときで，2週間（？）はかかるといっていたのを思い出します。しかし何よりも私にとって大切なのは，グループ・アナリシスというグループに参加して多くの友人先輩に恵まれたことです。

私の中の治療共同体とグループ・アナリシス

　さてグループ・アナリシスと治療共同体は私の中では渾然一体となって機能しているといって良いと思います。

　グループ・アナリシスの訓練を受けグループの体験を重ね，そこで得たグループ理解の方法を与えられて臨床の場で応用するとそこには治療共同体が展開するという風に考えています。

　グループの理論はグループ・アナリシスに限りません。何か一つの理論を習得することは大事だと思いますが，それよりも大切なのは，実践を重ねて，その中で自分の理論を創り出すことです。既成の理論を当てはめ，理論通りにグループが展開するといって喜んでいては仕方がありません。

　どんな人でもその人が考えることには意味があって，大切にしなければならないという考えでグループの中に居続けること。集団は必要悪と喝破した人がありますが，集団の中で生き延びることは容易でないという理解が生まれた時にグループを体験することが楽にできるようになると思います。

　最後に，グループのゴールは何でしょうか。あえていうとすれば，グループを離れて寂しさを乗り越えることではないでしょうか。

　この学会が多くの人々に良い，温かいグループ体験の場を提供し，その中で痛みを伴うコンフロンテーションを恐れないグループワーカーが育っていくことを切望します。グループはその痛みから逃げなくとも，向き合って乗り越えていく力を持っていますし，私たちはその中で少しずつでも成熟していきたいと思うのです。

いわゆる民主主義と治療共同体

はじめに

　民主主義という言葉は，第二次大戦後特に当然のごとくにいい慣らされ，私の個人的な体験では，この言葉の意味を検討し直すという作業をした覚えはほとんどない。民主主義は，いわば吟味をし直す必要のない"善い"ものであって，このこと自体の意味は問われることが少ないということはいっていいと思う。しかしよくよく考えてみると，民主主義あるいは民主的という言葉が，平常治療共同体という術語とともに用いられ，何ら疑問を起こさずに居るのは不思議なことで，筆者は，その不思議さを出発点として，治療共同体についてまわるこの言葉の持つ意味を —— それも主として臨床的な実践の場での問題として —— 考えてみたい。"いわゆる"とつけた所以である。

　一方，治療共同体なる言葉も，曖昧模糊とした内容しか直接に私たちに示さない。そもそもこの言葉は，周知のように therapeutic community という言葉の翻訳語で，治療的共同体，治療共同社会などという訳語も用いられているのを見ることがある。治療的である共同体という，いわばオプティミスティックな感じが，悪くないといった程度で，この言葉自体の真の意味に捉え所がない。いわんやその定義に至っては一層混乱せざるを得ない。この言葉を創ったトム・メイン（Main, T. F., 1946），また，治療共同体といえばマックスウェル・ジョーンズ（Jones, M. S., 1968a, b）というように，緊密にその名を結びつけられているが，ジョーンズもメインも異なった定義で，異なった立場で実践している。

　そうした曖昧さを了解した上で，クラーク（Clark, 1965）の次のコメントは，注意してよいだろう。すなわち，非人道的ともいえる閉鎖的で，拘束的な institution（施設－精神病院）から脱却して，開放的で，自由な精神病院を目指す多くの精神科医たちは，精神病院（英語では，asylum という言葉が，日本語の気狂い病院と同じような響きを持って用いられてきた）という言葉の持つ響きから逃れようとしていた。そうした人々にとって，治療共同体という言

葉は，これまでの精神病院(アサイラム)にとって換わるべき，人道的で，自由な，治療的な場所を意味していたのであって，そこでは，患者の自由，開放，病院設備の整備の他には必ずしも特定の方法論や技術が実践されていた訳ではない。英国では，その後精神病院の改革が進められ，今や，上に述べたような意味で，治療共同体と自らの病院を呼ばねばならぬ必要がなくなっている。こうした意味での治療共同体を，彼は治療共同体的接近（therapeutic community approach）とよぼうと1965年に提言している。

同様なことはわが国の臨床でもいえよう。例のU病院と同じ"病院"と見られたくないし，考えたくもないから，"精神病院"などと一視同仁に扱って欲しくない。必ずしも治療共同体でなくともよいが，少なくとも"精神病院"でない呼び方はないものかと考えている人々もあるかもしれない（近年になって精神科病院とよぶことになった。）。

このような事柄とともに，民主主義，または治療共同体という言葉に伴うmyths（神話）について考える必要があろう。臨床的な場面での，臨床的な適用という側面に限っての考察になることはいうまでもない。

治療共同体にまつわる神話

つい先日，クラーク（Clark, D. H.）のフークス記念講演にもあったのだが，フークス（Foulkes, S. H.）のgroup analysisが当初大きな脚光を浴びずに，徐々に静かに発展し今や大きな勢力になっているのに比し，治療共同体は，波瀾万丈の発展をし，現在は，以前ほどの熱狂を持って迎えられないのも，ある意味で，反体制的なものが底流にあったために，不要な脅威をもたらし，そのためにいろいろの軋轢を起こした。それが脚光を浴びる所以でもあったろうし，またそのために充分な発展が阻害されたといえるかもしれない。そこから"myths"も生じてくるのであろう。

治療共同体にまつわる神話については，すでに，記述されているものも少なくない。"全員一致による決定""民主主義""平等主義""クリスチャンネームで呼び合い，ユニフォームを着ないことが，治療的である"等々については，ザイトリン（Zeitlyn, 1967, 1975）らが，鋭く批判している。しかし神話のできる状況というものを考えてみると，それが，状況に対して不可解であったり，また脅威的であったりする場合に起こるといえよう。したがって，その状況の分析なしには，神話の意味を真に理解できない。ここで，私がこれまでにあつめた治療共同体にまつわる神話の中から，もっとも典型的なものをとり上げて，それらについて考えてみたい。

治療を患者が決定する

　治療共同体では，医師も看護師も患者も，皆平等で，患者が，自分で自分の処方をし，治療を決定している。したがって，医師や看護師は，患者のいいなりになっている。外泊や退院などの治療的に重要だと思われる契機も患者の自由に任せられ，それに振りまわされている。そればかりか，ECT などについても，同様だといわれる。こうした事柄に続いて，医師や看護師の責任はどうなっているのか，これでは医療ではないのではないかという議論が起きる（メニンガー（Menninger, R. W.）もほとんど同じ理由から治療共同体は反治療的だと結論している）。

　これは，もっとも典型的な例であるが，実体はどうなっているのだろうか。この神話が生まれるには，二つの面がその契機として考えられるだろう。一つは，治療共同体そのものに関わる問題，つまりすべての出来事，事柄が討議の対象となるという前提から出発している。もう一つは，英国の医療制度がわが国のそれとはまったく異なるという点であろう。さらにつけ加えれば，文化構造の差といった点が，特に個人の決断の尊重という点で，意味をもってくるだろう。

　まずすべての出来事が討議の対象になるわけだから，服薬や ECT もその対象になるのは当然であろう。薬を飲むと，頭が痛くなる，手が震える，吐気がする等々，作用，あるいは副作用の範囲で説明のつくものから，一種の心気妄想まで種々あるだろう。さらに ECT の場合は，漠然とした恐怖，不安，あるいは記憶を喪失することへの現実的な心配などが加わる。こうした場合，たとえば治療への抵抗が問題として浮かび上がってくることも，また単純に，病識の欠如が討議の対象となることもある。話し合いには，医師もその他のスタッフも参加しているのだから，それぞれの立場から意見を述べるのは当然だろう。同僚である患者が"君は治療を受けた方がいいよ"とすすめたり，あるいはその逆もあるだろう。しかし多数決で，治療を決めることはあり得ない。納得のいくまで何回でも話し合う。延期は議論が続いていることが確認されていれば非治療的にはならない。こうした話し合いは，わが国でも，治療共同体といわない所でも個人的には外来で続けられているだろうと思うが，病院の中では，なかなか続かない。スタッフ側が余りに強力で，患者が依存的ないしは無気力になれているからである。話し合いを持続させるためには，職員側のかなりのエネルギーが必要である。そういうエネルギーが平常注ぎこまれているような治療の場には，患者のいいなりになったり，治療者がその責任を放棄するような現象は発生し得ない。話し合いの欠如している所から見ると，そう見えるのかもしれないが。

さらに入院が自由である以上は，服薬も，ECTも，外泊も退院も，全部患者の責任の下に決定されるという前提をここで想い起こす必要がある。それが，自由入院の意味するものなのだから，まったく医療側には拘束の権限は与えられていない。したがって無断離院は退院と解される。拘束入院の場合でも拘束時間は短く，自由入院と同様に遇される。こうした"拘束治療"というものが存在し得ない所では，神話は実際に成立し得ない。神話は"拘束治療"という立場から見ることによって発生するのだと考えられる。

　個人の決定が尊重されることは，わが国での慣行とはまったく異なる。もしその決定が病気のために乱れていると考えるならば，まず拘束入院が必要かどうかから考え直し，拘束入院にした上で，判断が病的に誤っているという必要がある。それすら，多大に自傷，他害のおそれがない時は却下される。議論が多少治療共同体から離れてきてしまっているが，こうしたことの認識がないと治療共同体の提示する意味を理解することが難しいと思うので，あえて時折横道に逸れるかもしれない。

患者が病院の運営に口を出すということ

　患者が病院の運営に口を出すのは，不当であるし，英国のように国営の医療でない日本では不可能だという議論がある。

　病院を経営することによって利潤を追求しようとするならば，患者が，"運営"に参加するなどは論外であろう。英国でも患者が実際に運営に参加しているのを見た経験はない（鈴木，1971）。しかし予算がどのように用いられるかについて，患者の意見を聞くのはよく見られた。日本において私が院長をしていた病院では，社会療法費についてはすべてオープンで，患者・職員の話し合いの中で，その使い方が決定される。そこには葛藤は起きない。

　この議論は，患者のために何かしてあげるといった方向からだけの思考の癖のようなものが感じられるし，患者の考えが聞くに値しないばかりか，有害であるといった基本的な考えが根強くある所から発生しているように思われる。

無拘束状態の危険性

　まったく拘束的に関わらないのはかえって危険で，患者はむしろ拘束を望んでいる場合もあるということをきく。治療共同体は拘束という手段での治療を放棄しているが，それは非現実的ではないかともいわれる。

　確かに私たちは日常の臨床の中で，一刻も早くコントロールして欲しいという要求を行動化によって（たとえばガラスを叩き割るなど）示す患者をよく見る。私たちは，しばしばそういう人に拘束的に関わる。叱りつける，あるいは

保護室に一定時間入ってもらう等はそう珍しい出来事ではない。また，患者自体も，保護室に入りたいといって来ることも決して少なくない。

患者が興奮し，器物を破損し，荒れまくるのを，静かに離れて見ていて，少し慎静するのを待って，どうしたのかと話しかけるのを見たりすると，むしろ冷たいなと感じてしまう。

私たちの関わり方は，ややもすれば家父長的で，説教的であり甚だしい場合は懲罰的でもあるといえる。どこかで，患者の責任を肩代わりして，それにより緊張を和らげ行動形態の変革をその後に期待するという関わり方が主となり，本人の責任性を明らかにすることに主眼を置き，そこから個の変革成長を期待する西欧的な方法と一線を画しているのではなかろうか。

さらに，状況因子にも触れなければならない。職員の患者一人に対する数も，また建物の構造も異なる。たとえば，患者が大きな椅子をなげつけてもぶつかってさえいかなければ，充分にさけられるし，音も大して響かない。また，多少壁に傷がつくくらいで，建物が損傷することはない。日本のやわな建築の病院では，音はすさまじいし，板壁なら穴はあくし，せまいから，どんなとばっちりで，誰が怪我しないとは限らない。こうした事情も随分異なっているということも，考慮に入れる必要があるかもしれない。

こうして，彼我の治療（特に精神病院での）のあり方のちがいは，神話というのが大げさならば，わが国の現状について巷間耳にすることが多い批判を通して見ていくと，ここに述べたような方法はむしろ私たちの臨床を改善していくために積極的に取り入れられてよい知恵であり，実行上，それほど現在の体制に脅威を与えることがないようにすら思えるのである。

ただしそのためには，私たちの従来の基本的な治療構造の図式から離れて，治療者−患者の関係を見直す必要があろう。その基本的な考え方の中心になったのが，民主主義といえるのではなかろうか。

そこで民主主義という，いわば政治・社会的な考えがなぜどのようにして，治療の場に持ちこまれたのかを考え，その意義を問うてみようというのが本論の主旨である。

歴史的展望

これまでの新しい治療的な試みがほとんどすべてそうした要素を持っているように，治療共同体もまた，その時代の文化・社会的な現象と切り離して考える訳にはいかない。

治療共同体という考えが生まれたのが，周知のように，第二次大戦の戦中戦

後を通じて，戦争神経症の治療といった特殊な状況の中で生まれたことの意味背景について考えてみよう。

すると，患者は軍人であり，治療者も軍人であったという特殊な事情に誰でも気づく。軍隊での人間関係は，上から下へ命令をすばやく，正確に伝達し，その実行を確実にするために，その中に働く人々の経験・能力に応じて上下関係が堅固に作られている。基本的には，この構造が治療の場に持ちこまれたことから治療共同体の民主主義・平等主義という軍隊とはまったく正反対な構造を持つことが治療的であるという，いわばアンチテーゼが生まれたと考えてよいだろう。

もちろんその前から，英国精神科医の中に，社会的な側面を取り入れて考えていた人々があった。フロイトに始まる精神分析医たちは，その中核をなしていた。とりわけ，フークス，ビオン，メインら初期の治療共同体で活躍した人々が，社会的な側面に眼を開かれていた人々であったことも指摘しておく必要があろう。

さらにこれらの人々の中には，ユダヤ人であるために故国を逃れなければならなかった人々（フークスら），スコットランドやアイルランドの出身であって，いわゆる精神医学の本流から少し外れた人々らがあったと加藤が指摘している（加藤, 1968）。

一方，第二次大戦前からの精神病院の構造を考えてみると，1808年以来のthe county asylum act らによって運営されている pauper lunatic asylum（救貧精神病院）であり，そこでは主として，custodial care（管理拘束的ケア）が行われていたのみであった（Jones, 1972）。見方によれば，そこでは，軍隊のそれよりも厳しい患者・治療者の差別，上下関係の徹底した構造があった。そのあり方については，後にゴフマン（Goffman, E.）ら社会学者によって鮮明に描き出されたように，反治療的であるばかりか，インスティテューショナリズムという新たな病気すらつくり出していたのである。

このような社会構造の反治療性は，戦中戦後の体験の中で，社会的側面が精神医療に及ぼす影響の大きさにすでに眼を開かれた人々にとっては自明であり，新たな社会構造の検討がなされたのも当然といえよう。

それにもまして，当時の英国は，戦勝の喜びに酔っていたとはいえ，戦争による疲弊とともに反植民地体制が強くなる中で経済力を失い，それまで明確であった階級制度もようやく崩壊の萌しを見せてきていたのである。

こうした，時代的，社会的な背景の中で治療共同体の民主主義的な構造を捉え直すと，それがいかに当時の文化・社会の進路を先どりしていたか，また反体制的であったかということが理解されよう。一口にいって，治療共同体は，

当時の精神病院の構造，体質に対しても，それをとりまく社会の動静に対しても，counter culture（既成文化に対抗するもの）であったといえるのではないだろうか。

この counter culture 的要素が 40 余年にわたる実践の中で次第に色あせてしまったことが，今日治療共同体が，あまり以前ほど活発に喧伝されない一つの要素であると考えるのである。

実際，現実に世界中で見られる反体制的な行動は，次第に激しさを増した時期を終えて終息してきた。それと比例するかのごとくに，治療共同体運動は，静かになってきている。

また，初期には，いわゆる性格的な問題を抱えた人たちを対象としていたという事実も考慮しておく必要がある。これらの人々に共通な問題は，権威に対する問題であり，社会の権威と適当な関係，距離を持てずに治療共同体に入りそこで新たな社会構造を体験しながら，問題を解決する場として最良であったといえるのではないか。青少年の権威的な体制に対する反抗を救す場としても，治療共同体は，counter culture 的であったといえよう。

先にも述べてきたように，こうした counter culture 的な要素が次第に弱まってきている。第一に周囲の社会全体が，リベラルになり，また反体制的な動きが弱まっているし，学生運動などは聞いたこともないという人々も多くなっている。第二に，内部的に，英国などでは，精神病院の改革開放化が進展し，精神病院自体の構造改革では解決不可能な問題——たとえば，住居の供給，職場の獲得などリハビリテーションの課題——が，主な問題になってきている。

（治療共同体がわが国でも counter culture 的な衝撃を与えたのは，大学紛争前の東大精神医学教室の推移を考えればさらに明白であるが，以前に書いているので，ここでは省略する）（鈴木，1983）

では，治療共同体は，counter culture としただけの意味しか持っていないのかという問いが当然おきる。私が主張したいのは，治療共同体が，特に欧米であれほどの衝撃を与えたのは，counter culture 的であったという，いわば付随的な要素に負う部分が大きいためで，それを欠く現在，治療共同体という方法論の真価が問われて良いのではなかろうかということに尽きる。殊にわが国の精神医療の状況を見ると，精神科病床の 80％ を上廻る私立精神病院が，貧しい設備と乏しい予算の枠の中で，いまだ真に有効な治療する方法が確立されず，共有の知識財産となっていない。治療共同体そのものでなくとも，新しい方法論が要求されている。

治療共同体とは何か

　ここで今さらのようではあるが，治療共同体とは何かという問題を簡単に整理しておこう。多くの定義をまとめるとおよそ次のようにいえよう。

1) **グループによる話し合いが治療の主軸である。**

　　すなわち，デイ・ケアでも，病院でも，職員患者を含めた集団を一つのコミュニティと考え，そこで起きる問題，障害を話し合いながら，理解し，解決しようと努める。そこでは，家庭的ともいえる，インフォーマルな雰囲気があり，誰もが，何をいっても罰せられることはない。

2) **治療者と患者が，従来の権威的な治療関係にしばられない。**

　　これが，democratization（民主化）とか democracy（民主主義）とか，egalitarianism（平等主義）とかいわれているものである。従来のという意味は，治療者が治療を，患者に与え，患者がそれを受身に享受するのではないということである。つまり，グループでの話し合いを通して，自分の問題を積極的に考えることから治療が出発すると考えるのである。

3) **患者同士の治療的可能性を重視する。**

　　患者が，周囲の人々の抱えている問題に興味を持ち，その悩みや，苦しみを互いに共有し，助け合うことの中に，重要な治療的契機を認めることから，治療共同体は出発している。

4) **社会的学習（social learning）**

　　これはジョーンズの造語であるが，互いに生活を共にしながら起きて来る事柄を検討していく連続する過程が社会的学習であり，そこでは，ラパポート（Rapaport, R. N.）のいう confrontation（つきあげ）も用いられる。

5) **活動を共有する。**

　　クラークの提唱する自由・活動・責任という考えもそうであるが，この共同体は，活動を共有することなしには存在し得ない。活動の内容は，内職的な仕事，営繕給食などの院内の仕事，サイコドラマなどの治療的な行動，遠足・ソフトボールなどのレクなど一切を含む。その共有された行動を通して互いの関係を検討する社会的学習の過程につながるのである（Clark, 1965；Jones, 1968；Main, 1946；鈴木, 1984）。

　きわめて大ざっぱに要約すると以上のように記述できると思うが，さらに詳しくは文献を提示するに止める。筆者自身，"民主主義とか平等主義というのは，ingredients（要素）の一つではある……"と述べているが，その意義につ

いて考えてみよう（鈴木, 1984）。

民主主義の治療共同体における意味

　一般的な意味での民主主義を分析し，論議する能力を私は持たないが，治療共同体の実践という視点から考えてみると，次のことがいえるだろう。

1) **コミュニティ（病院であれ，デイ・ケアであれ）の中で成員の基本的人権が守られている。**

　　　U病院は論外であるが，通信・面会・宗教の自由，プライバシーなどが保証されているか，治療的理由で抑圧されていないかといった検討ができているということは必要条件である。

2) **自分の生活などに関して発言する権利と，場が与えられている。**

　　　あるいは，自分の利益を守るための発言が可能であり，その場が確保されているか。あるいは間接的に，代表を選出して出すことが保証されているか。

　以上の二つが守られていることが，民主主義とよばれ得る必須条件であろう。

　翻って考えてみると，私たちの日常生活では，上の条件は少なくとも無条件に満たされている筈であり，したがって，病気になったからといって，こうした条件を突然剥奪されて良いものでないことは余りにも自明である。しかしながら，精神病院の中では，このような条件すらなかなか満たされないのは，治療共同体の議論以前のように見えるかもしれない。しかし実際はそうではないのが現実であろう。なぜそうなるのかという点については，ゴフマンらの研究がそれに光をあてている（Goffman, 1961）。

　私は，誰もがいつでも自由に発言できる場を意識的に作っていない病院は，好むと好まざるとにこだわらず，上述の二つの基本的な条件を満たすことすらできなくなってしまうと思う。医師との個人的な面接場面では，患者は受動的となり，権威に圧され，自らを主張することは困難である。たとえ，主張したとしても病状が悪くなったとの判断が下されるのがおちかもしれない。看護師に訴えると，うるさい患者と思われてしまうかもしれない。一方的な枠組みや，おしつけがましい治療に自分の考えを反映させるのは，相当困難なことであるが，治療者との関係が良い時でも，せっかくでき上がった心地よい関係を犠牲にして自分を主張することは不可能であろう。もしそれができるくらいならば，病院に入らなくても良かったかもしれないのである。

　話し合いの場が保証されているばかりでは充分でない。「かっこうの巣の上で」という映画を観た人は，想い出せるだろうが，グループ・ミーティングを

非民主的に操ることも可能であるのだから注意は必要である。しかし，少なくとも，前提条件の一つとして重要に思われる。

上に述べた前提条件を満たした上で治療者の立場からもう少し掘り下げて考えてみよう。これまでの話の内容からも容易に了解されるように，文字通りの民主主義が実現されるためには大きな障碍がいくつかある。曰く経営上の問題，曰く医師の外部に問われる責任，および委譲されている権限，曰く個人個人の能力の差，職種による給与の差などが中心的なものとして挙げられる。私は，それらの障碍をまず乗り越えてからでないと治療が始まらないという一部の人々とは軌を一にしない。私はむしろ，治療的能力を最大限発揮するために民主的であること，あるいは皆が平等であるということをどう考えるかという方向づけから出発する。そのために大きく二つに分けて考えよう。

第一は職員と患者は平等であるかということであろう。もちろん職員と，患者は平等である。患者も職員も，話し合いの対象になる。話し合いの端緒になる出来事は患者の病理にすべての原因があるのではなく，むしろ職員側の問題に基づいていることが少なくない。また，当然のことながら，患者も職員も同じ人間である。しかし職員は，一人一人が，治療を通して患者の成熟を助けるいわば義務と責任を負っている。彼らの苦悩を和げるのを助けるという役目をひき受けている。この違いは，平等であるということを否定しない。しかし，実際にはいくら口で平等だと説明しても，患者はなかなか信用しないのが常であろう。長期にわたって話し合いで決定がなされるという体験を病院全体が積み重ね，一つの伝統的雰囲気のようなものが熟成される必要があろう。この平等は，あくまでも上述のような意味においてであった。患者が医師と同じように処方したりするわけではない。しかし，私たちの持つ医学的判断の基礎になる知識も特権を守るためにいたずらに秘密にするのでなく，必要に応じて患者とも共有することが望ましい。向精神薬の副作用についての説明を充分にすることなどが良い例であろう。

第二に，職員間の平等性である。この方がかえって難しい問題を含んでいる。職員は誰もがもちろん平等であることを強く求めている。看護師とソーシャルワーカー，あるいは，心理士とソーシャルワーカーの間に何かというと葛藤が起きるのは，つまるところ公平に扱われていない，平等でないという感じが起きやすいためではなかろうかと思う。しかし一方では，給与の差などで，同等でないことは明白なのであるから，どこかで自分をハイラルキーの一部に位置づけ，責任は最少限にとるという保身的な動きも否めない。しかしハイラルキーの上に居ようが，下であろうが，院内の出来事，問題，葛藤に何らかの関与をしており，それは平等に検討されるという大原則は守らねばならない。その大

原則を守ることを可能にするためにも，全員が，グループの話し合いに出席し，そこでは，何を話してもよい保証を互いにし合うことが必要である。したがって院長だろうが，看護長であろうが，特別な優遇は認められない。

　私は，平等主義とか，民主主義とかいうイデオロギーを振りまわすのではなく，治療の場がどうあらねばならないかという最少限の必要条件という角度から述べてきたつもりである。これはまた，患者を含めて，おのおのが，その役割を最大限に発揮するための，またそれを通して私たちが私たち自身について学ぶ場を創造するための最低の条件ともいえようか。

おわりに──多数決をめぐって

　最後にこれまで意図的に一言も触れなかった多数決について考えてみよう。民主主義といえば多数決というように，私たちの頭の中でははっきりと結びついていることなのだが，私はこの多数決は危険な要素を持っていると思う。これについては，他に論じているので，ここでは繰り返さないが心の痛みが多数決では解決できる筈もないのは自明なことなのにグループの場面では，しばしば多数決で解決するということが起きる。私の体験では日本人のグループでは，それが頻繁に起きやすい。では，それに代わる方法は何かというと，全員一致による決定ということになる。しかし何よりも大切なのは，その前に，底に流れている感情を理解し，隠された議題を明らかにする道程を創り出すことだと思う。そのためには，ラパポートのいう4つの原則，すなわち，①民主化，②コミュナリズム，③許容性，④現実の検討，つきあげ，をバランスのとれた運営の中で生かさねばならない。どの一つが突出しても──たとえば民主的なことだけはあっても，現実のつき上げ，検討のない所では──治療過程は動き出さないだろう。

　民主主義という言葉が，精神病院の臨床の中で当然とり入れられ，実践されねばという強い思いがありながら，一方ではそれだけでは治療になるのかという問いが頭をもたげてくる。最少限の条件としての，患者・職員の基本的な人権を守るためにも，先に述べた意味での民主主義がない所では，治療は成立しないと思う。しかし民主主義が単にスローガン化し，多数決による決定が簡単に行われるだけでは治療共同体は存立し得ない。ここではむしろ治療共同体である以前に満たさなければならない病院治療のあり方について考えてみたつもりである。

治療共同体概念はデイ・ケアに
どう役立てられるか

　ただいまの窪田先生の話から，窪田先生が大変広いビジョンを持って，しかも厚生労働省の方針で，またこれまでのデイ・ケアの発展史にも深い理解を示されて，その上で彼のユニークなビジョンを展開されているのをお聞きしますと，私がいったい何を加える事ができるのかとちょっと迷ってしまいます。おまけに，先ほどいただいた，この「精神科デイケアの始め方・進め方」という本に，おそらく，まだ見ていませんけど全部書いてあるような気がします。何のお役に立てるかと，首をかしげながらこの壇上に上がって参りました。

　1980年代からの日本における発展を窪田先生がお話になりましたけれども，私自身は"古い"のだなと思います。加藤正明先生もお亡くなりになられましたし，加藤正明先生のお考え，あるいはデイ・ケアに対する貢献を遠く仰ぎながら育ってきた世代としては，加藤先生が居なくなった現在，周りを見回してみると，私より年上の人があまりいなくなってしまった。自分の考え方が古いのではないかと思います。70年代80年代には，自分が非常に新しい事を考えて，新しい精神医療のあり方を考えているのだという自負を持っていましたが，段々，自分の考え方，やり方が古いのではないかと思うようになりました。

　それで，「古ければ悪いということはないだろう」というのが開き直りです。古くてもいいものがあれば皆さんに汲み取っていただきたいと思います。もう一つの問題は，精神科病院の院長が私の仕事だということです。私の同級生や，私のすぐ下の後輩たちも皆，精神科病院から出て行ってしまった人がほとんどですし，若い精神科医たちも精神科病院の中で一生を過ごそうと思っている人たちは少なくなってきているように思います。

　精神科病院の中で働いてきた人間の，一種の後ろめたいような気持ち，「精神科病院があるからいろんな悪いことが起きるのであって，なければこんなことは起きないだろう」という気持ちもないわけではありません。そしてまた，実際に精神科病院の院長としての毎日毎日の生活，あるいは臨床活動が大変難しい。毎日が大変な葛藤の連続で，たいていは，家に帰る道すがら，「今日も疲れたな。何も進歩がないな」というように感じて帰ります。それに比べると，デ

イケア学会のこのような盛況から見ましても、デイ・ケアの人たちは元気が良く、だいたい顔色が明るい、皆さん顔が明るいです。精神科病院に通うと分かりますけれども、先生方の顔は暗いし、看護師さんも顔色が明るくないです。デイ・ケアの方がよっぽど楽しそうにやっているので羨ましい気持ちもあります。

さて、みなさん、"治療共同体"という言葉をご存じですか？　大学の講義だとか、何かの会の講義などで尋ねると、たいていの人が知らない。マクスウェル・ジョーンズ（Jones, M.）の名前をいっても、「誰ですか、それは」という位で、あまり知られていません。もう忘れられてしまったといってもよいかもしれません。そんな古い話を、デイ・ケアという新しい皮袋に注ぎ込んだらどうなるかと思います。そう思いながらも、少しずつ、なぜこういうことを話す気持ちになったかということをお話していきたいと思います。

私とデイ・ケアがどんなところで出会って、デイ・ケアを今までどんなふうに見てきたかということの一部をお話したいと思います。私が精神科の医師になったのは昭和41年ですから、1966年になりますか、その頃の精神医療というのは、今の精神医療のあり方と随分と違っていたように思います。私は日本の精神科病院、その中でも代表的な場所である松沢病院や武蔵療養所、その他の大きな病院を見学させていただいて、「えっ、こんなことが病院の中で行われているのだ」と知り大変落胆しました。それで精神科病院を何とかして良くしなくてはならないのではないかという気持ちが、大学で勉強しながら良い先輩に会い、あるいは良い先生に会うことの中で考え、英国に行くことになりました。

1968年ごろに英国に行きました。英国といっても、最初はスコットランドで、ディングルトンという病院に行ったわけです。ここは、短くはしょりますけれども、ディングルトンという病院は、伝統的な精神科病院のなかで最初に全開放にした病院です。この病院の院長が、当時マックスウェル・ジョーンズという人で、治療共同体という概念を発展させて、それを実践しました。ディングルトンはスコットランドの田舎の国立の精神病院で、古い統合失調症者のリハビリテーションを中心とした仕事をされていたところへ、私が勉強に行ったわけです。

その頃、"コミュニティケア"という言葉はまだ日本にはありませんでしたし、"治療共同体"という概念、あるいは言葉を知っている先生もそれほど多くなかったと思います。その治療共同体――マックスウェル・ジョーンズの治療共同体で、古い精神病者のリハビリテーションをすすめる医員の一人として、またチームリーダーの一人として勉強しながら実際の臨床活動を行ったわけですが、当時412床の病院でした。私が最初に受け持ったのは、40床の男女混

合の開放——もちろん全部が開放なのですが——の急性の入院病棟でした。病院は小さな田舎町，メルローズの丘の上にあって，その周辺の地域，約20万人の人口に奉仕している病院でした。私が居た2年の間に，クリニックを地域に何カ所か作って，そこで外来の患者を診るのもそうですけれど，地元の内科医とか開業医たちとのコンサルテーションを行う場所を作って，入院してくる患者の家庭訪問，あるいは入院前の患者の家庭訪問をして，crisis intervention（危機介入）をしながら毎日を過ごしていました。

その病院を動かしている基本原理は，治療共同体の概念でした。その病院のなかで，言葉も分からない外国人の医師でありながら，自分の考えを勇敢にも述べると，それを実行しようと皆が手伝ってくれて，臨床活動が大変面白く，毎日毎日が大変楽しい日々でした。2年間で私はそこを去ることになるのですが，2年のうちにそのチームが成し遂げたことというのは，入院病棟がなくなってしまったということでした。40床いつも満杯だった男女の入院病棟がなくなって，7つのベッドのある，元のマックスウェル・ジョーンズの邸宅に移り，その邸宅の中で患者たちが生活してゆく。急性の入院施設はそこだけになりました。そして，その他の慢性の入院施設もベッドが少なくなり，250床ぐらいに減っていました。わずか2年の間に，ディングルトン病院がコミュニティケアを確立して行く中の最盛期，一番花開いた時期にたまたま居合わせた訳で，412床が250床以下になっていく脱病院化の現状を目の当たりにしました。そしてこれならば病院はなくていいんじゃないかという考えを持ってケンブリッジに移ったのです。

ケンブリッジでは，もう少し研究的な仕事をしたいと思いましたけれども，ここもまた統合失調症の患者たちをたくさん収容していた700床の大きな精神病院でした。治療共同体の考え方を概念枠として持っている病院で，デイビット・クラーク（Clark, D. H.）という，日本にもWHOのコンサルタントとして来た人が院長をしている病院でした。そこにいて，デイ・センター（デイ・ケアとは呼ばない）を作るお手伝いをした事があります。ジョシュア・ビーラ（Bearer, J.）という，きっと名前を覚えている人は少ないと思いますけれども，ユング派の精神分析医ですが，1950年代はじめ頃に，マルボロデイセンターというデイ・ケアを一番先に始めたわけです。そういう歴史的な事実は知っていましたが，それまでは実際のデイ・ケアを見た事がありませんでした。その頃の考え方としては，精神病院を良くしていけば，段々に精神病院のベットが減って，それと同時にコミュニティの中でのいろいろな受け皿とかコミュニティでのアフターケアのあり方が発展していくであろう。まずはこの悲惨な精神病院を改善しなければいけないではないかという考えに支配されていました

し，今まで何十年間かにわたって，そういう努力をほんの少しずつ重ねてきたわけです。精神科病院が脱病院化，脱施設化してゆく状態を身近に，実際に自分もその流れの中に居て見ておりまして，確かにこれは今後の日本の精神科病院のあり方に大きな貢献ができるのではないかという期待と自信をもって日本へ帰ってきたわけです。

日本に帰ってきてから，たくさんの精神科病院を見せていただきましたし，加藤正明先生がやっておられた国立精研でのデイ・ケアも見学させていただいたり，いい仕事をしていると聞くとそこを訪ねていって見せていただいたりしましたし，あるいはどこかに招かれたときは必ずその地域の精神科病院を見せていただくということを経験しながらきました。日本の場合は良い病院は大変良い雰囲気で，"家庭的"とすぐ括りたがりますけれども，家庭的というよりは何というか和やかな雰囲気の病院をいくつも見ました。

それから30年以上も経っている今日，精神科病院の入院患者数は30万人を超えて，しかも減る傾向は見せません。そして，減らないばかりか，ちょっと増えたりすることもあります。厚生労働省は豪腕を奮って7万人を削減しなくてはいけないというような大運動を巻き起こしていますが，果たして7万人減るでしょうか。何かあまり前途明るくないような気持ちもします。精神病院の病床数を減らすという意味では，あまり上手くいかないのかもしれないなと，悲観的に考えています。しかし，イギリスやアメリカで行われたような，精神科病院の中のケアを改善して，精神病院を開放することによって地域と精神科病院が結びつく。その次に地域での発展が行われて，さきほど窪田先生がおっしゃっていたような地域でのアウトリーチの方式あるいはグループホームの方式，レジデンシャルケアの方式と，いろんな方式が生まれて地域ケアが固まり，それによって，後ろを振り返って病院を見るとなくなってしまっている。私が今二つあげた有名な精神科病院は，二つともありません。実際に病床はありません。病床がなくても困らない地域ケアが行われていると信じています。

さて，こんな状態ですが，イギリスやアメリカではともかく，病院の中からの流れを作って ── 反精神医学運動なんてこともありましたね ── 病院の中から流れを作って，病院から患者が出て行き，コミュニティに患者が生活するようになる。コミュニティでのケアがだんだんに発展して，精神科病院のノウハウがコミュニティに移って，そして精神医療体系ができあがって，今日の総合病院精神科外来での短期治療とコミュニティケア，それから一部では触法精神障害者を収容する施設を作るという形で精神医療が成り立っているように思います。

このコミュニティケアの原動力になったのは，精神科病院の中の治療の方法

の改善だったと思います。ところが日本では，どうもそれが目に見えてこない。精神科病院の中での改善は行われているに違いないと思うのですが，病床数は減らないという状況が続いています。それでは，30年前の精神医療と今の精神医療と変わらないのかというと，とんでもないです。先ほど窪田先生が数を上げておられましたが，千を越えるデイ・ケアが日本にはありますし，作業所も大変，数が多くなりました。何にも増して，最近は大きな駅の傍には精神科クリニックが開かれ，その競争もなかなか激しくなってきているという現状があります。ですから，精神科病院に入院させるということは，精神科外来・クリニックでずっと治療されてきた人たちが，何かの折にやむをえず精神科に入院するということが当然のようになってきているし，患者さんたちは，精神科病院に入院するという選択肢を一番終わりの方に置けばいいような時代が来ていると思います。日本の精神医療は，精神科病院の外から改善が始まって，そのうねりあるいは流れが病院に押し寄せてきていると考えてもよいかもしれません。

　では，その大きな流れの一部になっているデイ・ケアは一体どんなものだろうかということを考えてみたいと思います。デイ・ケアの成立は，日本では保健所から始まった訳ですが，クリニック付属のデイ・ケアもありますし，いろいろな形のデイ・ケアができつつあるようです。それは皆さんが働く場所の持っている特徴を頭に思い浮かべていただければ分かると思いますが，精神科病院を経てデイ・ケアに来る人あるいは精神科病院をまったく経ないでデイ・ケアに来る人もいるでしょう。こうしたデイ・ケアのあり方と，もういちど話を戻して英国の精神医療が開発されていって，その中でできてきたデイ・ケアとの違いは，さきほど窪田先生もおっしゃっていましたが，イギリスではあまりデイ・ケアは重視されていなかった。デイ・ケアは一種の患者さんの溜まり場という感じで，デイセンターと称して患者さんが友達と会ったりすることができるような場，ソーシャルクラブであるとか，食事を食べに行く場所であるとか，いろいろな遊びの施設であったり，教育たとえば，何かの勉強するようにその場所を提供する，コンピュータの練習をする場所であったりするわけです。いわゆる日本でいうようなデイ・ケアは多くなかった。しかし，デイセンターの中には，活発に精神医療にかわる治療を行うところもあります。これは，今でも何カ所か残っていますけれども，ここは入院を前提としないデイケアプログラムによる治療ということになります。

　英国の歴史学者キャサリン・ジョーンズ（Jones, C.）によると精神科病院の改革を支えたものは3つあって，その第一は精神保健法の整備。患者さんの意志によって，入院する事ができるという任意入院の導入が行われて，非任意入院は限定された状況でだけ入院することができるというような法律の改正が

1959年に行われ，その後，何回も法律が改正されています。以前は精神科病院が精神医療の中心になっていましたが，それが現在は，1983年以降の精神保健法では，精神科病院が中心ではなくて，いろんなデイサービスとかグループホーム，レジデンシャルケアであるとか，そのほかの設備が中心になって，精神科病院はそこに居る人たちがどうしても必要なときに活用するというかたちで使われるようになりました。この病床削減の成功と平行して起こってきたコミュニティケアの発展というのは目覚しいものがあって，現在大きな精神科病院はありません。こういう変革が必ずしもいいことばかりではなかったと思います。日本は日本らしい別なモデルを作って，デイ・ケアとかグループホームとか作業所であるとか，あるいは授産施設，最近では生活支援センターの活躍も随分見えるようになってきています。

　ここで翻って，デイ・ケアにおける治療とは何かということについての問題を少し考えてみたいと思います。デイ・ケアは一体何をするところだと考えておられるでしょう。何をもってデイ・ケアとするか，デイ・ケアの定義を求めているのではなくて，実際その内容は何なのかということです。名前はいろいろあります。デイ・ケアとかデイセンターとか，デイ・ホスピタル，ソーシャルクラブとか作業所であるとか授産施設，あるいは外来における集団精神療法，グループ・ワーク，外来OTであるとかいろんな名前で呼ばれていますけれども，それらがおのおのデイ・ケアとどこが違うか，内容的にどこが違うかということを考えてみたいと思います。

　デイ・ケアであることが間違いないのは，点数計算を請求していることですが，その点数を計算していないそのほかの活動はデイ・ケアとどこが違うのか。一般的にいって，そこは社会復帰訓練の場であるといわれたり，あるいは居場所であるといわれたり，そこで遊べばいいのだといわれたり，なんらかの話し合いがなされているといわれたり，プログラムがあって外から講師が呼ばれて，絵画教室，陶芸教室あるいは音楽療法，読書会であるとか，ダンスをやっているところもありますね。また，俳句の会をしていたり，いろんな活動が供給されていて，そこで患者さんたちがその活動に参加して学んでいく場。そのような場ですが，では，ここは一体，治療的な場，あるいは社会復帰訓練の場として，そのようなものが治療的になっているのだろうかというようなことをもう一度見なおしてみる必要があるのではないでしょうか。

　デイ・ケアは，患者に居場所だけを提供するところなのか，社会性を訓練するところなのか，対人関係が上手になる訓練をするところなのか，あるいは社会人として常識を持つような場にするのか，コミュニケーションの練習の場とするのか，家には苦しくて居られないから，あるいは会社には居られないから

逃げ隠れする場，あるいは一時的にそこで休んでいる場と考えればいいのか，食事を自分で作れないからデイ・ケアに行って食べられるような場と考えているのか，いろんな見方や考え方や自分の体験があるかと思います。私は，何がデイ・ケアの活動で一番面白いかというと，デイ・ケアが付いている精神科病院とあるいはデイ・ケアが付いている母体組織というのかもしれませんが，病院の中に居る人たちとまったく違う。違う活動ができる，違う生活ができる，違う空気が吸える。この違いがあるからこそ面白いわけで，これが母体である精神科病院と同じような考えでやっていたら，ちっとも面白くない。その違いはどこから来るのか，一つは患者さんが選んでくることにあると思います。患者さんが来たくなければ来なくてもかまわない。鍵がかけられているわけではないからいつでも帰れるし，"患者さんの自由意志から出発している"ということが大事な違いの一点だと思います。

　それから，もう一つは，スタッフと患者の関係が病院の中のように"ハイラルキー"がないということです。スタッフのことを何とよぶか，場所によって違いますが，患者さんのことを患者と呼ばない，メンバーという。あるいは他の呼び方をしているところもあるかもしれませんが，およそ患者扱いにはしない。名前からして違う。こういう違いが大変大きな影響を患者にもスタッフにも与えている。したがって，病院のナースたちが見ると，デイ・ケアの人たちは一体何をやっているのだろう，だらしない，汚い，時間を守らない，トイレが汚い，トイレの掃除をする人が居ない，患者の規律がないというようないい方をします。これは実際私の病院で起きたことで，私が今の病院に来てからデイ・ケアを開いたのですが，そのときに最初の不評は，まず，「だらしがない」ということでした。

　「いうことを聞かない」がもう一つです。幸いなことに，私の病院のデイ・ケアの主任になった人が人のいう事をなかなか聞かない人だった。ですから，デイ・ケア全体が人のいうことを聞かないということにもなって，それは大変意味もあったし，大変良かったと思います。患者さんたちは病院に入院している患者さんと違って生き生きしていますし，自分の意見を持ち，なかなかいうことを聞かない，そしていいたいことをいって家に帰るという違いがあるように思います。

　私の友人のある精神科医で，「デイ・ケアを作って，なし崩しに病院の中の看護師・患者の関係を変えてゆくのだ」とおおっぴらにいっている人もいます。実際にそういう可能性を秘めている組織だと思います。

　デイ・ケアは自由な空間であって，家へも帰れるし，疲れたらソファーに寝ていればいいし，誰も文句はいわないし，自分の考えを聞いてもらえるし，自

分の発案で焼きそば作ったり，自分の発案でどこかに見学に行ったり遊びに出かけたりできる。
　それから，スタッフの側からいうと，"充分に目が届かない"。患者さんの側からいうとあまり見られていない。これは大変大事なことだと思うし，私は精神科病院の中でも目が届かないようにしたいと思っています。ところがなかなか上手くいかない。目が届きすぎてしまう。それに比べると，デイ・ケアの方は目を届かせようにも，ちょっとタバコ吸いに外に出て行ってしまったりするだけでも，目が届かない場所に行ってしまうわけですから，常に自由であるといえます。デイ・ケアというのは，毎日毎日が対人関係の連続であって，深い関係にあったり，近い関係にあったり，あるいは非常に浅い関係のままに同じ空間を共有したりするわけですが，その中で，いろんな出来事が当然起こるわけです。その出来事は，私たちが日常に体験するようなことであったり，それよりは少し強い色彩の出来事であったり，コントロールが難しい出来事であったり，非常に困ったことであったり，いろんな出来事がありますね。
　ところがデイ・ケアでは出来事があっても，たとえばコントロールしたくなるような出来事，喧嘩であったり，物を盗られたり，悪口をいい合ったり，怒鳴りあったりすることが起きたとしても，保護室はないです。デイ・ケアには閉鎖する方式はありません。デイ・ケアの中で解決しなければなりません。どうしたって，スタッフとメンバーの話し合いによって乗り越えなければならないというふうに，場によって制限されているわけです。そういう場合にも，スタッフは一切，権力は振るえない。スタッフの数によって患者さんを圧倒してコントロールすることはできない。患者さんのほうの数がはるかに多い訳ですから，数にも頼れない。あるいは制服であるとか，地位であるとかそういう権威構造にも頼れない。スタッフが患者さんを操作することはとても難しいし，権力で抑えることも難しい。だから，どうしてもデイ・ケアでは話し合い，メンバーとスタッフの同じ立場での話し合い，デイ・ケアでの生活を有意義なものにしていくための話し合いをする以外に方法がないという限界的な場を与えられているわけです。これがスタッフにとってもメンバーにとっても大変ありがたいことだと思います。
　こうした特徴を持った空間・集団を積極的に活用するのは，どう考えても大事なことだし，活用しない法はないと思います。その積極的な方法として，治療共同体の考え方が少しお役に立つのではないかと考えて，今日の話を進めて参りました。
　ちょっと，治療共同体について紹介させていただきますが，治療共同体といいますのは1940年代の終わりにはっきりと概念化されたものなのですが，そ

の前に第二次世界大戦中にイギリスの陸軍の精神科病院の中で，大勢の患者さんたちの活動療法，リハビリテーションをするために，集団療法，今でいえば集団精神療法の枠組みを使った治療法を行ったことがあります。その集団精神療法を用いた治療を行っているときに，治療共同体という概念が生まれてきたわけです。

　大ざっぱにいうと，治療共同体の中では，一番基本的なことは許容することです。許容というのは，permissiveness といいますが，出来事を「悪いことを罰しなくてはいけない」，「ルール違反だから追い出さなくてはいけない」などと考えないで，悪いことと思われていることも，なぜそれが起きたのか，何が原因でそういうことが起きたんだろうか，どういう状況がそういうことを作っていったんだろうかと考える姿勢を持つということ。そして許容してゆくことが一番大事な条件です。

　許容してゆくような場を作るために，何が大事と考えたかというと，患者もスタッフも自由であるということです。ちょっと，想像してみてください。軍の病院の中ですから，階級があるわけです。その階級は，それこそ一兵卒から将校クラスまでいろんな人が入院しているわけですから，階級制度に縛られていて，階級によっては朝ごはんを食べる所も違うし，服も違うし，待遇もまったく違うわけです。その中で，全員を平等に扱う，平等の機会を与える，平等の食事をすることはそれだけで画期的なことだったと思います。それから自由であること，これも画期的であったと思います。この組織のアンチテーゼのような組織を導入して，なぜこういうことが起きているのかということを考えていくという動きを作って行ったのが，トム・メイン（Main, T. F.）という人と，マックスウェル・ジョーンズでした。

　そこではとにかく話し合って問題を解決してゆくこと，自分たちの生活を作って行くこと，創造していくこと，生活上の問題を考えてそしてそれを乗り越えてゆくこと，生活のゆとりができたところでいろんな活動——たとえば楽隊をつくるとか，劇団を作るとか——というような遊びもやったようです。そして，話し合いを通じて，自らの役割を発見して，自分の存在が大切なことを実体験して行くということです。そしてすべては理論ではなくて体験。この治療共同体というのは理論ですけれども，理論というのは後になって理論化されたのであって，当時はそれが一つ一つの体験の積み重ねであったわけです。私はこの陸軍の精神科病院でマックスウェル・ジョーンズに治療された人を，何十年かのちに会ったことがあります。再発して，一時入院をした人ですが，その人にいったいこの治療の中で何が良かったか聞いたことがあります。二つのことをいっていました。一つは，圧力釜のようにいつもふつふつとしていて，

動きがない日はない，何かが起きている，へたをすれば爆発してしまうような不安と半興奮状態がいつもあった。もう一つはマックスウェル・ジョーンズという人が，グループでよく「君はどう考えるか」ということを聞いていたそうです。「君はどう考えるか」と聞かれたその患者は，それは自分の体験としては非常に新鮮な体験であって，精神病の患者として「君はどう思うか」と聞かれたことはなかったし，あるいは軍人として「君はどう思うか」などと聞かれたことはなかった。すべてお仕着せで命令されてきたような生活の積み重ねであったのが，マックスウェル・ジョーンズと出会って，「君はどう思うか」ということを聞かれたことは大変大きな体験だったと話してくれたことがあります。

　その治療共同体での概念枠を，一体どういうふうに私たちが活用できるでしょうか。とにかく話し合いの場を作るということ，対人関係の中で何がおきているかを理解するということ，その理解は，精神力動を理解することにつながるわけですが，行動の意味するものを考える。盗みだとか喧嘩が取り上げられます。それだけではなくて，スタッフの問題も取り上げられます。スタッフが転任になるとか転勤になるとか辞めるとか，あるいは結婚するとか出産するというようなことが，一つ一つがデイ・ケアの話し合いの題材になります。そして，別れの体験を皆で話し合ってそれを乗り越えてゆく。あるいは職員の妊娠だとか出産だとかいうことの意味を考えていくということが，毎日毎日積み重ねて行われることになるわけです。

　一体，集団療法の技法といった場合に，何が技法だということになるわけですが，第一に，集団の場の雰囲気を読むということになります。集団の場の雰囲気を読むというのは，難しく聞こえますけれども，実はそんなに難しいことではありません。どの会でも「この会は雰囲気悪かったわね」とか「今度の同窓会はつまらなかったけれど，どうしたのかしら。何か雰囲気が悪かった」とか「あのパーティは一人だけ騒いでいて，皆しらけちゃった」とか，皆さんの集団に関する感想は始終耳にすることだと思います。集団に対する感想というのは，実は場の雰囲気を読んでいることにつながると思います。

　私たち日本人は，場の雰囲気を読むのがとても得意で，その場の雰囲気によってすこしずつ自分の立場をシフトさせて，場に合わせていくことがとても上手なわけです。これはどれほど上手かというのは自分でもびっくりするほどです。外国に行くと，日本人はほんとにスムーズにその場の雰囲気に合わせるということで，感心されます。時には非難されます。「正直でない」といわれることもあります。日本では正直であるということ，自分の考えを一点も変えない，どこも変えないということはあまり奨励されないで，むしろ少しシフト

させて相手の考えを取り入れていくということを小さいときからやっているのですね。私たちは場に自分を合わせることがいかに上手かということが、下手な人たちと一緒にいると分かります。古い統合失調症の患者さんだけを集めた病棟では、彼らがいかに場に自分を合わせるのが下手かということが目に見えて分かります。一人一人がばらばらで、病棟全体が何か騒々しいし、落ち着かない、かといって一つの考えで動いているのではない。それぞれがばらばらで、場の雰囲気に合わない。突然変な反応をするということが見られます。

　私たちがどのように訓練されてきたかというと、子どものときから、たとえば幼稚園でまず最初に習うことは、「前へならえ」ですね。前へならえというのは別の言葉でいうと、まわりの人に自分を合わせて自分をその線からはみ出させないということですね。それから幼稚園は、北朝鮮ほどではありませんけど、マスゲームをやらせます。皆で一緒に踊りを踊ったり —— 盆踊りもそうでしょう —— 皆に合わせてということを教えます。それだけでない、目に見えない、有形無形の周りに合わせる技術ということを小さい時からたたき込まれていますから、相当に上手。しかも顔色を窺うのが上手。こういういい方をすると非常に悪く聞こえますけれども、顔色を窺うといわないで、周りの人の気持ちを察する術が大変巧みだといえます。こういう巧みな人たちが、雰囲気を読んでいくことで一つだけ気をつけないといけないことは、感性がちょっとずれているかもしれない。間違っているかもしれない。自分はこういうふうに読んだけれども、ほんとにそうだろうかということを頭に入れること、そのような時は自分をグループに合わせようとせずに、グループの雰囲気についてコメントすること、これがとても大事なことだと思います。そして自分の考えが、自分の観察が、必ずしも絶対的なものではないということをいつも頭に入れておく必要があるでしょう。これが集団精神療法ないしは、治療共同体の概念を取り入れていく上での大きな意味の一つです。客観性を持たせるために話し合いを進めていく、話し合いのプロセスで確かめて行くことです。

　それからもう一つは、言葉によるコミュニケーションを奨励します。話し合いの中で行われていることで、もう一つ大事なことは、言語外のコミュニケーションが非常に活発に行われていることを認めて、そしてそれを取り入れていくということだと思います。言語外のコミュニケーション、たとえば、「いいですかその考えで。皆さんこれで賛成ですか？」といった時に、誰も返事しない、あるいは一斉に拍手するといったときにそれをどう読むかということですよね。言語外のコミュニケーションとして、誰も返事しないということが反対なのか、あるいは一斉に拍手されたということで、それが受け入れられて賛成なのか、これは分かりませんよ。一斉に拍手したら賛成だとする約束になって

いますけど，実際は心の中では「誰があんな事やるもんか，絶対反対」という人も拍手せざるを得ないような状況もあるわけです。ですから，非言語的なコミュニケーションを読むということがもう一つ大事なことになります。

　こういった技術的なことはともかくとして，患者たちにとっては，あるいは私たちスタッフにとってもそうですが，こうしたグループの場の大事な体験としていえるのは，他の人と自分は考えが違っていいということです。皆同じ考えで動かなくて良いということです。ですから，週5日来ても良いし，週2日来てもいいし，スタッフのいうことを聞かなくてもいいということです。自分の本当の感情が語れる場であるということが保障される必要があるということです。それから，特に何もしなくてもいい，居心地がよいという場であればいいと私は思います。今，申し上げているのは，概念枠として申し上げているのですが，そういう場を作っていくことが，実は一番患者さんにとって，あるいはスタッフにとって成長の機会を見つける，自分のあり方についての反省をする，新しいあり方を見つけてゆくチャンスを作ることだと思います。

　それではそういう場で活躍してゆく事で，何に気をつけていかなくてはいけないかということは，そんなにたくさんはありません。

　一つは，皆同じはずはないと思うことです。皆が賛成して，皆が喜んで，皆が一つの考えでまとまるということはあり得るはずがない。あってはいけないといっても過言でないと思います。楽しいはずの活動があった後でも，その楽しかった活動ゆえに，すごく悲しい思いをしている人もいるわけです。あるいは，悲しい話をしていながらでも，その中で自分だけは気持ちがゆったりとしている人もいていいわけです。皆が悲しんでいる時に，ひとりだけ笑っていると摘み出されますけれど，そんなことをする必要はないわけで，皆が悲しいときに嬉しい人がいたら，嬉しい理由を尋ねてみたらいいと思います。

　それから盛り上がる，楽しいグループはちょっと眉唾であんまり盛り上げない方が良い。日常的でうっとうしいグループの方が治療的である。それから，対人関係を円滑にすることを学ばせようと思わない方がいい，学びたければもちろん学べば良いけれど，ギクシャクした対人関係で，それがお互いに受け入れられること，「あいつは本当に人のいうことを聞かない嫌な奴だけど，まあしょうがないか」というような関係。あるいは自分が上手く人と付き合えなくても，ここに居れば安心だというような関係，そういう関係ができることが大切であって，こうすれば仲良くなれますよというようなことを教えようと思わない，教えなくてよいというように考えます。

　このようなことを始終頭に浮かべて，自分も自由に，自分の感性と自分の知的に持っている財産とを後ろにおいて，メンバーと対等に付きあっていくこと

が，デイ・ケア，こういう開放的な場での治療を可能にすると思います。ただ治療者として，あるいはスタッフとして大事な事は，「自分はスタッフとして給料をもらっているのだ」ということを常に頭に置くことです。時々これを忘れてしまって，自分も一緒にメンバーになってしまって，メンバーをむさぼる人が出てきます。これはいけない。禁欲的でなければいけない，と思います。

　こうしたことを考えながら，これまで私は，私の病院のデイ・ケアにも参画してきましたけれども，デイ・ケアは精神科病院に大変いい刺激を与えてくれています。そしてデイ・ケアで育ったスタッフや患者がそれぞれの場で新たな活動，今までになかったような活動を示してくれることを大変嬉しく体験しています。私のいうデイ・ケアはおそらくデイサービスを含めていると思いますけれど，デイ・ケアが新しい精神医療の体系を創造していくその原点として，ますます大事になっていくのではないかと考えています。

　こうして，古い治療共同体という概念も50年以上も前の概念が，新しい日本の精神医療の場で活用されて少しでもお役に立てればと思ってお話しをして参りました。

　ご清聴ありがとうございました。

Maxwell Jonesの治療共同体と
統合失調症の治療

はじめに

　近年，治療共同体の理論あるいは実践について，わが国の精神医療の世界で議論される事はきわめて少なくなったといえよう[注1, 2]。国際的にも，International Journal of Therapeutic Community という雑誌が季刊発行されてはいるが，その他の欧米で信頼されている精神科関係の雑誌に，治療共同体関係の論文が掲載される事は少なくなった。

　ところが最近の情報によると，政治的に激しく揺れ動いているソビエトや東欧で，治療共同体の意味が問い直されつつあるという事である。英国の精神科医で，これまで治療共同体理論の発展また実践に関わり，また集団精神療法を指導してきた人々のうち数人が，モスクワをはじめとする東欧の都市に招かれて，治療共同体を紹介し，実地に指導するワークショップを開いたという事である。

　こうした一連の出来事は，次のようなことを示していると考えて良いのではなかろうか。

　すなわち，欧米やその他の先進諸国では，精神病院の改善，解体過程がすでに終わり，精神医療の方向が，外来通院治療を中心に進められているようであるし，また治療共同体の方法は，すでに精神病院運営のあり方として，種々の修正は加

注1）最近の例外として次の論文を挙げておく．
　　武井麻子（1986）我が国の精神病院における入院治療の歴史的考察．病院精神医学，精神神経学雑誌，精神医学三誌による．東京大学保健学博士論文．
　　武井麻子（1986）精神医学関係雑誌における我国の治療共同体の歴史．集団精神　療法3(2)．
注2）この原稿を書き終わってから発行された館哲朗氏による総説『治療共同体論—力動的入院治療の構成要素として』（1991）精神分析研究，35(2)．を付け加えなければならない。ここでこの論文について正当に評価，議論する余裕はないが，17頁に及ぶもので，治療共同体の歴史的展望から始まり，メイン，ビオンの貢献も紹介しながら，マックスの仕事を批判的に論じている。その批判する所は，主として，カーンバーグによっているとはいうものの，わが国の研究者が，治療共同体を正面から論ずるのは稀有なことであり，これが刺激となって，治療共同体の臨床的有用性，問題点の議論が深まることが期待される。

えられているにしても、ほとんど常識といってよいほどに浸透している。

　一方、東欧諸国では、病院治療をこれから改善しなければならないという状況にあって、治療共同体が見直されるようになってきているのだろう。治療共同体は必ずしも精神病院の改革の方法論としての価値しかないわけのものではないと思うのだが、なんといっても治療共同体が精神病院の改革、解放の運動と同一視されてきたことと関係がある。

　また、1991年ロンドンで治療共同体関係のアーカイヴスを作る事になり、その財政的な面も整備されたと聞く。こうしてみると、治療共同体について論じることが少ないのは、わが国の状況であって、世界的には、必ずしもそうではないようであるといえようか。

　治療共同体のもたらした功績は精神病院の解放のみにあるのか否かという事は私にとってきわめて興味深い命題である。マックスウェル・ジョーンズ (Jones, M.) は統合失調症だけの治療法として治療共同体を創造・実践したのではない。彼は50歳を過ぎる頃になって、アメリカ、英国などで統合失調症の治療が中心となる精神病院に関わるようになったのだが、統合失調症治療に関しての彼の業績が再検討され、正しく評価されて然るべきだと思う。

　実は、そのマックスウェル・ジョーンズが1990年の8月にカナダの田舎で亡くなったのである。クラーク (Clark, D. H.) は、追悼文の中でこのことに触れ、『精神病質者に対しては明らかに効果を上げた治療共同体の方法は、精神病者にはだめだろうと批判する人がいたが、マックス（と誰からも —— 患者も含めて —— 親しみを込めてそう呼ばれていた）は治療共同体が伝統的な精神病院の中でも立派に発展することを証明した』と述べている。

　この機会に、彼の治療共同体がめざしたもの、また実現したものは何か、さらにそれがわが国において、今後どのような意味を持ちうるかについて、統合失調症者の治療という観点から考えてみたい。

マックスウェル・ジョーンズの生涯

　まず、マックスウェル・ジョーンズの経歴を略記し、その流れの中に彼の理論の発展の後をたどるヒントを探そう（表1参照）。マックスウェル・ジョーンズ（以下彼が常に誰からも敬愛の念を込めてそう呼ばれたようにマックスと略す）は1907年1月4日、スコットランドのエディンバラに生まれた。エディンバラ大学の医学部を卒業して、サー・デイヴィッド・ヘンダーソン (Henderson, D.) の主催する精神医学教室に入り、そこで5年間いわば精神医学の基礎を学んだのだが、その教室はジョンス・ホプキンス大学のアドルフ・

表1　Maxwell Jones の生涯

Maxwell Jones, C. B. E., M. D., F. R. C. P., (Edin.), D. P. M.,

1907年1月4日
　　　　南アフリカ連邦で、スコットランド人の父親とアメリカ人の母親の間に生まれ、エディンバラで育った。弟が一人おり、スコットランドの最高裁の判事を勤めた人。数年前に亡くなった。
　　　　Daniel Stewart College 卒業。
1931年　エディンバラ大学医学部卒業。
1939年　第二次世界大戦中、Mill Hill Emergency Hospital（ロンドンの北の郊外）で心臓神経症の患者の治療にあたった。
　　　　その後 The Suthern Hospital（Dartford, Kent）の The Ex-Prisoners-of-War Unit でのリハビリテーションに従事。
1947年　Belmont Hospital（Sutton, Surrey）で Neurosis Unit の責任者となる。始めは、長期の失業者、後には"Psychopath"を対象とした。
1952年　Social Psychiatry ; A Study of Therapeutic Community 出版。
1954年　Belmont Hospital は Social Rehabilitation Unit となる。
1957年　その後 Henderson Hospital となる（Sir David Henderson にちなんで命名された）。
1959年　Common Wealth Visiting Professor, Univ. of Stanford, ここで Isac Ray 賞を APA より授けられる。
1960〜1962年
　　　　Professor, University of Oregon
　　　　The Director of Education and Research（Oregon State Hospital）
1962年　Dingleton Hospital, Melrose, Scotland
　　　　この病院はスコットランドの南端で、イングランドとの国境に近いメルローズという村にある。
　　　　ディングルトン病院は、Dr. George McDonald Bell が院長であった1949年に、世界に先駆けて、全開放になった。
　　　　マックスはベルの後を継いで、院長になったということになる。
1970年　Fort Logan Mental Health Center, Denver, Collorado
1973年　Virgin Ireland, Phenix, Arizona へと居を移した。
1990年8月19日
　　　　最後に、Nova Scotia, Canada で死去。83歳であった。

マイヤー（Mayer, A.）のいわゆる psycho-biological psychiatry の影響下にあった。エディンバラ大学の医学部は，名実共に英国の医学界を代表する名門で，ヘンダーソンは，当時からその学識の深さ，名文家であることで評価の高かった精神科医である。また，今日でも良く知られている『Henderson-Gillespie』とよばれる精神医学教科書の著者で，エディンバラ出身の精神科医のみならず，多くの精神医学者にも影響を与えた人で，デーヴィッド・クラーク（Clark, D.

H.）もその影響を受けた一人である。

　その後二年間，奨学金を得て，アメリカに渡り，ペンシルヴァニア大学とコロンビア大学で，その頃特に著しい発展が期待されていた生化学（特に酵素）と内分泌学を学び帰国，サー・オーブリー・ルイス（Lewis, A.）のいたモーズレイに招かれた。そこでは精神病の身体的な治療，特にインシュリン・コーマ療法に興味を持ったという。

　ここまで見てきただけで，マックスは誠にオーソドックスな精神科医として，当時世界の最高峰にあった精神医学教室で学び育ち，順調に当時の最先端の研究，治療技術を身に付け，その業績が早くから認められていたようであることはわかる。また，ヘンダーソン（Henderson, D.），さらにルイスという現在考えても，傑出した精神科医と見なされる二人から多くを学んだであろうことは良くわかるのだが，彼の独創性がどこに芽生えたかは，はっきりしない。

　精神医学また精神医療の当時のあり方については，彼自身は総じて悲観的であったように思う。生物学的な精神医学の研究に何かを見いだそうとしたが，アメリカで研究生活を送るうちに，当時の方法論では結局大した事は発見できないのではないかと感じたという。また精神分析については当時の大学ではまったく問題にされておらず，これに彼自身が本格的な興味を持ち，メラニー・クライン（Klein, M.）の分析を受けるようになったのは，ずっとあとの事になる。

　彼自身によれば，十代のいくら酷使しても沸き起こってくる，発散し切れないエネルギーを，ラグビーに情熱を注ぎ込む事によって昇華し，さらにその過程で，彼自身の人間としての成長（"growth"——この言葉と"change"（変革）という言葉が彼の特愛の言葉であった）がラグビーの仲間との関わりの中でいかに支えられてきたかに気づいたという。このグループ体験の意義がその後の彼の研究に影響を与えたことは間違いない。

　モーズレイの若手の研究者の中でも特に期待されていたマックスが，その創造的な力を発揮し始めたのは何といっても，戦時中にロンドンの北の郊外にあるミル・ヒルに当時あった陸軍病院で戦争神経症の患者を治療するセンターの責任者になってからといえよう。そこでは，現在の診断基準でいえば，心臓神経症，心気症，ヒステリーと考えられる人々を中心に，性格異常者や統合失調症者も多少混じっていたらしい。

　ここでの彼の仕事は，他の陸軍病院でほとんど同時に発展したビオン（Bion, W. R.），メイン（Main, T. F.），フークス（Foulkes, S. H.）などの業績とともに英国社会精神医学の黄金時代の先駆けとなった。その後，後にヘンダーソン病院とよばれる性格神経症者の治療センターでの活躍で世界的に有名となり，"Community as Doctor"をラパポート（Rapoport, R. N.）らと著わし，治療共

同体による治療を確立させた。その後は世界中から招かれ，講演，セミナーなどを行っていたが，彼がもっとも得意としたのは，どこへ行ってもスタッフのグループに参加し，そのなかでその組織の持つ問題点を指摘し，葛藤の解決に有益な方法を教える事であったようである。彼が一度でも訪れたことのある病院では，その後何年も彼の事が語り継がれている。私もそうした病院の一つを訪れて，実際に彼がそこへ来たのは十年余も前の事で，しかもたったの一日だけだったのに，昨日のことのようにマックスの話をしているのに驚かされた経験がある。

　1963年にはスコットランドとイングランドとの国境にある，ディングルトン病院の院長となり，そこで初めて普通の精神病院で統合失調症の治療をその主たる仕事とした。その時彼はすでに50歳を過ぎていたのである。

　ここまでで，大体彼の精神科医としての発展，活躍の大切なところをカバーしたつもりである。

　ここで少し彼の個人的な性格傾向などに立ち入って，考えてみたい。というのは，彼の創造した，治療共同体，そこからのコミュニティ・ケアへの発展は，少なからず彼の個人的な能力に支えられていたし，また，彼の創造力に影響されたと思うからである。

　彼がスコットランド生まれであるということは先に述べた。スコットランド生まれであるということは，私たちが，東京の出身であるとか，九州の出身であるといったこととは，根本的に異なった意味を持っていることをまず指摘しなければならない。スコットランドは，歴史的にイングランドとは一線を画している。アイルランドのように，イングランドとの間にテロや戦争こそ近年ないが，言語も風習も随分異なっている。宗教的にもイングランドは英国国教会（Anglican Church：聖公会）の影響が強いのに対し，スコットランドでは，長老派（Presbyterian Church：カルヴァン派のプロテスタント）の影響が日常の生活に染み込んでいるといえよう。質素，禁欲的，勤勉などが彼らの基本的な生活信条であり，言語表現も直接的，開放的で，イングランド人のようにもってまわったいいかたをしない。人なつこく，庶民的な感じを抱かせる人々であるといえよう。詩人や小説家も同じ英語を用いながらも，一種独特の雰囲気がありすぐ分かる。「古城の麗人」や「アイヴァン・ホー」の作者であるサー・ウォルター・スコット（Scott, W.）や，蛍の光（Auld Lang Syne）や夕空晴れて（Comin' throu' the rye）の詩人，ロバート・バーンズ（Burns, R.）らは国民的な作家，詩人として大変尊敬されている。新しいところではスティーブンスン（Stervenson, R. L.）も良く知られているスコットランド人の誇りの一人であろう。そういえば国富論のアダム・スミスも，探検家のリヴィングストンも，

と枚挙にいとまがない。

　高名な精神科医の中にスコットランド人，アイルランド人，さらにはユダヤ人が多いのは，イングランド人と肩をならべて競えるためには，医師という専門職，そのうちでもややマイナーと考えられた精神科医を選択しなければならなかったような，多少の差別が存在していることを示唆しているように思われる。私たちのよく知っている精神科医の中にも，最近亡くなったレイン（Laing, R. D.），ボールビイ（Bowlby, J.），カーステアーズ（Carstairs, M. G.）らのように，また現在は現役を退いたがクラーク（Clark, D. H.）のように，スコットランド出身者は少なくない。彼らスコットランド人には，オーソドクシーに対する──反抗とはいわないまでも──一種独特の構えが共通しているように見える。レインの反精神医学はいうまでもないが，カーステアーズの文化人類学的視点（彼は，精神科医になる訓練の途中で，マーガレット・ミードについて，文化人類学の本格的な訓練を受けている），ボールビーの母子関係に関する洞察も，マックスやデーヴィッド・クラークの治療共同体，ソシアル・セラピーも同様に，同時代の理論や方法論を超えた，新しい可能性を示した。これは，オーソドクシーから自由であったからこそ可能であったといえるのではなかろうか。

　マックスは私に，D. P. M.（Diploma of Psychological Medicine：当時の精神科医専門資格）を取って，それからシステムに rebel するようにといったことがある。当時のわが国の大学闘争，専門医資格制に対する反対運動について聞き，それを憂いての発言でもあったのだが，これは彼がモーズレイで生物学的な研究で認められ，それから新しい方法を発展させてきたという生き方と一貫している。彼は後に，ラディカルな考えを実践したが，本質的にはオーソドックスな背景──スコットランドの上流階級に生まれ，エディンバラで得られる最高の教育を受けたなど──を持ち，精神科医となっても，基礎的な仕事は生物学的精神医学であり，その後も一貫して精神医学の基本的な枠組を離れなかった。これは，レイン（Laing, R. D.）やクーパー（Cooper, D.）を始めとする反精神医学の旗手たちの批判するところともなったのである。彼は決して，ナショナリスト的な偏見の持ち主ではなかったが，スコットランドを最後まで愛した。終の栖となったカナダの東端のノーヴァ・スコシアは文字どおり新しいスコットランドで，彼の故郷の風景そのままのところであった。病院で毎年バーンズ・サパーといわれるパーティが，スコットランドでもっとも尊敬されている国民詩人，ロバート・バーンズ（Burns, R.；1759-96）の誕生日の1月25日に開かれる。そこでは，ウイスキーを飲み，スコットランドの言葉で書かれた彼の詩を交代で暗誦し，スピーチを交換する。マックスもそこに招かれ

ていた姿を思いだす。彼が最後まで勉強していた書斎の壁にはバーンズの"To a Mouse"からの引用がかけられていたとのことである。

　前にも述べた事だが，もう一つマックスにとって重要と思われるのは，ラグビーの体験である。彼は全スコットランドチームのキャプテンとなって，その中でチームワークの意味を体で覚えたといっている。ラグビーは彼の一生愛したゲームで，シーズンの間は毎週土曜日になると，彼に誘われ，病院のある丘の上から，メルローズの町へ一緒に下りてゆき，ラグビーを観戦したものである。（これは怪我人が出ると，その外科的ないしは整形外科的な処置の責任を追わされるのが嫌で，私を誘ったというのが本当のところだと思うのだが）ラグビーのチームワークもさることながら，その攻撃性，勇敢さ，また高度な知能を要する作戦のたて方も彼の成長にとって大切だったに違いないと思う。

　第三にカーステアーズのいうように，彼が生まれながらのデモクラットであったということが，彼の性格の大きな特徴として挙げられる。デモクラットという意味は，民主主義者という政治的な立場というよりも，地位や人種やその他の要因で人を差別することを嫌ったといい換えることができる。患者であることで差別しないという発想も，スタッフの職種による役割にこだわらないという治療共同体に本質的な考え方も，彼が生まれながらのデモクラットであることと無関係には考えられない。一般に英国では一言あいさつを交わせば，互いに相手がどの階級に属し，どの程度の教養を背景としているかを嗅ぎわけてしまうといわれる。また医師の話す英語と，勤労者階級の患者の話す英語は，同じ国の言葉と思えないほど異なる。精神病院は，ゴフマン（Goffman, E.）の活写するように，内部に自然あるいは必然的に階級（ハイラルキー）が作られてしまうところである。この階級差に感受性のない人には，とても治療共同体の発想はなかったろうと思われるのである。

　マックスは長身で，背広の上からはむしろ痩せて見える贅肉のない闘士型ともいうべき体格，やや丸みを帯びた顔の輪郭は，細長い尖った感じのイングランド人と比して，いかにもスコットランド人である。悪戯っ子のようなtwinklingな眼をしている人で，晩年は短く刈り込んだ白いひげをたくわえていた。常にオープンな人で，フェアであり，そうあることが彼にとって非常に大切であることは言葉の端々に窺えた。そして，いつもヒポマニーとはいわないまでも，活力に溢れた人であった。50歳で結婚，三人の女の子の父となった。彼女たちはいずれも成人して，建築家，地方新聞の編集者，作家として，アメリカで活躍している。

　彼にとってどのような人間が理想的であり，誰を尊敬していたかなどについて正確なことはいえないが，彼自身はdepressiveになれない人だったと思う。

人間の弱さやどうしようもない醜さ，暗さ，人間生活につきまとう悲惨などから眼をそむけたのではもちろんないが，どちらかというと耐えようという態度はなく，立ち向かう姿勢を崩さない，鼓舞者，鼓吹者，挑戦者であったと思う。前向き，攻撃的，父性的でそしてきわめて論理的な人であり，このような姿勢は治療共同体におけるリーダーの一つの典型を示しており，カリスマ的に過ぎると批判されたこともある。私は，それまで個人的にこのようなタイプの人に出会ったことはなかったし，日本人の中にはめったに見られないタイプだと思う。

これまで述べてきたマックスの精神医学の中での生活史が，治療共同体における統合失調症者の治療法にどういう影響を与えたかということは興味深いことである。

時代背景

　治療共同体の先駆者たちは，少年時代に第一次世界大戦（1914〜18）を経験し，第二次世界大戦（1939〜45）時は将兵として参戦している世代である。そして治療共同体は，第二次世界大戦中の陸軍病院の中で生まれたのである。自由，平等を謳い文句としている治療共同体の発生が，陸軍病院の中から生まれたということは逆説的なことでなくて何であろう。

　第二次世界大戦の勝利国となったものの，それに引き続き戦後の経済界は疲弊し，保守勢力と労働党の勢力が逆転し，多くの植民地を手放さねばならないという政治的，経済的な危機が，大英帝国を根底から揺さぶった。この前後から英国の階級制度が大きく変化してきているといえる。精神医療の側面からは，何といっても健康保険制度 N. H. S.（National Health Services）の確立が大きな意義を持っている。これによって医療が公平に無料（当然税金の一部として払ってはいるのだが）で受けられるようになった。戦前から存在していた家庭医制度（家庭医を GP: General Preactitioner あるいは family doctor という）もさらに充実したことも，精神医療の発展，具体的には精神病院の開放化，外来通院治療の充実，コミュニティ・ケアへと発展していくことに大きく貢献した[注3]。

　つまり英国は国を上げて，経済的，政治的に大きな動揺の中にあり，価値や権威の枠組みが動揺し，新しいものが求められていたといえる時代であった。

　精神医学というきわめて狭い範囲の中でも，フロイト（Freud, S.），メラニー・クライン[注4]ら精神分析医に止まらず，相当の数のユダヤ系の移民が入国し，マイヤー・グロス[注5]，フークスなどのように，精神医学全般に大きな

影響を与えた人々もいた。ことに精神分析の神経症に関する理解ばかりでなく，精神病の精神病理の理解にも着実な貢献を始めている。さらに，精神科医たちの中に，精神分析を自ら受ける者が増え，このことはその後の精神医療環境に，また精神科医の訓練過程に少なからぬ影響を与えたものと考えられる。

また，精神医学の周辺では，社会科学，文化人類学などの発展が目覚ましく，クルト・レビン（Lewin, K.），ゴフマンなどのように直接精神医学の方向づけに影響を与えた研究は少なくない。50年代の始めに，次々に発表されたゴフマン，スタントンとシュワルツ，カミング夫妻らの精神病院を舞台とした社会学者を中心とした研究は，現場の精神科医を刺激し，また彼らに理論的な枠組みを与え，直接彼らの臨床状況，精神病院を改善していく助けとなった。クラークはこの時代に生き，こうした研究から直接的に影響を受け，さらにそれらを実り多いものにした一人であるが，その経緯をも含めて，その頃の精神医療，精神医学全般の動きを，最近語って評判となった[注6]。

これらの代表的な著書を，年代順に並べて，マックスの著書の発表時期などと比べてみよう（表2）。これを一覧すれば，明瞭に相互の影響の可能性が了解できよう。

マックスの目指した治療共同体

これまで述べてきたことから，マックスの治療共同体が目指してきたものをもう一度考えなおしてみる必要があるだろう。

本来ならばここで，治療共同体の実際上の活動，そのあり方をまず紹介してから，これから述べることに入っていくという順番になるのだが，紙数の都合もあり，それは成書やこれまで筆者の書いたものを参考にしていただくことにして，治療共同体の中核にある思想，方法論についての議論を中心にしたいと

注3) アイルランド出身の作家クローニンの代表作『城砦（原題 Citadel）』は1937年の作であるが，彼の作品の主人公が，内科の専門医の試験勉強のために，時間が自由に使えるということで精神病院勤めをすることが一再ならず出てくる。戦前の精神病院が拘束だけではなかったにしろ，積極的な治療のセンターでなかったことの傍証としても面白く読める。

注4) フロイトは1938年6月6日に英国へ亡命，その死（1939年9月23日）までわずか1年3カ月余りとはいえ，クライン（1926年に英国へ亡命し，1960年9月22日に英国で死去）と共に英国の精神医学に大きな影響を与えたことはいうまでもない。

注5) スコットランドにある，クライトン・ロイアル病院を中心に活躍し，ロス，スレーターとの共著の精神医学の教科書は，版を重ね，英語圏のみならず，わが国も含めて，長期に互ってスタンダードとして影響を与え続けている。

注6) Talking with David Clark

表2
Maxwell Jones の著書

Social Psychiatry (1952). Tavistock

The Therapeutic Community : A New Treatment Method in Psychiatry (1953). Basic Books

Social Psychiatry in the Community, in Hospitals and in Prisons (1962). Charles Thomas

Beyond the Therapeutic Community (1968). Yale University Press

Social Psychiatry in Practice (1968). Penguin

The Maturation of the Therapeutic Community (1976). Human Sciences Press

同時代の関係業績

Main, T. F. (1946) The Hospital as a Therapeutic Institution, Bulletin of the Menninger Clinic 10 : 66

Erikson, E (1950) Childhood and Society. W. W. Norton & Co

Lewin, Kurt (1951) Field Theory in Social Sciences, Harpers

Bowlby, J (1951) Maternal Care and Mental Health. WHO, Geneva

Sullivan, H. S. (1953) The Interpersonal Theory of Psychiatry. W. W. Norton & Co

Alfred H. Stanton, M. D. and Morris S. Schwartz, Ph, D. (1954) The Mental Hospital. Basic Books

Belknap, I. (1956) Human Problems of a State Mental Hospital. McGraw Hill

Caudill, W. (1958) The Psychiatric Hospital as a Small Society. Harvard Univ. Press

Rapoport, R. N. (1959) Community as Doctor : New Perspectives on a Therapeutic Community. Tavistock Publications

Goffman, E. (1961) Asylums : Essays on the Social Situation of Mental Patients and Other Inmates. Anchor Books

Cumming, J. and Cumming, E (1962) Ego & Milieu : Theory and Practice of Environmental Therapy. Atherton Press

Clark, D. H. (1964) Administrative Therapy. Tavistock Publication

Clark, D. H. (1974) Social Therapy in Psychiatry. Penguin

Kreeger, L. (1975) The Large Group-Dynamics & Therapy. Constable

Hinshelwood, R. D. and Manning, N. edit. (1979) Therapeutic Communities-Reflections and Progress. Routledge & Kegan Paul

思う。

　治療共同体は，統合失調症をはじめとする，精神病，精神障害の治療のための組織構造を提供したのか。現在私たちのいう，性格神経症，境界例などを含む，当時はあまりはっきりしない定義で psychopath とよばれていた人たちの self-help group を目指したのか。それとも，この矛盾に満ちた現代社会にアンチ・テーゼとしての alternative society のモデルを提供しようとしたのであろうか。

このようないろいろな可能性を視野に入れながら，これを統合失調症者の治療という観点からまとめ直してみよう。

デモクラシーについて
直接参加

政治的なイデオロギーとしての民主主義はともかくとして，ディングルトン病院という400床余りの王立精神病院にとってデモクラシーを導入することは一体どんな意味があったのだろうか。

筆者は別の論文で，治療共同体の実践上必要なものとして，いわゆる民主主義について次の二点が守られるということが重要であると述べている。すなわち

1) コミュニティ（それが病院であれ，そのほかの施設，たとえばデイ・ケアであれ）メンバーの基本的人権が守られていること。これは患者としてという条件付きではなく，一般市民としてということである。
2) 患者が自分の生活，将来についての希望などに関して発言できる——あるいは発言を期待され，話し合うことのできる場が保証されていること。

精神病院で右の二つが満たされていることが，前提条件と考えるべきである。それが満たされることによって初めて，マックスが治療共同体の前提であるとした，デモクラシーの一部を満たしているだけではなく，マックスの非常に大切にした"involve"すること，または直接参加することを可能にする。そしてこの条件こそ彼の考えたデモクラシーの根幹と考えている。

ではこの基本的な条件が満たされていないようなところで，統合失調症者の治療があり得ないのではないかという議論にもなろうが，ここでは，デモクラティックであることそれ自体が，どのように治療的意味を統合失調症者の治療について持ち得るかについて考える。

ディングルトン病院は，終戦後すぐにジョージ・マクドナルド・ベル（Bell, G. M.）のリーダーシップの下に，世界で最初に全開放にした病院であることは知られていたが，それさえスーパーインテンデント（院長）のベルが，いわば一方的に鍵をはずしたのであったので，患者はもちろん，看護師も含め他の職員はまったくといって良いほど関わっていないというのが真相である。

マックスウェル・ジョーンズはそのベルの後に来た（私の手もとに，1990年マックスの死の後，彼とベルの精神医療に対する貢献を称えて，ディングルトン病院の庭に，地元の人々が植樹している新聞の記事と写真のカッティングがある。その中に私の知っている患者たちの姿があるのも，いかにもディングルトン病院らしく嬉しく思ったものである）。

マックスはベルとは異なり，どんな小さなことでも，話し合いの場には当事

者が直接参加することを原則とした。本人が参加していないところで，事がらは決定されない，またできないのである。したがって，彼の改革の仕事は，当事者が話し合いの場に座れる組織作りから始まったといえよう。そしてこれまで治療のコンシューマーの位置に甘んじていた患者を，治療の場で自分のことを考え，話し合いの主体として自らを提供する積極的なメンバーに変えてしまったのである。

マックスの着任早々から，旧態然たる体制の中で，コンフロンテーションに継ぐコンフロンテーションの時期を経て，彼のいうデモクラティックな共同体が生まれる過程は，原題『Painful Communication』，後に『Beyond the Therapeutic Community』と改められたディングルトンでの最初の著作の初めの部分に活写されている。また"The Process of Cheange"はディングルトン病院での治療共同体の生成の過程を，病院のビジネス・ミーティング（コミュニティ・カウンシルとよばれ毎日開かれた）の記録を辿って再構成したものである。

この決定に参加するという要請がどのようなインパクトを患者に与えたであろうか。

私がディングルトン病院にいったのは，1968年なので，彼が院長に就任してからすでに6年目の春であった。はるばるスコットランドの片田舎に到着した翌日，病院全体の患者・職員が集まるコミュニティ・ミーティングに紹介されたのであるが，患者はかなり長いこと（つまり，十年とか，二十年とか，あるいはそれ以上の長期）病院で生活していることを窺わせる年齢，たたずまいの人々が大勢いたことを思い出す。

この人たちは，ながい間全開放の病院ではあったといえ，伝統的な治療者－患者関係の中で生活してきた。すなわち，『治療』を治療者たちから与えられることに慣れていたし，すべては治療のためにというスローガンにまとめられる構造の中で生活していた。それだって，その一時代前にはなかなか実際に手にすることは難しかったし，わが国の精神病院では現在ですら危ぶまれるところが少なくないことから考えれば随分恵まれてはいたといえる。その人たちが，自分の生活を自分で組み立て，創造していくことに直接参加を要請されたのである。初めのうちは，患者からまた職員からの抵抗も大変なものだったであろう（私が海上寮でコミュニティ・ミーティングを始めた時も，なぜこんなグループをやらなければならないのか，何の役にも立ちはしないという患者の声，また患者を甘やかしてどうする気だという職員の声があちこちから聞こえて来たことが昨日のように思い出される）。ましてや，権威構造のはっきりした精神病院にながいこと生活していた，患者・職員にとってこの直接参加の方式は，

有難迷惑なこともあったろう。

しかし，コミュニティ・ミーティングの影響は，その後の患者の成長，成熟の経過を見ても，またディングルトン病院自体の発展から考えてもポジティブな影響であったことは間違いない。

決定に参加することが，これまで受け身であった患者の市民権の回復にはつながったろう。また，病的に依存的で，受動的な生活態度，およびその結果としての退行，投げやりで将来に関して何の希望もない状態にあったと推察される患者にやる気を起こさせ，希望を実現させる端緒となったろう。

しかし，これらは先に述べたようにやや慢性の，陳旧化した統合失調症者にとっての影響であって，初発の急性期統合失調症者に対する直接的な治療効果をもたらすとは単純にいい切れまい。デモクラティックであること自体が急性期の統合失調症者にとって第一義的に重要な治療的要因であるとはいえない。

しかし，精神病院における治療の現況を良く知っている，また精神病院というインスティテューションがともすれば陥りやすい傾向について学んできたものとしてあえていえば，こうした病院の雰囲気は，入院に至るまでに，ともすれば権威的に，あるいは抑圧的に遇されてきていたかもしれない統合失調症者に，いたずらな不安を起こさせることが少ないだろう。また同病の患者のグループから恐がらなくても良いという支持を受ける機会が十分あるだろう。このこと自体は，入院治療を進めていく上で大変重要な要素であることは誰も疑いをさしはさむ余地はなかろうと思う。これはいわば間接的な影響であって，デモクラティックでなければ成立しないという種類のものではないともいえよう。

平等であること

治療共同体の方法の根底には，患者は職員同様あるいはそれ以上に，自分の問題について関心を持っており，そしてそれを乗り越えようと常に考えている，というオプティミズムがあるように思われる。そしてそういうモチベーションを失っている患者が実際には存在することは，精神病院という（あるいはそのほかの場合もあろうが）インスティテューションが悪い，またはスタッフが抑圧しているのだという決めつけにもつながる危険性を含んでいるように思われる。

患者は病気なのだから，治療者側が一方的に治療を与えるという構造は，精神医療では成立しないことはすでに証明されているのでここでは論じない。しかし患者も職員も，治療の種類や時期の決定に同じ一票を持って討論するといった行き過ぎにもついていけない。

患者の健康な部分への働きかけを大切にすることから始まった筈の方法が，患者の患者たる所以である病気，病理に目が届かなくなってしまい，すべての異常

と見られる行為が防衛であるとか，行動化であるとかたづけられてしまう状況が出てくることもある。患者が患者であっても良いというメッセージが治療共同体ではともすると薄くなりがちである。それがないところでは，良い治療関係は生まれようもない。そのためには，やはり権威の在りかがはっきりと提示されていることが必要である。民主的という美辞の影に隠れて無責任体制になってしまうという批判もここから生まれる。メニンガーや少し異なる観点ではあるがカーンバーグらの批判もこの辺の事情を反映しているように思われる。

　統合失調症者の治療の過程では，患者が他者との距離が縮まるということだけで，苦痛を覚え，病気の症状がさらに悪化することをよく経験する。もし治療者が，あるいは治療の場がこの距離を常に縮める方向にはたらいていたら，患者にとっては，常に耐え難い場に身を置かされているということにもなる。こうした患者に対する治療チームの対応は，そこに統合失調症の治療に興味と経験を十分積んだ指導者がいないとかなり困難なことになる。

　また，病気であること自体を否認している患者にとっては，格好な行動化の場を与えられたことになる場合がある。「薬ものみたくない」「病気ではない家族が悪い」「医師の診断が間違っている」などという主張がまじめに，まともに聞かれる経験それ自体は決して非治療的なこととは思わないが，そうしたことが簡単に是認され，患者の病理的な否認が肯定されてしまうこともあり得る。これをそのまま放置してそれが極限にまでいくと，これまで"治療共同体の失敗例"として少なからず報告されているインスティテューションと同じ轍を踏むことになる。治療共同体という概念枠に inherent な病気の種といっても良いだろう。

　そこで何らかの働きかけが必要になる。この働きかけがある場合，欺瞞的であるとか，"治療的"ということを際どく取り入れなければならないという批判の種になる。実際にディングルトン病院では先に述べた，いわば治療共同体のもつ病気がでたことを何度も体験した。

　私にいわせるとこれは，治療共同体という枠組み（あるいはイデオロギー）が統合失調症の治療という大前提を超えてひとり歩きしているからで，統合失調症の治療という原点に立ち返って何をすべきかを考えればおのずと答が与えられると考えている。そういってしまえば，身も蓋もないので，私が見たあるいは，私の経験で有効と考えた手当ての工夫を一つ示すことにしよう。

　もちろん施設によっては患者を選んでその治療共同体に合った患者のみを治療の対象にしているところもある。ヘンダーソン病院，トム・メインのカッセル病院，などの有名な病院は厳重な患者の選択によってその効果を十分に発揮している所といえよう。しかし一般的に私たちの臨床では患者を選択して治

療することは困難であるし，またそれを望んでもいない。

　患者が治療を拒否している場合，病気を否認している場合は，通常の臨床的な働きかけ，話し合いがもっとも大切であることはもちろんであるが，治療共同体では，そのほかに他の同様な体験をもつ患者と話をしてもらうことも有効な場合がある。たとえば入院を渋っている患者を病棟にいる患者に紹介して話をしばらくしてもらうのである。治療者の，絶対治療が必要だという態度を押しつけと感じたり，治療者の迫ってくるような距離の動きを，わけのわからない圧力のように感じている患者にとって，理詰めでない日常生活レベルの感情的な説明は，存外説得力がある場合がある。

　もう一つは治療的な積極性を当面抑えて，遠巻きに，ある種の関係性——患者と治療チームの誰か，あるいは患者と患者の——が生まれるのを意識的に決断して待つことである。この意識的に待つということが特に治療共同体では重要で，ともすれば積極的に関わることがほとんど倫理的に要請されているといって良いような治療共同体の文化の中では，はっきりとした決断を共有する必要がある。

全員一致による決定（Decision Making by Conesensus）

　筆者が集団精神療法を病棟レベルで始めてすぐ気がついたことは，少し議論が動き始めると，それを十分に暖めいろいろな側面を検討しようとはせずに，多数決による決定に持っていこうという現象が頻発することであった。決定は比較的簡単に行われ，結論はすぐ出るが，その結論は拘束力をほとんど持たない。決定したということが重要なのであって，その内容は問わない。これは病棟のグループだけでなく，いろいろなグループ場面（いわゆる健常者の会議など）でも同じことが起きる。このことについては他で詳しく何度か論じているのでここでは立ち入らないが，この時決定しなければならない圧力を避けることはそう容易なことではない。ことに統合失調症者にとっては，強力で避けがたい圧力となり，これに巻き込まれると，追いつめられ，甚だしい場合は急性の幻覚妄想状態に落ち込んでしまうことすらある。全員一致は決定をのばす，あるいは決定しなければという強迫的ともいえる圧力を鎮めるためにも必要な方法である。

　そのような状況を避けるためのみの方法として，全員一致による決定が治療共同体のなかでもちいられるようになったのではない。むしろ，これはクエーカーの伝統と関係があるのかもしれない。クエーカー教とはキリスト教のプロテスタント派の一つだが，いわゆる牧師を持たずに，信徒たちが教会の運営に当たる。英国ヨークのレトリートは moral treatment を始めた所であり，近代

的な精神障害者に対する治療の先達であり，歴史的には治療共同体の先駆者と考えられている。レトリートはクエーカーによって始められた。そのクエーカーのビジネス・ミーティングでは，意見が出されると完全に全員一致を見なければ，決定は延期され，さらに話し合われる。

　これはわが国の方法と似ているようにも見えるのだが，その精神に大きな隔たりがある。クエーカーは全員が一致できるようになるまで，静かに待ち，そして最善の解決が与えられることを疑うことがない。わが国の全員一致による決定は，根回しなどの他の方法を駆使して，全員一致というグループの内部のハーモニーを確認する方法のように見える部分が少なくない。統合失調症者を中心とするグループ活動において，全員一致による決定という方法を，治療共同体においては決定しなければならないという圧力をかわす方法として用いれば強力な援助となることがある。しかしこれとてドグマとして信仰するのではなくて，柔軟に用いるべきである。

　デモクラティックであるということには，この他にもいろいろな側面があり，複雑な問題を私たちに提起する。たとえば，代表制の原理などもその一つであろう。これらについては以前に少し論じているので繰り返さないが，デモクラティックであることがア・プリオリに，統合失調症者の治療，殊に精神病院における治療に必ずしも要請されるものではないが，治療共同体がデモクラティックであることを重要視する意味を大切に考えることは必要である。

いろいろな治療法を入れる容物（枠組み）としての治療共同体

　この方法が統合失調症者を対象にして始まったのでないことはすでに述べた。実際に治療共同体では，統合失調症者の治療などを行う普通の精神病院と同様に，向精神薬療法を中心とした薬物療法，作業療法，各種のアートセラピー，個人と集団精神療法が行われる。場合によっては，精神分析や電気ショック療法が行われることもある。このような多種の，また多彩な治療法をバラバラに導入するのではなく，治療共同体という一つの生活体の中で，合理的に，合目的に行う。したがって，治療を行う際の情報は，医師である治療者の診察室内での観察にのみ頼ることはなく，患者の生活全体から得られる。その情報源は，患者自身を含めていろいろな人たちからもたらされるし，本人もその情報の提供者と直接話すことができる。この情報について検討しあう過程こそが重要な治療の過程であることはいうまでもない。

　治療共同体は，いろいろな治療法が，その中でもっとも効率よく機能するように，持続的にモニターしていく話し合いの過程を容易に提供できる。したがって，治療共同体は統合失調症の治療に適当であるかという議論ではなくて，い

かに統合失調症の治療に適合するように，治療共同体のありかたそのものをmodifyしていくかという方向性が必要であろう。

治療共同体がはじめにその対象とした，性格神経症，心気症，psychopath，今でいう境界例などに必要な枠組みと，統合失調症を対象した治療の方法論には違いがあっても当然であろう。

シナノンなどのように，麻薬の嗜癖患者を治療共同体で治療している人たちは，治療共同体の枠組みそのものが治療法である以外には治療はない。したがって枠組みそれ自体の変更もかなりラディカルで，治療共同体とは称するものの，大分私たちの理解する治療共同体とは趣を異にする。コンフロンテーションは一層強烈であるし，はっきりしたハイラルキーをその構造の中心に置く。デモクラシーのデの字もない。

わが国の精神病院において私たちが遭遇するのは，統合失調症を含めた精神障害者であって，いろいろな診断範疇に入る人々を対象にして治療共同体を柔軟に作り上げていかねばならない。そうした際に，治療共同体はいろいろな治療法を入れる容物であるという考え方は参考になる。柔軟にドグマティックにならずに，できるだけ自由に，開放的に，そして患者と一緒に考えるという態度をとり続けると，それなりの治療共同体ができてくるというような，見ようによってはいいかげんなほうが，教科書通りにきっちりした治療共同体を作ろうという考え方で出発するよりも，臨床的には良い治療共同体ができるのではなかろうか。

精神病院からコミュニティへ

『治療共同体を超えて』に書かれているように，ディングルトン病院はマックスの関与の初めから，GPを中心としたコミュニティに開かれた態度を持ち続けていた。

この理由としては，GPという，まさにコミュニティにその中心をおく医療体系がすでに確立されていたことがまず上げられるだろう。これに加えて，この頃の時代思潮もコミュニティ・ケアに傾きつつあったこともある。マックスは常に新しい方法に興味を持ち，それを実現していく人だったし，trodden pathを辿るのをよしとしない人であった。また，ディングルトン病院が治療共同体となって何年か経ても，さっぱり良くならない，あるいはある程度改善しても，何かすっきりせず，病院に適応してしまっている人たちが少なからず残されている。この人たちをどうするか。病院の中で保護しておく必要はない。それでは病院の中に，フラットをつくったらどうだろう。さらには，病院の門の前の看護宿舎を患者の住居にしたらどうだろう。新しくできるフラット群を

病院で借り上げて，患者を送り込むのは，といった具合に外のコミュニティにむかってどんどん発展していったのである。

一方新しく発病，ないしは再発する患者に対しては，毎月1〜2回の外来治療をその地域に出かけていき，そしてその際GPとの相談，コンサルテーションを行うことによって，実質的にGPとの連携を強めたことにより，入院にまで至らない患者が次第に増えた。また場合によっては，危機介入のための，医師，PSW，看護師による病院のチームが，直接患者の家を訪問し，家族を含めて話し合い危機を乗り越えた。このような努力の結果は著しく，1968年には，40床あった男女混合の入院病棟が，1970年にはわずか7, 8床に減り，マックスが院長をやめたあとは，院長宅が入院病棟になった。そして病院全体の病床数が，当初の412床から，240床内外になり，そのほとんどが，60歳以上の，老人精神障害，ないしは高齢化した統合失調症によって占められることになったのである。

この発展の過程は，マックス在任の6, 7年の間に完成した。その努力の結果，ディングルトン病院は世界に新しいコミュニティ・ケアのモデルを提供することになったのである。

単純化しすぎた傾向はなきにしもあらずだが，先に述べてきたように，精神病院における統合失調症の治療のありかたのモデルとしてこの方向は世界の先進的な病院のあり方を指し示してきたといえる。

コミュニティの中へという方向は，同時に治療共同体がいわゆるalternative societyの方向を指し示したと感じた人々を生み出し，一時はそういう人たちの運動がたかまったことがあったのを思い出す。マックス自身はそうした運動の先頭に立つことはなかったけれども，彼のアイデアは必ずしも，精神障害者の治療法としてとどまってはいなかった。晩年は，自身を，educationist，あるいはhuman ecologistと称していたように，リベラルなシステムを人間社会に導入することが，成長，成熟を生み出すための必須条件と考えていた。かれの成熟の究極の目標は，最後の著書『Growing Old』で論じられているが，ここでは触れない。

マックスの治療共同体を支えたもの

マックスのカリスマ

マックス自身は，彼自身の果たしている役割が強烈なリーダーシップを提供しているとか，彼のカリスマがディングルトン病院を支えているという評を，極端に嫌がった。彼はシステムを導入しているのであって，そのシステムなら

ば誰でもディングルトン病院を作れると信じていたと思う。そして，multiple leadership の重要性を説き，最後には院長職を降りてしまい，グループによる運営を目指した。

この集団指導体制は，ある程度は成功したが，マックスがやめた後のディングルトン病院を訪れたものは誰でも感じるのだが，以前に体験したディングルトン病院はもはや存在せず，田舎の小さい，良くやっている，良い病院になってしまった。

このことから考えても，マックスウェル・ジョーンズのカリスマが大きい要素であったことは否めないのだが，しかしマックスのような人格，性格はとても供給できなくとも，彼のいう理論，システム以外に取り入れられるものはないものだろうか。

彼は大変な努力家であり，そしてそれを持続した人であった。朝は非常に早くから仕事を始め，夜はなにがあっても十時には寝るという規則的な生活を，修道僧のように守った。読書の量もまた，書く量も大変なものだった。ディングルトン病院には医学書の図書館があまり良いものがなかったのだが，私にとってはマックス個人の本を借りて読むことで十分以上といえるほどで，むしろ追いつくのが大変だった。彼の本には，彼の特徴的な，日本風にいう達筆ではないのだが，規則正しい読みやすい字で書き込みがなされていたものだった。

また彼は自分について知りたいという貧欲といって良いほどの積極的な態度を持ち続けた。良く自分を subject にするようにといっていたが，彼自身，良く自分を学習の対象として提供した。マックス自身の言動についてのコンフロンテーションも一再ならず経験した。オープンであること，誰のいうことでもよく聞き，それから学ぼうという意志は真似のできないものであったと思う。

このような，個人的な資質を云々していると，ますますマックスのカリスマの大きさに圧倒されてしまう。では，一人のリーダーとして彼のしたことのうちで，私たちのできることはないのだろうか。

いろいろな治療法，あるいは概念の導入への努力

筆者の個人的な体験からいっても，ディングルトン病院にいた間ほど新しいものに毎日のように触れた時はなかったと思う。それも，本や雑誌で読むばかりではなく，実際に体験する機会も非常に多かった。ロンドンからも遠く，エディンバラからでさえ，1時間もかかるような辺鄙な所へ，世界中から有名，無名の学者，治療法の創始者たちが入れ替わり，立ち替わり現れたものである。ディングルトニアン（とディングルトンの洗礼を受けた人たちは呼ばれる）は貧欲に新しいものに目も向け吸収もしたが，同時にしたたかな批判者でもあっ

た。それも訓練の重要な部分となっていたと思う。

　新しいものを取り入れようという態度，努力とそれを吟味する能力は，スタッフだけでなく，患者も持っていた。だから新任の医師はまず患者の鋭い批判的なまなざしにさらされ，私などは怖い思いもしたものである。

スタッフの教育訓練への努力

　マックスの教育に対する興味と情熱は彼の著作を一度でも読んだ人は知っているだろう。彼は，教育は一方的に与えるものではなく，two-way communication から生まれるといい，それを実践していた。セミナー形式で，彼はいわばグループ・リーダーの役割をとり，ディスカッションを進めていくのが常であった。グループのあとには必ずレビューがあり，それが教育の中心であった。そのほかにも，セミナーが開かれ，毎週木曜日の夜は，スタッフの家族も含めたセミナーが開かれていたことも懐かしく思い出される。

　このように書いていくと尽きないのだが，こうした日常の努力に支えられてはじめて，ディングルトン病院があり得たことは間違いがない。精神医学の臨床において，新しい治療法などを組み入れるのには，形式的な理論の導入ではなくて，このような背景の理解が必要なことを，実際にディングルトン病院を経験してわかったように思う。

問題点

　このことについては，統合失調症の治療という観点から，すでに述べてきたし，その対処の方法についても触れてきたつもりである。繰り返しになる部分もあるが，いくつか特に重要であると考える点をあげて見たい。

　健康な側面を大切にするあまり，病理，病気に対する理解，その解明の努力が，病棟医，看護師のレベルではどうしても薄くなる。それゆえ，しっかりした臨床経験のある指導者を欠くと，治療共同体は崩壊する危険がある。しっかりしたという意味は二つあって，一つは統合失調症そのものに対する治療の経験の深いこと，もう一つは，治療共同体の方法をドグマとしてひたすら信じるのではなく，自由な立場で発言できるということである。

　ディングルトン病院のように，世界中からすでに訓練された人たちが，入れ替わり立ち替わり来る病院はまずないのだから，実際，新しい考えや方法に常に目を向け，それを取り入れる努力を重ねるというのは容易なことではない。また，外からなにかを取り入れることに対する抵抗も非常に大きい。この抵抗は，本来私たちの誰もが持っているのだが，精神病院という組織は，特に根強

くそれを育てているようにも感じられる。それをのりこえるには，根気強い，長期にわたる努力以外には，私には考えつかなかった。

David Clarkの遺したもの

　クラーク（Clark, D. H.）が2010年3月に亡くなったことを記念して彼が日本の精神医療に何をしたかを学会としてレヴューしておきたいと思いワークショップを計画した。クラークは1967年11月から翌68年の3月までの3カ月間WHOの顧問として来日し、いわゆるクラーク勧告を書いた。その中で、入院による治療から、外来診療へとの移行を示唆しその充実のために必要なサポートシステムの構築を勧告した。その基になる考え方として、病気を中心として患者を看、理解しようとするだけではなく、彼を取り巻く社会の一員として、その生活のあり方を考えることの重要性を示した。そして医師中心の治療体系から、ナース、心理士、PSW、OTなどとのチーム医療の重要性について述べた。

ワークショップを開くことになったいきさつ

　2009年から2010年にかけての1年の間に相次いで二人の、私にとってかけがえのない師を失うという体験をし、今もその連続線の上にあるという状況です。自身の年齢から考えて、それは何の不思議もない巡り合わせといってしまえばそれまでのことなのですが、このお二人が私だけでなく多くの方にとっても、大きな意味を持つ方だと信じておりますし、これからの私どもの仕事を進めていく上でも大きな影響のある方たちと考えますので、本学会でも何らかの形で、お二人のことを考えていく必要があると思います。

　その一人である土居健郎先生については、昨年仙台で開かれた本学会がシンポジウムで取り上げました。土居健郎先生については今後も研究されていくことと思われます。

　もう一人は、クラーク先生です。先生は1920年のお生まれで、2010年3月に89歳で亡くなられました。学会員の中には名前を聞いたことのない世代に属する人々も少なくないかと思われます。

　クラークさん（こう呼び慣れていますので余分な敬称はつけないことにしま

す）は1966年11月から，1967年の3月までWHOの顧問として来日し，日本の精神科病院，精神医療を具に観察しその問題点を指摘し，所謂「クラーク勧告」を当時の厚生省に提出しました。その中で，我が国の精神医療行政，精神科病院の問題点，精神医療のあり方について具体的，実践的な示唆を多く残されました。保護的な作業施設，グループホーム，デイ・ケアの充実，精神科病院の開放化など，その後の我が国の精神医療の発展についての予言的ともいえる勧告をしました。

クラークはその後も数回にわたって来日し，その後の日本の発展について強い興味と期待を持って観察，助言をしてきました。彼の関心の中心は，長期にわたって精神障害を持った人々が，その生きにくさをどのように克服できるか，またそれをどのように援助できるかということにありました。

本学会との関わりでいえば，クラークはフークス（Foulkes, S. H.）らとグループ・アナリシスを立ち上げたメンバーの一人で，治療共同体を実践し，またグループ・ワークを用いたソシアル・セラピーの創始者でもあります。

この学会でクラークについて学び，精神医療の現実について語り合い，その改善について新しい知恵が生まれることを期待してこのワークショップを提案したのです。

ところが3月11日には，プレコングレスの最中に大震災が起き，その実態が次第にあきらかになっていくに従って，翌日からの大会の開催さえ危ぶまれるような状況になりました。ワークショップは二日目に予定されており，私自身心穏やかではありませんでした。

しかし，ありがたいことに，京都の主催者は淡々と大会長講演，招待講演と進められていたので次第に私の波立つ心も落ち着いたことを思い出します。

ワークショップ当日は，10年前にクラークの家で私とした対談のDVDをみながら話を進めるという構成で，質疑，応答を期待して以下のような手順で始められました。

1）David Clark とは誰か
2）日本との関わりの始まり
3）WHO顧問として来日
4）時代的な背景
5）治療共同体 Maxwell Jones と Dingleton Hospital
6）David Clark の考えの発展
　　Administrative Therapy
　　Social Therapy

Activity, Freedom, Responsibility
7）Maxwell Jones と David Clark
　　Pragmatism と Idealism
　　変革と学習（M. J）／現実的，実践的（D.H.C）

　私にとって少なからず残念であったことは，参加した多くの方々にとって，クラークは聞いたことのない名前であったり，名前は聞いていたとしても，その業績などについてはまったく知らないということで，ワークショップというよりも説明会のような傾向になってしまったことです。
　以下に当日に話した順におおよそ沿って内容を記しておきます。

David Clark とその勧告について

　1967年11月から翌1968年の3月まで，当時市川にあった国立精神衛生研究所を基点として，日本中の精神科病院を見て歩き，その問題点について指摘し，さらには日本の精神衛生行政についての勧告をしました。その時の苦労話を含めて，DVDが伝えてくれた内容は，単に厚生労働省のホームページで見るものよりは，クラークの人柄も反映して興味深いものであったと思います。
　彼の実践はその時代の社会学，精神医学の最先端の研究を統合しながら，なお日常の臨床にしっかりと立ち，精神科病院にいる患者をいかにして退院させ，なお治療を続ける構造を作ることの重要性について発言しています。具体的な内容は，44年後になった現在私たちの実践している精神医療がどうにか近づいてきたといえるでしょうか。
　脱施設の必要性，それを実現させるためには通院外来，クリニックの拡充，デイ・ケア，作業所などの確立，を中心に厚生労働省の精神衛生課には精神科医を置く必要性など，具体的実践的なものでした。

時代の背景

　WHO顧問として来日した1967年という時代はクラークにとっては王立フルボーン病院の院長（1953〜1983）になって4年，念願の全開放病院が1957年に完成し，1964年には最初の著書『Administrative Therapy』[鈴木淳訳（1968）精神科の役割――管理療法．医学書院]を表したころで，47歳でした。第二次世界大戦の戦勝国であった英国は大英帝国としての勢力を失い，新しい方向を見定めようとしていた時で，国民皆保険制度（NHS）の導入などの画期

的政策転換が行われ，民主主義の新たな展開，人道的思想の普及，権威構造の崩壊が始まっていました。全体の変化の中で精神科病院のあり方も見直されて，それに基づいた変革が行われつつあった時です。

　私にとってはちょうど東京大学で精神科医としての訓練を臺弘教授の下で始めたときで，折しもインターン闘争から学園紛争へと広がっていった時期であり，勧告を書いた直後のクラークが東京大学で彼の精神科病院治療のあり方を講演し私たちに感銘を与えたことが思い出されます。実に44年前のことです。

クラークの考え方の発展

　彼は当時盛んに行われていた精神科病院の社会学者，精神科医による分析を研究し，精神科病院が単なる収容施設としてではなく，治療施設となり得ることを主張しました。

　最初の著書『管理療法』(Administrative Therapy) は，病院の管理体制を民主化し，合理性のある判断が医師，ナースその他の職種に共有されることによって，患者たちにも治療の方向を与え，退院，社会復帰への希望につながると説いています。

　1974年には『社会療法』(Social Therapy in Psychiatry) を表し，活動，自由，責任というスローガンの下に，大精神科病院を改革，解体していく過程を示しています。

　そうした改革の結果フルボーン病院は現在なくなってしまいました。しかし，これらの方法は，地域での治療を支えるプログラムに発展し，それは現在もCPRS (Cambridge Psychiatric Rehabilitation Services) としてさらに発展しています。

治療共同体という考え方とDavid Clark

　クラークは，治療共同体の始祖の一人であるマックスウェル・ジョーンズ (Jones, M.) とよく比べられます。マックスウェル・ジョーンズは，陸軍病院での戦争神経症者，その後はpsychopathと呼ばれた一群の人々を治療するという体験の中で，治療共同体を発展させてきたのです。

　一方クラークは，伝統的な大精神科病院の改革という仕事の中から上述の方法を洗練させてきたといえるでしょう。

　クラークは治療共同体を二つに分け，ジョーンズのような病院全体を対象として，持続的にスタッフも含めた全員の関係性，感情的反応のすべてについて

観察し，そこから学ぶという方法を，治療共同体"proper"と呼びました。そして，基本的には治療共同体の方法に準じながらも，生活障害の改善に焦点を当てて考える方法を，治療共同体"approach"とよびました。そしてアプローチを精神科病院の治療の中心に据えました。私は両先生の下で臨床を体験するという幸せに恵まれましたが，マックスウェル・ジョーンズは，changeとlearningという言葉を始終語る理論的でカリスマ的な人と感じました。一方クラークさんは地に足をつけた健全で，現実的で実践的な人だったといえるでしょう。

このワークショップを通して改めて感じたこと

　第一にデビッド・クラークが日本の精神医療に対し関心を持ち続け，その変化，発展のニュースに心から喜んでおられました。たとえばクリニックやデイ・ケアの数が増えていること，生活支援センターが導入されたことなどに興味を示されました。しかし，精神科病院入院者の数が33万人以上もあって減少の傾向が見られないことを憂いておられました。

　日本からの見学者，また訪問者を常に歓迎し，関係のある人々や機関に紹介して下さるのが常でした。

　日本の精神科病院入院者数が減らない事情については，私立病院が多いことの他に，精神科医が，「病気」の診断と治療をあまりにも中心に置きすぎていることも関係しているのではないかともいいます。

　DVDの中で，私がクラークが行ってきた改革について，ナースの抵抗はなかったかと問うと，「抵抗」ではなく逡巡だと思うと語り，私はナースたちの困難を十分理解し，自分の考えを説明し，チームとして前進するという行動の基盤がここにあると感じたものです。

　私が個人としていろいろな困難にぶつかり，悩んでいる時も，彼特有のユーモアとプラグマティックな解決の方向を示唆していただきました。

　常に若い世代の発展を期待し，温かい愛情の目を注いでいたクラークはこの世を去りました。遺された私は，彼の指し示した道を超えさらに前進したいと思います。

David Clarkのこと

日本の精神医学・医療との関わり

　クラーク（Clark, D. H.）先生が2010年3月29日に亡くなりました。89歳でした。デーヴィッド・クラークという名を聞いたことのない世代に属する人々も少なくないかと思われます。クラークさん（こう日本では呼び慣らされていますので余分な敬称はつけないことにします）は1966年11月から，1967年の3月までWHOの顧問として来日し，日本の精神科病院を訪問し，精神医療を具に観察しその問題点を指摘し，所謂「クラーク勧告」を当時の厚生省に提出しました。その中で，我が国の精神医療行政，精神科病院の問題点，精神医療のあり方について具体的，実践的な示唆を多く残されました。保護的な作業施設，グループホーム，デイ・ケアの充実，精神科病院の開放化などその後の我が国の精神医療の発展についての予言的ともいえる勧告をしました。

　クラークさんはその後も数回にわたって来日しその後の日本の発展について強い興味と期待を持って観察，助言してきました。また日本からの研究生，訪問見学者を歓迎しケンブリッジ大学，フルボーン病院を訪れた人々は医師はじめPSWなどの多職種にわたっており，その数も少なくありません。

クラークの目指した精神医療

　彼の関心の中心は，長期にわたって精神障害を患っている人が，その生きにくさをどのように克服できるか，またそれをどのように援助できるかということにありました。それは彼がすべての人は平等で自由であるべきでという単純ともいえる人間観に深く根ざしていると思います。そしてその問題に向かって，一つ一つ回答を出してきたと思います。

　彼の努力の過程を三つの時期に分けて考えることができます。

1. フルボーン病院の開放

1953年に弱冠33歳で院長として赴任して5年後の1958年には，千床以上の大病院の全開放に成功しそれが全世界に認められました。この経緯は「管理療法」に詳しく書かれています。精神病院での治療よりは，患者の，もとの環境で治療するという姿勢は当初からの重要なテーマであり，その研究と実践が，世界のコミュニティ精神医療をリードしてきました。

2. Social Therapy（社会療法）と治療共同体

慢性に経過する統合失調者の治療の主軸を，「活動」「自由」「責任」というスローガンにまとめ，多くの種類の活動を工夫し，それを患者たちの治療の中心にしました。一方で，重症な精神病の人々や人格障害の人々を，20人ほど一つの病棟に集め，いわゆる治療共同体としました。そこでは濃密な人間関係の中で生じる葛藤をグループの問題として分析していくことが治療になりました。この過程は『社会療法』に描かれています。

3. ケンブリッジ・精神科リハビリテーション・サービス（CPRS）

退院後の問題，特に再発の問題に対して60年代から，地域との連絡網を設立し，訪問看護を充実させ，急性悪化の状況にも対応できるようなシステムを生み出し現在もそれが活動を続けています。

クラークさんのお人柄

ご自身でプラグマティックであることが特徴だと何度もいわれていますが，正直でオープン，階級的で差別的に傾きやすい英国の医師たちとは違った印象を与えました。山歩きを愛し，少年のように競争的で，好奇心豊富で温かい方でした。また言葉が豊富で，定年退職後は本を書くことを好まれ，多くの著作を遺されました。筋萎縮性側索硬化症（ALS）を患われた最後の数年間も，車いすを上手に操りながら，好奇心は少しも衰えることもなく，多くの人とのおしゃべりを楽しんでおられました。

日本人と日本の精神医療と日本の食物に対しては深い関心を最後まで寄せられ，精神科病院入院者が減らないことには心配しつつも，作業所，生活支援センターの活躍などを心から喜んでおられました。そして刺身やすき焼きが美味しかったことも必ず話題になりました。

エッセイ 精神科医の心の『こり』について

　最近はちょっとした本屋に行くと，必ずといって良い程，心理学ないしは精神医学関係の書籍のコーナーがあって，よくまあと思うほど多くの本が陳列されているのに気づく。こうした傾向を近年，出版精神医学というと聞いた。このようなコーナーがあるということは，それだけ精神医療従事者以外の一般の人々が，こうした本に興味をもつようになっているのだなと考えさせられる。そう思いながら，私はいつも足早にそこを通り過ぎてしまう。足早にというのは，精神医療を専門にしている自分が，こうした書物に多少でも関心を示さないことに，何とはなしに後ろめたさのようなものを感じるからである。

　25年前，精神科の臨床医を目指しはじめた頃に，当時本の数が少ないこともあったが，出版される精神医療，精神医学関係の本を，何の吟味もせずに，分かっても分からなくとも貪り読んだことを思い出す。そして『現存在分析』とか『辺縁系』などという漢字が頭の中でゴチャゴチャになっていたものである。今はもうその頃程若くはないからでもあろうが，新しく出版される多くの精神医療，医学関係の本に手が伸びなくなってしまっている。

　精神医療，社会福祉関係のテレビ番組も最近とみに多くなっているようだが，これも見たくない。顔をどこかで見たことのある精神科医が，テレビで拒食症などについて語っていたりするのにでくわすと，慌ててチャンネルを切り替えてしまう。そして，切り替えた先のチャンネルで「銭形平次」でもやっていようものなら，30分なり40分なりそれを楽しんでしまう。精神障害者の社会福祉に関するプログラムも同様に見ない。考えようによってはけしからんことではある。精神医学の臨床医を本業にしている私が，このような態度では，本業も真当にできていないのではないかとお叱りを受けるかもしれない。

　そこで，自分でもこれは何故なのかを考えてみた。精神医学や，社会福祉に興味を失っているのではないことは確かだ。何故なら，朝早くから夜もかなり遅くまで，私の関心をそれ以外のことに向けている時間がないのが日常である。障害年金のための診断書を書くために，家族に電話して，細かい事実を確かめたり，「この診断書を読むと，息子さんの病気が悪くなっているように思うかもしれませんが，具合

の悪い時のことを書かないと，年金の対象にならなくなってしまう惧れがあるからなのですから，御心配なさらないように」と説明したりする時間を，患者の面接や，グループ活動の合間に割り込ませなければならない。他の多くの精神科医と同じように，朝から晩まで「精神科／社会福祉づけ」なのである。

　私は現在 190 人余りの患者を入院治療している精神病院の院長をしているのだが，出勤している限りは少なくとも一日二回は，全部の患者の顔を見ておきたい。単に顔を見て通り過ぎるだけでも，一日二回，三階建て，二階建て，平屋の病棟をそれぞれ一つずつ廻らなければならない。190 人全員が病棟にいることは絶対にないから，庭や，裏のテニスコート，クラフトルームや図書室を覗く。時にはビデオを見ている人がいるかもしれない戸塚記念館（ソシアルセンター）やあけぼのホームとよばれる院内の患者の寮にも足を運ばねばならない。それだって町のコーヒーショップやスーパーに行っている人たちの顔を見るためには，何回か出直さなくてはならない。しかも足早には歩いてはならないのである。なぜなら，足早に歩くこと自体が，向うから歩いて来る患者の顔を見る機会を失わせ，また患者が拒絶されたと感じてしまうかもしれないからである。しかも顔を見るだけですむ筈がない。「おはよう」とか「今日は」とか声をかけたり，かけられたり，また複雑な問題について相談されたり，面接を求められたりする。そんな風に考えて行動しているつもりでも，「先生，師走でもないのにどうしたんですか」などと忙しげに歩き回っていることを患者諸君に揶揄されることもある。要するに，精神科臨床医たる者にとっては，忙しく動き廻っていることが多く，ほとんど他のことに用いられる時間はないのである。精神病院に働いている人は，特にそうした感じを持っているだろうと思う。

　私の家は，病院から車で 10 分程の所にある。仕事を了えて車に乗ると，頭の内部でキーンという音（としか表現しようのない頭全体が圧迫されている感じ）が聞こえてくるのに気づく。密閉された車の静けさの中で初めて聞こえる，私の脳細胞のきしみとでもいおうか。それが，病院から出て三つ目の角を曲がり，お寺の前を通り過ぎる頃からすこしずつ薄れ始める。そこでやっとテープのスイッチを入れる。このきしみが静まる前には，他の音にはとても耐えられない。神戸大学の中井久夫先生から以前に，先生が診療を了えて家に帰っても，すぐに御家族と話せずに，書斎にこもり（たしか 30 分より長かったように記憶しているのだが），一日の診療でできた『こり』をほぐしてから，ご家族の中に入るとお聞きしたことがある。『こ

り』というのは，私の仮の表現であるが，私はこの『こり』がなかなか治りにくい性らしい。家族や友人と話したりすると少しほぐれて来るようには感じる。この『こり』には，私の経験では慢性的に殆ど常在するものと，それにかぶさって急性増悪する『こり』(先に述べた脳細胞のきしみが，その日の出来事の質などによって，2，3日とれないもの) があるように思う。急性期の部分は，早い時期に同僚と話しあったり，家族と分かちあったりすることで比較的短い日時である程度改善されるようだ。しかし慢性に続く『こり』はなかなかとれないし，時に増悪する。それも，こちらが油断して睡眠時間を充分にとらなかったり，体調を崩したりすると『こり』の分をこえて，頭痛や発熱などの身体症状や，いらいら，不安，情緒不安定などの精神症状にも発展する恐れがある。

　この『こり』(急性であれ，慢性であれ) を跳梁させないためにいろいろ工夫が必要だと思うのだが，私には本を読むことが助けになっているようだ。『こり』のひどい時は精神医療，精神医学，社会福祉関係は禁忌にしている。これを無理して読むと，必ず『こり』は増悪する。『こり』のひどい時にまとまったものはとても読めない。一番良いのは，読み慣れている著者の本，しかもきわめて軽いものに目を走らせることである。私には，佐々木邦と森銑三の全集が助けになる。邦なら長編の一章，森なら，短い，怖い話を一つ位で随分楽になる。話の筋はすっかり覚えているのだから，筋を追うのではなくて，邦や，森銑三の世界に身を浸すとでもいうべきか。彼らの世界は，この世と違って，心があり，慰めに満ちていて，少し読んでいると，私の心のざわめきが鎮まってくるのを感じる。もっとひどい時は，ハードボイルド，それもきわめてバイオレントで，しかもリズムのある文章が良い。著者が細部にこだわる癖があるために，彼の口調やリズムにのれるまでに少し時間が掛かるのが難点なのだが，大薮春彦の「伊達邦彦シリーズ」も麻薬のようにすっきりさせてくれる効果がある。現実の激しい痛みの中から，まったくの虚構の世界に一旦身を移す事によって現実の恐怖，苦痛を和らげるのだろうか。こうした本を，バッハの平均率 (始めは，リズムが機械的ともいえるような正確さで少し速めのテンポのリヒテル，落ち着いてきたらずっとゆったりしたテンポで，時折唸りながら彼自身の世界に引きずり込んでくれるグールド) を流しながら読むと，ほんの30分程で『こり』がほぐれて，次の段階に進むことができるようになる。

　最初にテレビのスイッチを入れると，相当時間が経った後でも，スイッチを切るとまだキーンといっていることがある。大体この『こり』があるうちは，テレビの

筋は分からず，適当な感情反応も殆どできない。時には，不必要に感動したりする。プロ野球は時間がかかる割には効果が薄い。特に贔屓の阪神タイガースがこんな調子では。正しい者が必ず勝つ「理想主義」に満ちたもの（銭形平次とか，遠山の金さんとか）の方がまだ良い。湾岸戦争の時の衛星放送はとても良くなかった。

　少し落ち着いたら，詩を楽しむ余裕が出てくる。現代詩を始めに読むと『こり』は強まる。言葉の変化についていけずに，疲れが増すのだろう。

　本来の仕事はそれからである。

　くだくだと私事を書いてしまったが，私は日頃臨床精神科医の心の『こり』（肩凝りもあるのだから，心もこって不思議はないだろう）をほぐすのにはどうしたら良いかあれこれと考えている。病院勤めのせいもあって，病院の仲間の精神科医，ナース，ソシアルワーカーと日常的に話ができることは，ありがたいことで，これで随分助かっているとは思うのだが，それでさえ仲間と話すことでかえって『こり』が強くなることも時にはある。そんな時の工夫の第一段階をここに書いてみた。

　本誌の読者の皆さんは，それぞれのお立場でどうなさっているのかお聞きしてみたいと思うのである。

III 集団精神療法の臨床的応用

精神病院の改善と集団精神療法

はじめに

　本日は精神病院の改善について，私がこれまでの病院勤めの経験の中でいろいろ考えたことを，特に集団精神療法との関連についてお話ししたいと思います。

　はじめに私が精神医学を学び始めた頃の状況を少しお話しすることによって，私がなぜ精神病院に興味を持ち，その改善を考えるなどという大それたことにこれまでの時間を費やしてきたかについて少し皆さんにわかっていただけるかもしれないと考えます。
　私が大学の教養にいた頃がちょうど60年安保にあたり，卒業したのが昭和40年（1965）ですから，精神医学を学び始めたのは，まさに大学紛争の前夜といって良いでしょう。その頃はまだインターン制度があって，私は座間にあったアメリカ陸軍のメディカル・センターに配属され，インターンを一年やりました。そこの精神科では後から考えると，患者・家族をソーシャルワーカーと診察したり，OTに患者を連れていって彫金を一緒にしたり，その頃の大学精神科にはない，力動精神医学の初歩を教わったように思います。一応閉鎖病棟でしたが，患者は看護師や医師，インターンが付き添って外出もしていましたし，いわゆる精神病院のおぞましさはまったく感じませんでした。それでも，看護室から自動ドアを開けたり閉めたりできるのを便利だが不思議な方法だなと少し違和感を持ったことを思い出します。学生時代に経験した大学の精神科の病室や，見学した松沢病院などの精神病院とは大変違うところという印象でした。
　精神科に入局してからは，基礎的な記述精神医学と生物学的な精神医学の勉強という誰でもが通り過ぎなければならないとされた正統的な精神医学の手ほどきを受けたわけです。1966年に，英国からクラーク（Clark, D. H.）先生がWHOの顧問として来日し，「自由，活動，責任」というおよそ精神医学とは関係のなさそうなスローガンを精神病院の治療に取り入れているのを知りまし

た。また彼の示したスライドに，犬がグループの一員として座っていたのを思い出します。

当時の東京大学の精神医学教室に，アメリカから帰国されたN先生が集団精神療法を持ち込まれました。そして毎朝コミュニティ・ミーティングを大学病院で始めました。

入局して半年から一年も過ぎるようになると，アルバイトを兼ねて精神病院に勉強にいくことが許されるようになります。当直も含めて週に一日精神病院に行くのが普通のパターンでした。私は夜の当直だけの病院と，もう一つ，一日パートと二つの病院に行きました。当直だけの病院の状況は悲惨でしたし，もう一つの病院は比較的新しいとはいえ，これといった治療プログラムもなく，ES（電撃ショック療法）も行われていました。患者は私が行くのを楽しみにしてくれていて，私が行く度に近所の川へ遠足に行ったり，一緒に野球をしたりしたものです。そんな中で病院中の嫌われ者の若者だけを集めてグループを手探りで始めました。まさに手探りで，間がもてずに患者に煙草を配って吸わせたり，歌を一緒に歌ったりしたことを思い出します。

グループとしては未熟でしたが，それでも一種の波及効果が起きて，事務長さんが患者に社交ダンスを教えたりするようになったこともありました。しかし病院全体が良くなったとは思えませんでした。

この二つの精神病院の体験は私にとってはとても重要だったと考えます。何が大切かといいますと精神病院の夜は，結局看護師さんに任されているという事実に気づいたことです。特に若い医師が当直すると，当直の看護師さんがいろいろ愚痴をいいにきたり，「病院の秘密」を話してくれたりします。その内容は大したことがないことが多いのですが，それでも真の意味での精神病院の生活の匂いを嗅ぐことができたともいえるでしょう。このことは後にスコットランドや，イングランドの病院でも同じだという経験をしました。

もう一つの経験はいわゆる精神医学的にいえば具合のとても悪い患者，そういうふうに見える患者が，保護室の中で話をしていたり，ゆっくりそばに座っているだけで心を開いてくれたり，実際に症状が消えたりすることです。薬や医師の診察よりも，あるいは関わりよりももっと強力なものが，治療的な過程として動いているのかもしれないと考えるようになったことです。しかし病院を良くするのにはどうしたらよいかという方向で考えることは当時は思いつきませんでした。

こうした原体験を通して私なりに精神医学を学び，約20年前から現在の精神病院で，院長という仕事をしています。その経験から，集団精神療法が精神病院で果たしている役割，意義について考えてみたいと思います。

精神病院の問題点

インスティテューショナリズム

　精神病院の問題点というと，誰でもゴフマン（Goffman, E.）の仕事を上げて，いわゆるインスティテューショナリズムが一番大きい問題だと指摘します。理論としてはなるほどと頷けるのですが，日本の精神病院の現在の問題を理解する上ですぐには役に立たなかったように記憶しています。ゴフマンのいうインスティテューションの定義に当てはまる組織が日本にはない，あるいはあっても少ない。松沢病院は確かにインスティテューションの定義に当てはまるでしょうが，松沢病院自体が例外的で，日本の精神病院の多くはもっと小規模の，とてもインスティテューションの定義に当てはまらないところのように感じたものです。そこでインスティテューショナリズムという観点を厳格に精神病院に当てはめてその問題を見るのではなく，ゴフマン理論を援用しながら精神病院の抱える問題について考えてみようと思います。

日本の精神病院と英国のそれとの違い

　日本の精神病院はゴフマンのインスティテューションの定義に当てはまらないということをもう少し詳しく述べることによって，日本の精神病院の特徴が浮き彫りになるかもしれません。

サイズが小さい

　先に述べましたように，サイズが小さいということも大切な違いです。病院の規模が大きければ，事務的な連絡調整にしたところで簡単にはいきません。ましてや現場にいる患者はもとより職員にでも連絡が行きわたるのは大変困難です。アメリカの事情はあまりよく知らないので英国との比較に限りますが，私が最初に勤めたディングルトン病院は412床でしたし，後に関係したフルボーン病院は750床でした。フルボーンが中ぐらいのサイズで，ディングルトンは例外的に小さい病院でした。しかしディングルトンのように小さい病院でも，一つの病棟は60人くらいが普通で，多くの場合一つの部屋（dormitoryといいます）で生活していました。少し大げさにいえば体育館のようなところにベッドを並べている状態を思い浮かべて下されば大体想像がつくでしょう。他のもっと大規模な精神病院では，病棟が文字通り体育館のようなところがありました。

プライバシーの重要性

　私が英国にいたのは60年代の終わりから70年代の半ばまでですが，こうした大きな病棟について予算を獲得して小部屋を作ることも，その当時の仕事の重要な目標でした。個室や三人部屋を作っていくことによって，それまで荒廃しているように見えていた患者が生き生きと自分たちの生活を創造していく姿を見ることができました。プライバシーがあることが，これほど彼らにとって重要な意味を持つということは想像できませんでした。

　私の体験では，日本の精神病院は6人室という小規模なためか，個室に入ることによって日本の患者たちはそれほどの目覚ましい変化を示さないように思います。個室に入ることを喜ばないというのではなくて，個室にいることで安心する。しかしそこに自分の世界を独自に創り出せることが大切だからというよりはむしろ，彼らを取り巻く集団から一時的に避難できる場所としての個室の意義の方が重要に思います。与えられたプライバシーはいつでもそこにあればよいのであって，その空間を自らの世界として何かを創り出すということはまずないでしょう。壁に絵をかけて楽しんだり，自分の部屋を飾ったりすることは個室でなくともよく見られます。個室を希望して入った患者も仲間はずれにならないように，始終廊下やデイ・ルームに出てきて，偵察している姿を見ることが多いです。コミュニティ・ミーティングで話された内容が病棟中にあっという間に広がるのも，自閉的と思われる統合失調症の患者たちがアンテナを張り巡らせているからでしょう。自らのプライバシーに没頭してそれをエンジョイすることよりも，個室にいることで集団の圧力などの害を避ける一方，気持ちは仲間の方をさりげなく向いていて仲間に入りたがっているように見えるのです。ですから，健康的に自閉できるように援助することは大変難しいことで，高度な技術を必要とするように思います。

患者との関わり方

　私が英国で学んだ二つの精神病院はいずれも治療共同体のメッカといわれたところですから，スタッフと患者の関わり方は，当時の水準からいっても，また現状に照らしても抜群に治療的であったといえるでしょう。しかし私がその頃たまたま見る機会を与えられたあるスコットランドの精神病院の惨状を忘れることができません。その病院は，大精神病院がインスティテューショナリズムをおこし，悪いといわれるようになってきた1930年代に建てられた，いわゆるヴィラ方式の精神病院でした。ヴィラ方式というのは，それまでに建てられた多くの精神病院のように，大きなお城のような建物とは異なり，一つ一つの独立したヴィラが60床くらいで互いに離れて建っているのです。

その一つのヴィラのデイ・ルームに入った時の光景を今思い出してもぞっとします。冬の日が暖かく射し込んでいるサンルームのようなデイ・ルームの壁に沿って四角に置かれた堅い椅子に、40人くらいの男女が座り、ある者は居眠りしていたり、何人かの男が黙々とマスターベーションをしていました。そして、そこはまったくの静寂が支配していたのです。私たちを案内してくれていた医師も何もいいませんでした。看護室は厚い木の扉で締め切られていました。その扉にはガラス窓がないのです。ここで初めてインスティテューショナリズムという言葉が腑に落ちたといえるかもしれません。看護師は患者の生活を管理し、危険のないようにはするが、人間的には関わらないという状態でした。こうした精神病院は当時の英国では必ずしも少なくなかったと思うのです。

治療的であると折り紙つきの治療共同体といわれる二つの病院での患者と看護師の関わり方も、私の感覚からすればずいぶん冷たいと感じたものでした。最初は病気に対して理解がなく、患者に無理な要求をしすぎているのではないかと考えましたが、そうではなく基本的に距離のある関係を保っているのだと思います。看護師が患者の生活に立ち入ってあれこれお世話をするということはほとんどありません。そういうお世話の必要と判断されるような患者でも、自分でできるようになるまで、看護師が代わりにやってあげるということはほとんどなく、できるようになるまでじっと待ちます。待っているうちはいいのですが、そのうち忘れられ、放って置かれるという印象を否めなくなるようになることもあります。それでも看護師に管理され、無為の状態でひなたぼっこを時間を決めてさせられている患者に比べればずっと健康といえるでしょう。

日本の精神病院は上述のような状況と比較すれば、一言にいって、何かにつけマイルドだということがいえると思います。松沢もヴィラ方式ですし、患者たちは看護師さんによく世話をされています。

私が医学生の時に松沢病院を見学した時のことではっきり覚えているのは、知的障害者とおぼしき比較的若い女性が、喋り続けながら私たちの後を看護師の制止も聞かずしつこく追って鍵のかかる大きな戸の所まできて、扉のところで何もなかったようにあっさりと病室へ戻っていったことです。鍵によって世界が分断されているとでもいうべきなのか、あるいは、彼女の求めているのは関係性ではなく、単に見学者に対するサービスだったのかもしれません。しかし当時そのあっさり具合に驚いたことをはっきり覚えています。このようなサービス精神の豊かな患者さんはどこの病院にもいるのですが、こういう患者が来訪者につきまとう病院は、日常的に十分お世話されていない病棟に多いように思います。こうした患者がいるところはまだいい方でそれよりも看護師、医師のお世話がなされていない病棟では、患者は来訪者に無関心で何の反応も

示さなくなります。日本の患者の目には，また何かしらの期待が感じられます。
　英国ではスタッフの仕事は，きちんとした病棟に保つことが重要です。規則もきちんとしており，それを守ることが期待されています。つまり枠組みがきわめて明確に提示されているといえるでしょう。
　日本では，病院が一つの家族のように感じられることがよいことだと思われています。「家族的な雰囲気が感じられる」というのは，精神病院を誉める言葉としては最高の部類に入るでしょう。家族的という枠組みは緩やかで，いかようにも柔軟に解釈できますし，また，それぞれの家族は一様ではありません。
　たとえば患者が暴力を振るった場合，英国の治療共同体での体験では，"なぜ"その患者が暴力をふるったかということが話し合われることが中心になります。私の病院でももちろん"なぜ"も問われますが，実際に重要視されるのは，なぜと聞いている人の側の（この場合治療者が多い）の態度が注目されます。別のいい方をすると前者では患者本人がどう責任をとるかが一番問題で，後者では治療者がその時にどういう枠組みを提示するかが重要になるようです。
　日本の場合は総じて柔構造です。医師の訓練でも，日本では構造があるようなないような状態で，最近やっと専門医制度が他の診療科でできてきていますが，幸か不幸か，精神科にはまだ確立されていません。英国では上級医師になるためには，何度も試験を受けて，一つ一つ段階を踏んで上に上らなければならない堅い構造になっています。

お世話のしかた

　さて日本の患者は看護師さんによくお世話されているといいましたが，これが日本の精神病院と英国のそれとのもっとも注意すべき違いだと思うのです。
　私が現在の病院で働くようになってから間もなくの頃のお話です。60人の女子病棟で，そのうちの約半数の患者が入浴時に介助を受けていたのです。それほど介助が必要であるとはとても思えませんでしたから，看護師にそう伝えましたが，彼女らには介助が必要であるという確固とした判断をする理由があるようでした。入浴介助について何度も話し合ううちに，どうも日本の看護師さんたちはお風呂が好きで，患者たちを風呂に入れてきれいにして，いい気持ちを味わわせて上げたいという熱意に燃えているように見えてきました。善意に満ちあふれているかのように見えるこうした行為も，日常的に繰り返されると，いやがる子どもを風呂に入れるようなやりとりになってしまうのがおちです。ある時いつものように看護助手が患者を風呂に入れていると，「おめえらは給料もらっているからといって，おれたちの背中を流さなければならなくて気の毒だなあ」とねぎらってくれたそうです。これをいったのは，ふだんは言

葉もよく通じない，いわゆる荒廃した統合失調症の婦人ですから，背中を流していた看護助手さんも驚いたようです。この後病棟では一人一人の患者について検討し直し，介助する患者を減らし，自分で入浴できる人を増やすことができました。これは看護師の役割を合理化するという観点からも見ることができますが，より大切なのは患者の持っている可能性を引き出す機会という点から考えることです。親切のつもりで，あるいは治療的な関わりと勘違いして，何かと世話を焼きすぎることは，患者の自発性を奪い，結果的にはかえって無為に追いやってしまうことになる可能性があります。しかし，一言付け加えると，ここでお風呂を例として上げましたが，あまり一般的な論議を進めるのには適当でなかったかもしれません。というのは大震災後の神戸の人々に待つまでもなく，私たち日本人は風呂に対しては特別な感情を持っているようです。他のことは待てる看護師も風呂に関しては，どうしても患者に入ってもらいたいようです。

　患者も看護師も時間に追われていたり，衛生状態をよくしなければという強迫性が強ければ，風呂を楽しむことはなかなかできないでしょう。私の病院では，最近風呂と食堂を別棟に建て，患者がいつでも入りたいときに入れるお風呂になりました。これで，いやがる患者をお風呂場に引っ張っていくという風景が見られなくなることを祈っていますが，どうなりますか。

　日本人の親切というのは，「冬に寒かろうといってヒヨコにお湯を飲ませるようなところがある」といった人がいますが，精神病院の看護には時折それに似通ったことが起きます。私は回診の時に，一人一人の患者について，どういう計画を持つか検討する際，何をするかを考えるのと同じように，何もしないという決断をすることが大切なことがあると感じます。この患者には，今何も手を出さないでいる方がより治療的であるという結論を出すのは容易なことではない場合が多いように思います。いつの間にか何もしなくなるのではなく，何もしないと決断することの方が治療的であることも少なくないのです。

精神病院を改革するには

　これまで述べてきたことを，精神病院の改革という側面から考え直してみたいと思います。諸外国では1940年代から70年代の半ば頃までかなりはっきりした方法が示され，それに沿って改革が進められてきたといえましょう。すなわち，ゴフマンらの仕事に代表されるように，精神病院の閉鎖性，ピラミッド型の権力構造，個人性の剥奪などが改善の目標となり，解放運動から病院の解体へと進みました。そして現在の状態は皆さんご承知の通りです。その評価は

おくとしても，この間に注ぎ込まれたエネルギーとお金は莫大であったといえましょう。70年代の石油ショックなどで，予想以上に時間もかかり，その内容も当初の計画，理想とはかけ離れてしまったという嘆きの声も聞かれますが，はじめからの論理が貫かれているという点では驚嘆に値すると思います。

　わが国ではどうだったでしょうか。ここで日本の精神病院の改革の歴史を批判的に展望するつもりはありません。私の小さな試みを振り返って，感想を述べさせていただきたいと思います。

　20年前この病院で院長として働き始めた時に，1）患者が自分で自分の生活をどうしたいかを考えそれを自分で創り出すようにサポートする，2）患者が何をしたいかということを重視してそれを実現するように援助する，3）一人一人の居場所として病院が良いのか，あるいは他の場所に住みたいのかを一緒に検討する。

　またこうしたことを実現するために，皆で話し合う機会を作りました。5，6人ずつのグループを作り，一人一人について，いわゆるソシアル・アセスメントを中心にして，治療方針やゴールの設定を患者と一緒に考えました。

　治療スタッフには，「世話を焼かないように，お世話をするように」といいましたが，これはわかりにくく，実行するのが難しかったようです。結局なるべく手を出さないようにするということで折り合いました。

　とにかく急がないこと，患者や職員の反応を見ながら，どういう方向に進んで行くべきかを話し合いながら考えるという，いわば集団精神療法の方法を病院の運営に取り入れたといえると思います。ですから，「治療共同体」や「開放」を私たちのスローガンにしたことはありません。開放や，男女混合病棟ができればよいとは思いましたがそれを目標にしませんでした。男女それぞれの閉鎖病棟の患者を集めて合同グループを開きましたが，これは後にカラオケ大会という形に変わりました。このグループを長期にわたって体験していた成果かどうかははっきりしませんが，混合病棟ができた時には大きな抵抗がなく受け入れられました。

　買い物は院内に当初限られていましたが，ソーシャルワーカーの一人が，お金を使ったこともないような人々をつれバスで一緒に町へ行き，彼らが買い物をするのを遠くからサポートするということを続けました。今では買い物に行けない人はいなくなりました。

　一週一回の病棟のグループ，一カ月に一回の病院全体のグループを中心に，病院で日常起きることを，集団と個人の間，個人と個人の間で起きているダイナミックな現象としてとらえ，その意味を考える過程が流れるような構造を作ることが大切と考えてきました。構造とか組織といっても，おおげさなものではなく，患

者がしたいこと，感じたり，考えたりしていることを話し合い，聞くことができるようにグループ場面を作っていったということです。そんな中で患者が自分の生活を創り出す方法を見いだし，自分の居場所がどこかを考え，そして自らしたいことを最大限実現できるようになることを期待しました。治療者の側は，その中でも弱い人，自分の欲求や希望を表現することが下手で誤解を受けやすい人々に特に焦点を当て，そういう人々の話を聞くことを大切にしてきました。そして世話を焼きすぎないように，干渉しすぎないように注意してきたつもりです。また症状の増悪に応じて薬を増量して生活の活発さを殺ぐよりは，なるべく少量の薬で元気な生活を維持することを目標にしてきました。

　乱暴でいうことを聞かない困らせもののある患者が，親戚の葬式に出席する準備をしている際，香典を持っていくことを要求し，きちんと背広を着て見違える姿で出かけるのを見送ったことがあります。そして彼がお線香を上げ，立派に挨拶ができたことを聞いて，病院での退行した生活と比較して，驚いたのですが，同時に患者の潜在能力の大きさを改めて感じました。この例に限らず，患者は病院にいるがゆえに患者になっている部分が少なくないと思います。だから退院させなければならないと短絡的に考えるのではなく，その潜在能力を尊敬し，それがさらに発達しより多く発揮するように援助したいと思うのです。

　私は院長という立場だったことが，幸いだったと今になって思うようになりました。といいますのは，今申し上げたようなことを始めるにあたって，なぜこういう事を進めるかという説明は一応しましたが，売り込むことはしませんでした。売り込まずにグループ・ワークや集団精神療法を始めることができたのは，他の苦労をしている方々の体験と比べて恵まれていたと思います。集団精神療法は，効果をすぐ上げなければいけないという気持ちが強いと，グループを操作してでも治療的に見える方向に動かそうとしたくなったり，効果を報告する義務があったりすると，そのために無理をするなどまったく反治療的なことをするように追い込まれる怖れもあります。たとえば心理士の方が精神病院で集団精神療法を始める場合に，その効果を強く期待されてグループを始めなければならない場合と比べて見れば，ずいぶん楽をしたと思います。

　さて，このような試みに一番早く反応したのは，おもしろいことに，話し合いに積極的に参加しているとは見えなかった器質的な疾患を持った人でした。片麻痺で奇声を発作のように上げる人や，てんかん性精神病でデイ・ルームをぐるぐる回って止まらなくなる人などの奇妙な症状が先になくなりました。

　そしてこの間に，多くの患者が退院し，その中のかなりの人々が出たり入ったりしているという現状でしょう。病院は暴風雨の際に逃げ込める港のようなものだから，いつでも帰ってきなさいと退院する患者には伝えることにしてい

ます。しかし，帰ってくればよいのにと思う人でも頑張り過ぎてしまったり，もう少し頑張ってみたらといってもすぐ逃げ込んできてしまう人もいます。

　病院というグループは生き物とでもいいましょうか，元気なときも，落ち込むこともあります。しかしそうした浮き沈みに対する耐性は次第に高まってきて，つらい，難しい問題を抱えても大騒ぎにならなくなりました。また一人の人を総攻撃することもなくなりました。いつの間にか一つの問題が解決して，また次の問題に直面しているというのが日常といえましょう。多くの患者は自分の意見を主張することを当然と思っていますから，臆せず自分の考えをグループで語ります。また聞く方も（患者自身も，職員も）忍耐強くなったと思います。

　私の働いている病院は，患者の多くが首都圏から来ますので，地域に結びついたサービスという点では十分でありません。家族が遠くに住んでいるということは，リハビリテーションの過程を形成する上でかなりのハンディキャップになります。またご多分に洩れず，私たちの病院も貧乏ですから，私はお金を使わずに病院を良くしようと努力してきたつもりです。これも日本の私的精神病院の通弊といえるかもしれません。最近補助金をいただいて改装し，冷暖房を装備し，生活のアメニティを向上させることができました。当然のことと思われるでしょうが，ハード・ウェアを改善することも，ソフトをよくするのと同じあるいはそれ以上に大切なことが身にしみて感じられました。

　精神病院のスタッフは，具合の悪い人々の痛みや，苦しさに常にさらされており，それが改善されるとすぐ他の人の苦しみや悩みが押し寄せてきます。ほとんどいつもそうした苦しい状態が空気や水のように病院に立ちこめているといえるでしょう。良くなって病院を離れてしまえば，病棟の看護師にとってその人は遠い存在になってしまいます。私は極力退院した患者の現況を病棟の看護師に伝えるようにはしていますが，良い状態になった患者は周囲にいなくなるわけです。精神病院が精神医療の過程のどこに位置し，どういう貢献をしているかということは，精神病院のスタッフはもっともわかりにくい位置にいるといえましょうが，近年特に地域へ地域へという流れや，外来，デイ・ケア，作業所などの目覚ましい発展を見聞きするにつけ，精神病院の存在意義が疑わしく感じさせられることもあります。しかし，精神病院が精神医療あるいはリハビリテーションの過程の一部として重要な役割を果たしていることは間違いないし，精神病院のレベルが下がると，精神医療のレベルが落ち込むということは英国やアメリカの例からも明らかであると思います。

　集団精神療法の考え方，方法を精神病院の改善の方法としてきたことが良かったのかどうかを正確に評価する事は現時点ではできません。集団精神療法

の方法を強調すると，個人がないがしろにされているように感じるかもしれませんが，集団精神療法の方法は結局個人の成熟と可能性の発展を見る際に，集団の中の個人という観点を重視する方法であって，決して集団の発展とか，強大化を目指すものではないことはいうまでもありません。

　今回私たちの病院の改装の時に患者を移動しなければならなかった時に，多くの患者やスタッフがどこに行くことになるのかと不安になり動揺しましたが，病院中の嫌われ者のある女子患者が，「おれに相談なしに動かされることはあんめい」といったと聞いて，私は私たちの方法は良かったのだと嬉しく思いましたし，安心もしました。

　ご静聴ありがとうございました。

統合失調症者の入院治療における
グループワークの意義

はじめに

　統合失調症者の入院治療を効果的に行うことはまことに困難であり，その上，それが二次的にもたらす弊害があまりにも大きいために，入院治療そのものがいわば必要悪のごとくにいわれるようになって久しい。

　この傾向は，特に第二次世界大戦後の欧米で，開放運動，治療共同体，さらには，デイケア，デイセンター，精神衛生センターといった形態をとる一連の運動として発展していった。こうした動きとほぼ並行して，精神病院の解体，いわゆる de-institutionalization：脱病院化がいろいろなスケールで進められている。

　アメリカと，近年になってからはイタリアが特にそのラディカルな脱病院化のゆえに，最近の数年間，世界中の多くの精神科医の注意をひいてきた。

　一方英国では，アメリカやイタリアのような，いわばラディカルな経過を辿らず，脱病院化はやや緩徐とした自然の経過をとったといえよう。これにはもちろん英国が石油ショックその他で経済力に恵まれず，最初に立案した時よりも小規模で，またゆっくりとした脱病院化となったという側面は否めない。しかしながら，ウイング（Wing, 1972）らがすでに60年代の後半から着目して警告していたように，長期入院患者のリハビリテーションの困難さ，それに加えていわゆる new-long-stay-patients の問題が，その間に次第により明白になるに従って，それに合わせての軌道修正がなされてきている点も見過ごせない。

　アメリカにも脱病院化に対する批判がなかったわけではなく，早くからその結果を見通した人々——たとえばキュビー（Kubie, 1968），ダンハム（Dunham, 1965）など——は少なからずあったのだが，アメリカの場合英国に比して病院の規模の巨大なこと，および問題の質・量ともに生易しい改革では改善は不可能であるという観測が強く，徹底した脱病院化の流れを変える力にはなり得なかったようである。

　わが国でもほぼ時期を同じくして，病院治療から外来治療への切り換えが叫

ばれ,例えば群馬大学の再発防止運動に見られたごとく,統合失調症者をコミュニティで診る方向が受け入れられ,徐々に発展してきている。それは近年の診療所開業の数の著しい増加を見ても明白であろう。そして外来診療を中心とし,デイケア,共同作業所などを含めたコミュニティケアのネットワークができつつある。そして,その方法論の確立がいろいろな側面から検討され発展しているかのようである。

上述のような状況の中で,精神病院での入院治療の方法を論ずることは,場違いとはいわないまでも時代遅れも甚だしいとの誇りは免れないかもしれない。

しかしながら翻って私自身の置かれている状況を考えると,この問題は異なった側面を見せてくれるのである。

一体,精神病院における入院治療という方法はもうその役割を果たしおえたのか,またその方法論は発展を極め,さらに改善する余地はないのか。さらには入院治療の方法は真に確立され,どこでも常に充分な治療がなされているのか。あるいは入院治療は有害であるからその利用を最小限に止め,あるいはこれを廃すべきなのか。

私は,統合失調症者の入院治療は急性期,慢性期を問わず必要とする場合が必ずしも少なくないし,ケースによっては最も効果的に治療をもたらしうると考えており,入院治療は必要悪であるといった消極的な考えをとらない。

この時点で入院治療の方法論を確立させることは,リハビリテーションの発展のためにも,コミュニティケアに基礎的な方法論を与える意味でも重要であると考えるのである。

本小論では,
1) institution が本来持っている病理を明らかにした理論の代表的なものについて整理する。
2) 入院治療の持つ問題を分析し,さらに入院治療の積極的な方法を論じた研究の中からいくつかをとり上げて概観する。
3) その上で,グループワークを用いることにより,上述の病理,問題点をいかにして乗り越えるか,また統合失調症者の病理の理解および治療にいかにグループワークを活用できるか
という順序で論ずる。

精神病院の病理／問題

institutionalism を巡って

　精神病院がなぜいけないのか，効果的で，弊害のない入院治療はどのようにあるべきかという素朴な問いを日常問い続けているうちに，私自身精神病院生活がもう十余年になってしまい，まさに institutionalized ということになるわけである。精神病院を臨床の中心に据えている私のような者にとっては，時折自分の立場を正当化せずにはおられないような気分がつきまとうことがある。しかし，外来中心主義とか，入院中心主義とかいうこと自体，本来奇妙なことなのであって，患者の病状，彼を取り巻く社会状況によって，どういう治療を選ぶかを決定していくべきであることはいうまでもない。しかし，「〇〇中心主義」という枠が，われわれの自由な選択を制限していることも事実であろう。なぜこのようになってきたか。

　精神医療の中で精神病院が現在のようにややネガティブに位置づけられるようになったのは，せいぜいこの20〜30年のことであるが，それまでは良い精神病院をどうやって創造していくかという長期間にわたる試行錯誤が続いていた。そこで，経済的な事情も含めて，次第に精神病院に対する考え方が変化してきていること，そしてそのことが永い精神医療の歴史の中でどのような意味を持っているのかということを少し考えたいという思いが，私の中に次第に強くなってきている。現在は，いわば精神病院発生以前の精神医療のシステムに変えようという力が働いているように見える。1950年代の初め以来，向精神薬の発展はあったというものの，根源的大発見，大発明はないし，また期待もできないのが現状であろう。一般に歴史は繰り返すといわれているが，精神医療の歴史もその例外ではなく，ウイングも指摘するように，精神医療の歴史も自然の変遷淘汰から免れることはない。また，これまでの業績に対する評価が，時々刻々と変わっているというのは多少誇張があるとしても，テューク（Tuke, S.）のレトリートなどもフーコー（Foucault, 1967）によれば，諸悪の根源のようにいわれるようになってきている。最近流行の修正的な立場をとる歴史家たち（Scull, 1979）は，英国の田舎の教区で発見された17世紀の文献の中に，真のコミュニティケアのありかたを見つけたという報告をしている。それは，教区が一人の狂人のためにその年間予算の半分を使い，二人の従者をつけて，はるばるロンドンへ医者の治療を受けさせにやったという話なのであるが，そしてそれをコミュニティケアの理想的なパターンのようにいうが，なかなかそう単純には納得できないのは当然であろう。病院治療が即インスティテューショナリズムを作り出すという非難の中で，ここではまず，フーコー

(Foucault, 1967) に倣って，インスティテューショナリズムのイメージに惑わされず，精神病院の治療のあり方の実体と本質を見極めようとすることを，本小論の出発点としよう。

Institution の研究

インスティテューショナリズムあるいはインスティテューションの持つ病理に関して，1940年から1960年にかけて膨大な研究があるが，これらはおおよそ次の三つに分けられよう。

第一はインスティテューションの社会構造に重点をおいて見たもので，社会学者，人類学者の研究がほとんどで，主として participant observation の方法を用いており，ゴフマン（Goffman, E.）の『Asylums』(Goffman, 1961)，ベルクナップ（Belknap, I.）の『The Human Problems of a State Mental Hospital』(Belknap, 1956) などが記述的であり，また理論として非常に影響力を持った。

第二はコミュニケーションの病理という側面から精神病院の問題を捉えようとしたもので，最近亡くなったスタントン（Stanton, A. H.）とシュワルツ（Schwarz, M. S.）の『The Mental Hospital』(Stanton et al., 1954)，メイン（Main, T. F.）の『Mental Hospital as a Therapeutic Institution』(Main, 1946) などがあげられる。カミング（Cumming, J. E.）の『Ego and Milieu』(Cumming, 1962) もこれに近いものと考えるのがよいと思う。

第三にあげる治療論としてのマックスウェル・ジョーンズ（Jones, M.）の『The therapeutic Community』(Jones, 1953) やクラーク（Clark, D. H.）の『Administative Therapy』(Clark, 1964)，『Social Therapy』(Clark, 1973) の仕事があげられる。

日本では，インスティテューションないしはインスティテューショナリズムの問題として，真正面から取り上げている論文が極めて少なく，吉岡真二（吉岡，1961）の慢性精神病者に対する働きかけの検討や，閉鎖病棟における志向性の研究をしている西方雄二郎（西方，1970），加藤直彦の会話マトリックスの研究（加藤，1967）などはこの範疇に入れられるべきと考えてよいのではなかろうか。精神病理学的な視点を用いた藤縄昭の病院内寛解についての論文（藤縄，1962）は，病院内の患者の症状あるいは病理過程に対する記述的な見解として残る。これは1962年に発表されたが，わが国のこの種の論文のなかでは比較的古いものに属している。この論文は，病院という一つの共同社会に属していることによって，症状（florid symptom）が消褪し，病院を離れて社会で生活を始めると再燃するという状況を記述し，このような症状の減少を病院内寛解と規定する。そしてこれは医師−患者の関係を中心として，病院が仮

のハイマートを提供して，自己愛的な第二の仮の現実をつくりあげている結果，病院内寛解が起きてくるのだが，真の現実はそこではとり扱われない。病院での生活，治療が現実世界でハイマートを喪失している統合失調症のやむを得ない迂回路（Umweg）として理解されて，Umweg の後に，真の精神療法が可能になるのではないかという。この論文は，精神病院という一種の共同体に対する，また，共同体の持つ個人に対する反応が記述され，考察されているわが国では数少ない論文の一つである。

　外国の研究は，新しい学問的方法，視点を持った社会学者，人類学者の研究が目立っていて，病者の病理を見つめる視点ではなく，病者となる経過，社会状況，病者としての家庭および社会における役割，病者とそれを取り巻く社会といった視点が導入されている。特にゴフマン（Goffman, 1961），コーディル（Caudill, 1952）の研究も含めて患者の視点，あるいは研究者自らの患者としての体験が中軸であったこと，すなわち患者に同一化した視点が導入されたことが一つの特徴といってよい。そしてこの視点自体に患者役割の否定，あるいはさらにインスティテューションの否定に繋がる論理が内在していたといえよう。

　以下に，インスティテューションの病理性についての代表的な考えかたについて少し例をあげてみよう。

　マイアーソン（Myerson, 1939）は 1930 年代のボストン州立病院の医者であるが，病院生活を長くすると，統合失調症に特異的に起きる現象として，モティベーションが下がる，社会的接触がなくなって非常に単調になるという観察を，インスティテューショナリズムという言葉を用いず記述しており，それに対する治療としては，運動療法，体を動かさせる，日光浴をさせる，ビタミンを与える，あるいは衣服に注意を払うというような生活療法的アプローチを勧め，さらにそれを褒めたり，けなしたりすることを上手に使ってモティベーションを上げるという行動療法的な色彩のある治療法を提示している。

　ベッテルハイム（Bettelheim, 1948）などの研究では psychological institutionalism という言葉を創ったのだが，これは 1949 年に出ていて，子供たちの施設病としてインスティテューショナリズムという術語を用いている。

　その後，ゴフマンの一連の研究がモノグラフとして出版されるのは 1960 年代の初めであり，マイヤーソンやベッテルハイムよりだいぶ後のことになる。

　ゴフマンの研究は周知のごとく，total institution を規定しているが，事実上，厳密な意味で total institution というものはこの世に有り得ないといってよいかと思う。特に近年の精神病院は total institution の定義には全く当てはまらないといえるのだが，精神病院の中で彼の記述するような現象が一部起き得る

ことも否めない側面もあり，非常に影響力をもった理論となった（わが国の精神病院は，その規模，患者－看護者の関係などからいっても，total institution の定義には全くあてはまらないと思う）。total institution は閉鎖的な，社会と全く隔絶されたインスティテューションで起きることで，そこでは群として住まわせられ（batch living），個人の生き方が否定され，外の生活とは全く対照的な生き方を強いられる。さらにフォーマルな規則があり，それに縛られ，スケジュールが定まっていて，自由時間が少ない。他の社会グループへの移行は許されず，二元的管理（binary management）といわれる管理法，すなわち，治療者と患者の二つの明確なグループに分けられ，互いに不満，憎悪，秘密を持つ対立したグループとなり，一つの屋根の下に住むという。この二つのグループに分かれていく過程を脱文化（disculuturation）と呼び，そのような状況において，脱文化体験が非常に急激に進められ，そしてそこに長くいることにより個人的な自我同一性を失うという結果をもたらすことになる。さらに患者としての役割を割り振られ，その役割から逃れることができないという状況の中で，そのような人格に対する直接的な攻撃に対し人間がどう反応するかということが，次の四点にまとめられている。

1) 引きこもること
2) 妥協せずに闘う
3) それに破れ植民地化し，システムに迎合するようになるか
4) あるいは完全に改宗させられインスティテューションの生活に合わせた行動様式を取らざるを得なくなり，そして反対行動を示すとさらにインスティテューションに長くいなければならなくなる。

コーディル（Caudill et al., 1952）は1952年という早い時期に，インスティテューションの生活ではそれに適応するためにどうしても退行した生活様式が強いられるということを明白に述べている。

バートン（Barton, 1959）は1959年に『Institutional Neurosis』という僅か63ページの写真入りの本を出版した。これは，看護婦を教育する目的で書かれたもので，精神病院の入院を続けることによって，アパシー，意欲の欠如，外界に対する興味を失い，服従的となり，未来に対する興味を示さず，生活習慣が破壊され（例えば，身づくろい，歯磨きなどの簡単なものも含めて），典型的な姿勢をとるようになる。これを，institutional neurosis という病気に二次的に罹った症状と記述している。この状態を引き起こす原因として，

1) 外界との接触の喪失
2) 強制された無為
3) 医師と看護者の支配的な態度

4）個人的な友人，所有物，出来事を欠く生活
5）情動的反応を抑圧する薬物
6）病棟の持つ貧しい雰囲気，例えば，家具が貧弱，装飾がない，採光が悪く汚れており，嫌な臭いがする，他の患者たちが皆精神病者であること
7）展望がない

を挙げている。

ウイング（Wing, 1970）らの仕事は，われわれが具体的に，臨床的にどのようなところから始めたらよいかというヒントを与える意味で重要と考えるので，簡単に述べる。

彼は精神障害の成り立ちを病理過程に及ぼす環境の影響という点から考えて，①病前障害（premorbid handicaps）②第一次障害（primary handicaps）と③第二次障害（secondary handicaps）との三つに分けている。病前障害というのは，性格，知能，教育，身体障害などの病前にすでに個体が持っていた障害を指している。第一次障害として，思考障害や妄想といった florid symptoms と negative symptoms を挙げている。第二次障害は，患者自身の病気に対する態度と，患者に近い周囲，すなわち家庭や職場など，またその人の属する地域といったさらに大きな社会のグループの反応がどのような内容を持ち，それが患者に良い影響，あるいは悪い影響を持っているかなどがその主要なものとして挙げられている。第一次障害，特に陰性症状に対しては刺激の少ないことが非常に悪い影響を与えるという。刺激のない生活をさせると，陰性症状が増悪し，florid symptoms は刺激過多によって悪化するとはっきり示している。第二次障害については，統合失調症の患者は周囲の人々が彼の行動を異常と定義することに強く反発する傾向があるということ，および彼自身の社会への適応能力について自信過剰である傾向を指摘し，それらを統合失調症者のハンディキャップの最たるものとして挙げている。その第二次障害が病院内の生活で極限までに発展し，いろいろな社会的機能，能力や役割が萎縮を起こしてしまい，ますます社会に出にくくなる。そして，それがさらに悪循環に入り易いと述べている。

ウイング（Wing, 1970）は，別の研究でロンドンのリハビリテーションセンター（ここでは知能障害のあるものや身体障害者などを含めた総合的なリハビリセンター）の統合失調症者を取り上げている。そこでリハビリテーションを受けた統合失調症者の三分の二が自信を欠如しており，最初から自信のない人は最後まで仕事を見つけたり，新しい仕事を続けることができない。三分の一の最初から自信のあった人は，そこで何かをしようと努め，仕事についてさらに自信をつけたという結果を示し，その解釈として reference group theory と

いうものを紹介している。それはある集団に属したいと望む人はそのグループに特徴的な態度や行動をとる傾向があるということから，建設的なリファレンスグループを作ることが，あるいはインスティテューショナリズムの解消のために役に立つのではないかというような示唆をしている。

以上述べてきたような病院の病理のテーマは次の五つになると，キャサリン・ジョーンズ（Jones, 1984）はまとめている。

1) インスティテューションに入ると自由を喪失する。選択の自由，決定の自由などあらゆる自由が剥奪される，あるいは，自然に失われてしまう。
2) 自立性を失う。
3) 個人性を失う。
4) 社会的なスティグマを作る。
5) 物質的貧困の生活を強いられる。

統合失調症者に対する病院治療がなぜ必要かという論議はここでは控えることにして，上に述べたようにインスティテューショナリズムの病弊に陥らずに，しかも積極的に治療的であるために病院治療はどうあるべきか，特にその際グループがどのような役割を果たすべきかについて考えてみたい。ここで，その前に統合失調症者が病院という Milieu に対してどのような反応をするかということを，少し纏めておく必要があろう。

統合失調症者の病院の Milieu に対する反応

ウイングのところで述べたように，場の持つ刺激の度合いによって florid あるいは negative symptoms が増悪，消褪することがいわれている。急性期の患者が入院してから次第に Milieu に馴染んでいく過程の中で，特に後で述べるようにグループワークに関係するような状況の中での観察を中心に述べる。一般的な観察として誰にでも気がつくのは漠然とした不安，恐怖の状態であって，それが強いと混乱してしまうのだが，統合失調症者は自ら質問したり確かめたりしない場合が多く，いわば勝手に意味づけようとする。こちらの説明の言葉に対しては猜疑的で，nonverval な状況，例えば温度，建物の様子や人の数とか，その人たちが笑顔を浮かべているか，緊張しているかというようなことに非常に敏感で，そうしたことに対して強い反応を示す。急性期の統合失調症者を入院のために案内すると，こちらの説明はほとんど頭に入らないのが常であるが，後になってあの花がきれいだったとか，ある患者さんが寄ってきてニコッとしてくれたなどと回顧したり，「静かな所ですね」というように全体的な皮膚で感覚できるようなことに対して非常に敏感であり，それに反応して

いるかのように思われる。それゆえ，不気味だった，非常に平和だった，明るかったというようなことが後になっていわれることが多い。そういった心的状況に患者が置かれていることをわれわれが無神経にやり過ごすと，患者の感覚は誇張され，さらには歪曲されてしまい，病的に発展し，被害関係念慮あるいは妄想に発展していくことがあるわけである。その際，その対象が病院全体という漠然としたものから，次第に特定の人を対象にして発展することもある。仲間外れにされている，悪口を言われているとか，物を盗まれるといったようなことも有り得る。また，いろいろな投影機構といえるようなメカニズムが働き，周囲の人たちは皆自分よりも病気が軽い，重い，あるいは自分の周りの人は皆良い人，いや皆悪い人だ，あるいはあの人は怖い人だ，あの人は優しい人だといった，splittingに発展するかのような状態が起きることもある。あるいはスタッフは皆抑圧的で恐ろしく，患者は皆優しいといったようなことも起きる。初期に，人物誤認やそれに近いような状況を言語化することがかなりある。あるいは，入院したその日から特定の人，多くの場合は主治療者に対して，転移に近い状況が始まることもある。

　一般に，Milieuに対する反応は激しいパニック状態の型をとるものと，表面的には静かなタイプとに分けることができよう。パニック状態では，florid symptomがさらに進んで，急性の混乱状態となったり，あるいは非常に不安が強くなるとか，怖い，怖いといって頭を抱えてしまうなどの激しい反応となる。このような人々は入院を拒否したり，暴力的になったりすることもあるが，時間をかけた説得・説明に存外反応することが多い。一方，表面的には非常に静かで，何も反応していないかのように見えて，なかなか内実は，妄想的な過程が病院を対象に進められている場合もある。近所の人に悪口をいわれるという理由で入院した人が病院の中で悪口をいわれている，仲間外れにされている，物を盗まれるというような確固とした妄想に非常に短時日の中に発展させてしまい，なかなか訂正できないこともある。この場合，治療関係を作るのが大変困難となる。それから，表面的には静穏に見えていて，実は引き籠もってしまっていて，全く現実と接触しない／できないという反応をする場合もある。

　こういった統合失調症者の新しいMilieuに対する反応形式も，その後の入院生活においてインスティテューショナリズムを引き起こすか，起こさせないかを決定するかもしれない，技術的に重要な一つの鍵としてわれわれが取り扱わねばならないもので，この機を失すると，暗くて長いインスティテューショナリズムの過程へと進んでしまうと考えられる。

海上寮でのグループワークのあり方

海上寮についてはすでに（鈴木，1976，1978，1979，1981，1982）述べているので，以下簡単に説明する。170～180人の入院患者を持つ私立の精神病院で，そのうちの100～110人くらいは全開放で，残りの人たちは半開放といえるか，時間開放，あるいは日による開放で，全般的には開放的な処遇をしている病院である。

グループは自由に出，退席できる

各病棟単位のグループが週一回ずつ行われ，その他に大小のグループが，月一回の病院全体のグループを含めて，非常に多数行われている。基本的なグループの在り方を簡単に述べることは容易ではないが，大まかにいってグループは自由意志による参加が基本であり，押し付けない。出席も退席も原則的には自由である。ただし，常にグループが開かれているという枠組みは明確に示されている。自然発生的な側面を歓迎して，その時々のニードに応じて，多種多様なグループができている。いろいろなグループの間を自分で勝手に移動できる仕組みになっていて，苛められたり，プレッシャーをかけられると，そこから逃げだし，別のグループに行くことができる。例えば，「退院したい人のグループ」に入っていて退院のことばかり考えて苦しくなって，「美しく痩せたい人のグループ」の方へ鞍替えできるような仕組みになっており，圧力から逃れることが困難を伴わないように工夫している。

強力なリーダーがいるという枠組み

もう一つの特徴は，常に強力なリーダーシップの影が存在しているということであろう。この"影"が重要なところで，あまり口は出さないが，グループの始めと終わりはしっかりやること。世話をやかない，説教しない，しかし常に患者の動きに注意しているリーダーが存在しているというのが重要な特徴である。このリーダーは必ずしも一人ではない。彼は自分がリーダーであるということを常に意識していて，リーダーとしての意見を求められた時に，曖昧な発言をせず，「私（個人としては）は……と思う」といえることが要請される。

スタッフによるレビュー（review）（鈴木，1975）

スタッフは必ずレビューを行い，グループで起きたこと，起きなかったことを検討する。さらにそのことを病院の他のスタッフにフィードバックするという仕組みができている。長期にわたっての実践の中で，このフィードバックの

あり方は徐々に改良されてきているが，これにスタッフが慣れ，連絡が円滑になるのには時間がかかることが経験されている。

多数決による決定はしない

グループは多数決による決定をしないという不文律がある。これは原則としてはそうなっているというものの，時折は多数決になることもある。多数決が単にグループに起きた葛藤によって発生した圧力・不安を避けるための行動化ではない限りは柔軟に対応すべきと考えている。

グループワークの意味

以下にグループワークが入院治療に持つ意味と，それがインスティテューショナリズムの防止としてどのように役立つかについて考えてみよう。

Milieu を実体のあるものとして提示する

グループワークでは自分の属する，あるいは患者の属する病院，病棟といったわれわれを取り巻いている環境状況を，実体のあるものとして提示する努力をする。そこでは具体的な，言語的な交流が歓迎され，行動についての枠組み，良いこと，悪いことが明確に提示されるという役割を果たしていると思う。空想や根拠のない噂や伝説などは少なくなる。どんなインスティテューションにも語り継がれている恐ろしい伝説というようなものがあり，それについて多くの場合職員は知らないでいるのだが，患者の間にはそれがかなり信憑性がある話として，代々受け継がれ，一層歪曲され，または新しい話が付け加えられて，さらに恐ろしい伝説となって浸透していく現象があることはよく知られている。例えば，あの看護婦さんのいうことをきかないと怖い。保護室に入れられる。保護室の中で性的な悪戯をされる。先生方には盆暮の付け届けをしないと，よく診てもらえない。面接料はとても高いし，保険はきかないから，うっかり面接を頼むと大変なことになる。脱院すると電撃療法をされる。私の病院では，この 15～16 年一度も電撃療法は用いていないが，こうした噂は後を絶たなかった。また，退院者についても，あるいは，自殺した人々についても，オープンに患者と話し合うのをルールにしていても，「退院したというけれども，実はあの人は自殺したのだ」というような噂が伝わる。こうした実体のない噂話はなかなか消えないものであるが，さすがに近年になって，やっと少なくなっていることに気がついている。ということは，周囲の環境が実体あるものになっていく過程の中で，実体のないものが訂正されてきたのだろうと考えられる。

このように改善されたとばかり思っていると，そう単純には進歩しないことも経験している。

最近，男子閉鎖病棟で病棟を週三日開放することになった。それもその病棟の全ての患者を含めた大グループワークで何日にもわたって話し合われた結果，開放が実施されるようになったのである。その開放の最初の日に，中庭で二人の患者（二人とも長期に入院している患者なのだが）が大声で話しているのを偶然に通りかかり聞いてしまった。「今日逃げなかったら，一生この病院にいて死ぬことになるぞ。逃げろ，逃げろ」と一人がけしかけていると，片方が，「逃げて捕まると，後で保護室に入れられて電気をかけられるから，俺は逃げない」といっているのを聞いて，愕然とせざるを得なかった。

病院という枠組み

病院を一つの枠組みとしてみると，物理的な枠組みと，感情的なものの二通りがあることが理解される。通常前者のみが強調されるが，後者の方が遥かに重要である場合が多い。物理的枠組みというのはいうまでもなく，現実の社会と病院の境界線であり，その枠を意識して踏み越える行為なしには，入院も，また，社会復帰もあり得ない。この物理的な枠は，ある者にとっては，高く聳え立つ塀であり，とても乗り越えられないもののように感じられる場合もある。グループワークの中で，その塀が自由に出入りができ，実際には自分の気持ちに安定をもたらす味方であることを実感すること，そしてそれが柔軟であることが重要である。外泊，外出，入院，退院などが極めて柔軟に行われることを体験すること，例えば，病気の状態があまり良くなくとも，家族などの積極的な援助を得て，外泊させることが可能であることを本人が体験したり，あるいは，他の人がそうしているのを知ることが必要である。グループワークは，そうした出来事を皆で話し合い，枠組みをさらに柔軟にしていくことを可能にする。このことは気儘に放任するのとは全く異なり，いろいろな場合に柔軟に対処しながら，患者を含めて枠組みを確認していく過程でもある。

感情的な枠組みとしては，院長あるいは，その他のリーダーの存在は重要である。院長が孤立して，距離がありすぎると，明確な枠組みとはなりえず，むしろ圧迫的で支配的な父としての恐怖，憎悪の対象となりかねない。また，患者との距離が他の職員との距離よりも近すぎると，院長と患者の間に奇妙な慣れ合いの関係になって，権威がなくなってしまったり，患者にとっても職員が敵対的に見えるようになってしまう。看護長や病棟主任といった階級的な役職名も，それが圧力として患者に感受されるような状態では，職員／患者のダイコトミーを大きくし，信頼感を得ることを困難にし，患者の自発性を抑圧する。

職員がその階級，役職にこだわらずに，自由な意見の交換を患者の目の前で示すことがグループワークでは可能であるし，必須のことでもある．そうした経験を積み重ねることによって，不自然な思い込みや病的な投影を乗り越えることが可能となる．具体的には，「退院はまだできない」と受け持ち医にいわれた場合でも，それでもう議論の余地がなくなるのではなく，看護者と話し合って受け持ち医に仲介をしてもらったり，あるいはグループで他の患者に応援してもらうことが可能である．こうしたやり方は若い医師にとっては，それまでにあまり経験していないことであるため，ときには脅威に感じられる場合がある．このような方法は受け持ち医の権威を無効にするのではなく，究極的には彼自身にとっても支援になることを医師が理解するのには時間がかかるようである．

病院に馴染む過程

新しい病院という社会になかなか馴染み難いという問題を統合失調症者は持っているといえよう．であるから，彼を受け入れる Milieu の方に活発に馴染ませる過程が常に動いていて，グループに勧誘したり，お互いに自己紹介をしあったり，患者同士の仲間ができ易いということと，そうした機会を自分で選べるという過程としてのグループワークが常に動いていることが重要であろう．

その際，活発に新入者をグループに**引き込み**，**馴染ませる**のではなくて，グループの方が，新しく入る人に合わせて，その人に馴染むという方向での工夫が勘所となる．それが逆に働くと，新入者は苦しいだけで馴染めないばかりか，グループから出てしまうだろう．

退行を許容する Milieu

厳しいルールや固定的な約束事があると，患者はそれによって一方的にコントロールされ，必ずといってよいほど退行あるいは引き籠もり現象を生む．プログラムや生活の規範が押しつけられていて，それに依存するということが絶対的な要請であると，当然そこには病的な依存が起きるわけだが，そういう状況は，いい換えると非常に退行しなければ甘えられない状況といえよう．自分で選べる，またそれほど大きな退行という代償を払わなくとも甘えられるような状況が，病院の中に常にできていることが大切である．

どうしたらそういうふうにできるのかというと，規範あるいはルールとかいうものが背景にあって外枠を作っているけれども，中は仲間的なもの，あるいは母親的なものが近くにいつも感じられるというような状態が理想的だと考え

る。そこでは，自然な形で子供が母親に甘えるように，軽い甘えが許されているような状況が作られるのだと思う。

つまり，規範といった，父親的なものは，他の枠組み同様やや遠景に退いて，柔軟であることが示され，母親的，仲間的，兄弟的なものが近くに感じられる状態が，不必要な退行を強いられることなく甘えられる状態（holding environment）(Winnicot, 1947) を可能にするといえよう。この際，繰り返すことになるが，父親的なものが"遠景に存在する"ことが重要である。

英国の精神病院の理想型といわれてきたヨークのリトリートの記述（Tuke, 1813）を読むと，著者が開祖の孫である男性であることもあって，テューク父子の暖かいが厳然とした父親的な関わりが強調されていて，治療の中心に据えられているように読めるのだが，詳細に検討すると，テュークの父性的な存在を支える要素として総婦長のような人がいて，その人が非常に暖かく，母親らしい人で，お茶会を催して招待したり，患者の体を洗ってあげたりするなど当時の英国の精神病院では考えられないようなこまめな手当てをしていた人がいたということが理解される。このような家庭的なバランスがとれた環境で，温か味の溢れたところだったらしいことが行間に読みとれるのである。

文化の吟味，検討，維持の機能

グループワークにおいて，その時々の文化やその時々の状況の吟味，検討を患者と一緒にするということが，もう一つの柱になっている。いい換えると，価値基準の決定に患者が参加しているということができると思う。例えば，ある出来事が良いことか，悪いことかという検討よりも，それがなぜ起こったかということが検討されるような状況が重要だと思う。また，退院することが良いことだ，社会復帰することが良いことだから始まって，社会復帰しなければならないといった議論が起こり易い。形式的で窮屈な論理構造を持ち易い統合失調症者の集団では，時間の幅とか，それに到達する条件，過程を通り越して，今すぐ退院しなければ駄目になってしまうというような不安焦燥感にも繋がり得る。この議論は，一見正しく，あげつらう余地のないようにさえ見える。また，先生のいうことを聞いていないと追い出される，電気をかけられるといった考えにもなる。こうした画一的で柔軟性を欠く議論に対して，むしろ退院することばかりが良いこととは限らないといえるような状況を作り出すという方に重点がおかれるべきであると考えている。それができれば，かえって，退院しようとしてもしにくい現実を余裕を持って検討することができるようになる。

現実の実際的な吟味，検討が生活の問題を考えることを通して行われている場を与えるということが，グループワークの一つの特徴である。これは reality testing である。これは抽象的にではなく，この部屋は暑すぎるとか，寒すぎるとか，臭いとか，うるさいとか，散らかっているとか，狭いとかということの吟味。あるいは電燈が明るいとか，冷蔵庫が小さいから大きくして欲しいとか，あるいは湯沸かし器をつけて欲しいといったような日常的な問題を取り上げ，吟味していくこと。風呂の温度が熱い，冷たい，風呂の時間が昼でない方が良い，元旦に風呂を沸かして欲しい，大晦日に風呂を炊いて欲しいとかいうことが吟味され，それには誰が風呂の火を点けているかという病院の仕事の内容にまで踏みいってくればしめたもので，実生活のあり方というものが，入院患者にとって，具体的に実体のあるものとして捉えられてくる。食事も美味しいとか不味いとかの議論から，その内容，作り方，仕入れの仕方という議論にまで発展しうる。こういった知識と経験を生活の中に組入れることによって，インスティテューショナリズムといったような病弊に陥らないための仕組みを意識的に創り出すことが可能となると考えるのである。

精神内界の検討

少し精神内界の動きについて考えると，グループの中で起きるいろいろな現象は個人の持つ病理とグループ自体の持つ病理とが表現されているものと考えられる。グループで起きる諸現象を理解することによって，患者の病理，反応様式についての理解が進められ，それが洞察へと導かれる可能性を持っていることはいうまでもない。その洞察もいろいろなレベルで表現されるのだが，対人関係の緊張を緩和する技術を習得する，あるいは生活上の問題の回避，解決の方法を身につける，生活上の問題に疲れない方法を確立させる，諦める，切り捨てるという技術もこれに含まれるだろう。そして，グループがそういった洞察を掘り起こし，深める場として使われると考えるのである。

それから，そのような洞察を深めていくきっかけを与えるものとして，グループワークの中で取り扱い易いもの，あるいはどうしても取り扱わねばならないものに，projective identification（Main, 1975；鈴木，1986）の理解と転移の二つが挙げられる。これらに関する理解は，生活レベルで起きるいろいろな現象，例えば治療者に対して，「先生は強くて，何でもできて，愛情が深くて，働きもの」といった，良いものを全部先生に投影し，患者自身は「私は無力で，何にもできなくて，馬鹿で，退院もできない」というように自分を見るような場合がある。グループ場面では，仲間の患者から，「そんなこといってどうする。先生をそんなふうにしかみられないのか。君だってこういういいところがあるのではないか。先生にもこういう問題がある」と指摘されやすい。投影を投影として理解し，訂正できにくいといわれる統合失調症者の場合でも比較的容易

にこれを取り扱うことができる。
　また統合失調症者が短い時間の中に病的な転移を起こし易いということはよく知られており，いろいろな扱い方が提唱されているが，これも同じような意味で，グループ場面では比較的扱いやすく，修正し易い状況を作っているのではないかと考える。

役割を持つこと
　具体的な役割を経験することも重要であると考える。これは必ずしも収入を得る，あるいは特定の仕事に携わるということだけを指すのではない。例えば，病院の中には「冬眠者」という人がいる。この人は生活療法にのらない人で，何もしたくない，グループにも出たくない，薬も飲みたくない，薬は飲んだ方が良いと勧めてはいるのだが，服用しない。そういう人が自ら冬眠者というレッテルをはっているわけである。冬眠は何月何日までしても良いという関わり方でそうした役割を認める。また，病院内ではボスになることは良くないという一般的な価値概念があるが，ボスになりたい人もいるわけで，ボスに任命される人がいてもよいのではないか。"変人"は変人としての市民権を得て認められる。そうした一つの社会ならば必ずあるいろいろな役割を中に容れ，それを異物として排出しない。そして，それらを大きな外枠で包む状況を，グループワークが作っていくのではないかと考えるのである。

レビューを必ずする
　グループ自体に，停滞しマンネリ化しやすい側面があり，インスティテューショナリズムにつながることもあるのだが，常にこれを検討していく過程をグループワークに組み入れることが重要である。一つ一つのグループは終了後その都度職員によって再検討される時間を設けることが重要であり，さらに外来者からの発言とか，新しい患者さんの発言などを重視することによって，自浄作用を強めることができる。
　以上述べてきた構造は，薬物を使うことや生物学的な治療をすることと少しも矛盾するわけでなく，いわば治療の容れ物，あるいはそれを結びつけるセメントのような役割をグループワークが果たしているように考えられるのである。すなわち，その容れ物の中では，薬物療法，生物学的治療，家族療法，個人精神療法も円滑に行われ，互いに活性化しあうことが可能となり，保証される。

おわりに

　統合失調症者の治療の一部として，精神病院における入院治療は現在も重要な役割を担っていると考えられる。

　しかし，入院生活という人為的にコントロールすることの困難な治療の方法は，現在まで長い改善の歴史を経たが，未だ完全にはほど遠い状況である。1940年代に始まったインスティテューショナリズムと後に総称される病院の持つ病理についての膨大な研究も，完全な解答とはなりえなかった。

　一方，1950年代にすでに，WHO第三報告に見られるようないわゆるコミュニティ治療の流れが押し寄せ，病院治療を二義的なものにしてしまったかのごとき様相を呈している。

　しかし精神病者の，特に統合失調症者の社会復帰は容易でない。どうしても入院治療の方法がより一層洗練されなければならないと考えるのである。

　これまで著者は統合失調症者に対してグループワークがどのような影響を与え，治療的となりうるかについて論じてきた。ここでは，これまでに明らかにされてきた病院の持つ病理の研究をふまえて，グループワークがその病理に対抗するために必要と考えられる条件について考察した。

　詳しく述べることができなかったが，ここで述べたグループワークは，日本人の集団特性についての研究が基礎になっている。日本人が集団に一たん帰属すると，その集団に対する依存性がさらに高まり，そこからの分離がなかなかできなくなる点は殊に注意を要する。分離に際しての不安が依存を高めるというよりも，内因的に離れることが下手であるといって良いようにすら思われるのである。このような集団特性が，わが国の入院患者数が，諸外国に比して多い理由の一つになっているとも考えられるのである。

　であるから，住みやすくて，しかも出立を促すような環境を整備しなければならないという，自家撞着ともいえる作業を，患者が入院する時点から始めなくてはならない。また職員，特に医師はグループワークの一員でしかもリーダーであるという役割を演じることが困難なようであり，この教育に時間が掛かる。職員が，患者と同一化におちいりやすく，確固たるリーダーシップを欠くところでは職員の役割を巡っての混乱が起きやすくなる可能性がある。しかしそれも日常のグループワークの中で逐次解決していくことはそれほど困難ではないと考える。

　ここでは，グループワークが，統合失調症者の入院治療において，いろいろな治療法を活性化して，相互に良い影響を与えあうようにする触媒，あるいは容器の役割を果たしうる可能性に着目し，さらにその際の問題点について考察した。

統合失調症の集団精神療法を巡って

はじめに

　鈴木と申します。ただいま吉松和哉先生から御紹介いただきましたが，私は精神医学の修行を，吉松先生の指導で始めたものですから，いつまでたっても吉松先生に追いつけないと感じさせられガッカリもしましたし，そういう先輩を持つというのは自分にとってたいへんありがたいことだとも感じています。
　本日は，この会にお招きいただいて本当に名誉でもあり，またとても嬉しく思っています。この中には何人か，前にお目にかかったことのある人たちがおられるようですね。
　私が，ここではビオン（Bion, W. R.）とかフークス（Foulkes, S. H.）とかいう学者の考えた，グループの理論を説明すると期待されて来た方々には，おそらくガッカリされるかもしれません。皆さんが本で読める既成の理論でないもので，私が自分で体験したものを，あるいは自分で考えたことを，ここで，皆さんと一緒に考えながら，少しお話してみたいと思います。そして，それが今後の私自身の勉強のテーマの芽生えに利用させていただきたいと思いますので，どうか皆さんの自由なご発言をお願いしたいと思います。

グループの原体験

　私事になりますが，吉松先生も先ほどちょっとお話になりましたけれども，私の最初のグループ体験が，かなり私に大きな影響を与えたものですし，そしてそれが，私の考えの出発点にもなっているものですから，そのことを少しお話したいとおもいます。
　私は，治療ということがあまりいわれなくて，研究と少しの教育のみが重要視されていた時代の終わりの頃，（どこの大学もそうでしたし，今でもそうかもしれませんけど）東大の精神科に入局しました。とにかく研究は盛んでした。私たちは入局してから，暗くて，汚い所で徹夜で血液をひくこと，オシッコを集めることで二年間過ごしたような気もします。

ですから，そういった雰囲気の中で統合失調症という病気の研究として，気脳写もやりましたし，CAGもやりましたし，ルンバールはほとんど全員に対してやりましたし，そういう研究過多の時代の末頃に，訓練を受けました。

その時に，病棟医長として来られた先生が，アメリカでダイナミックな精神医学を学ばれて，その五～六年の経験だったと思うんですが，それを，生のまま私たちにぶっつけられたわけです。それが先ほど話に出た病棟の大グループに始まって，心理的な解釈と力動的な解釈にもとづいた，なんていうのかな，爆弾が毎日，毎日落ちていたわけです。で，私は「なるほど」と思うこともあったし「なんだおかしなこといってるな」と思ったこともあるし，だいたい何も知らないわけですから，ああこういう学問のやり方ではこういうふうにいうんだと納得する部分と，それからひどく傷つく部分を体験しました。

何をいわれても，とにかく自分のあり方，生き方，考え方，感じ方が間違っているような感じを，毎日受けていました。直接僕がいわれたことでなくても，他の人がいわれていることを聞いても，自分が傷つくというような経験を，繰り返したわけです。どうもおかしい，おかしいと思っていながらも，あんまり大きな声でおかしいというと「それは抵抗である」といわれるものですから，それがまたくやしいものですから，何もいわないで我慢していたこともあります。たしかに自分にとって勉強になる，ああなるほど，そういう見方もあるもんだなということもありましたし，そのわりには，飽き足りない，説明不足だというようなこともあったように記憶しています。

普通の大学病院の構造をお考えになればわかるように，教授がいて，教授以下大学のスタッフがいて，その下に私たち新人がいるというようなハイラルキーと，それとは別に看護師さんのハイラルキーがあって，さらに特別な症状を持った，あるいは特別なむずかしさをもった患者さんが何十人かいるというような病棟ですから，だいたいその雰囲気はお察しいただけると思います。

吉松先生も苦労され，その中でそこで起きている力動についての理解を論文にまとめられました。それが，歴史に残るといって良い「重複精神療法の問題点」という題をもった論文です。

私は，論文にまとめるほど事態を理解していませんでしたから，ただ喘いでいる中で，これもゆえなしとはいえないのですが，大学闘争が起こったわけです。

今になってみると，結局，権威の崩壊の予兆が見え始めた頃に，私たちが大学の医局に入局したわけで，その権威と，権威の象徴である大学，それから教授の実際の権力と，その構造が崩壊していく初期であったといえるでしょう。

その権威に期待した一種の依存のようなものが，権威の構造が崩壊していくわけですから，依存が満たされない，甘え切れない，甘えさせてもらえないと

いう，欲求不満みたいなものが渦巻く時でした。

　私は，そうした時代の中で，あまり感情的にならないように，また自分で自分のことを訓練するために，いろいろな本を読んだり雑誌を読んだりしながら，マックスウェル・ジョーンズ（Jones, M.）の著書に巡り合ったわけです。そしてマックスウェル・ジョーンズに直接手紙を書くことから始まって，自分が感じている問題は何なのか，一生懸命理屈で考えようとしたんですね。

　ところが，どうも隔靴掻痒。まあ手紙ですから，こちらの英語もあまり達者じゃないし，こちらの状況も十分に伝えられない。むこうも僕のわかりにくい英語を読み取って，いろんなことをいって下さるわけですが，どうも隔靴掻痒でいるうちに，向こうに行く機会を与えられて，勉強して来ました。

　ところが，今になって考えて見ると，どうも自分が外の権威に答を求めたんじゃないかという感じもしますね。内の権威が，自分の周りにある筈の権威が崩壊していく中で，自分の求めている権威，力というようなものを外に求めて，それにマックスウェル・ジョーンズが応えてくれて，しかも私のことをある日電報で呼び出してくれたわけですから，大変自分の甘えも満たされるという体験から出発して外国に行くことができたわけです。

　非常に幸運だったと思うんです。が……それは何日も続きませんでした。甘えられるどころか，御存知のように治療共同体は，圧力鍋のようなところですから，いつ爆発するかわからないような，煮えたぎっているような所です。そんな所へ飛び込んだことが，私のグループ体験のもとになっているといえると思います。

　私自身は，東大の雰囲気にどうも馴染めなかった。馴染めないのは，自分が東大を出ていないせいだと考えたかったし，自分が東大を出ていないからだと考えると，比較的気持ちも楽になれたのですが，それだけじゃない。何か，僕の内的なものが，東大のその当時のグループに反応し，馴染めなかったという感じが残っているわけです。

　グループに馴染めなかったから，じゃあ，友達ができなかったかというと，そうでもなくて，本当に親しい友達もできましたし，また，吉松先生を初めとする何人かのとても良い先生とお付き合いいただくことが，もう二十年も続いているんですね。年令を勘定してみると本当に驚いてしまうんですが，もう二十数年も経っているんです。そして，年ごとに深まるような非常にいい関係が，あの混乱の中から生まれたという，これも一つのありがたい奇跡のようなものだと実感しているわけです。

　そんなことで，グループに対する不全感，東大の当時の医局に対する自分が馴染めない感じのようなもの，あるいは，学園闘争に理論的に，あるいは頭で

は同情的に思いながらも，どうも身体はついていけなかった自分というようなものが，自分のグループの原体験とどこかで関係していると考えながら，グループを勉強してきたものです。

集団精神療法の治療者の訓練

このグループに対する原体験というものを，グループをなさる皆さんがそれぞれ考えることは，実は集団療法の治療者になるために大変重要なことだと思うのです。

というのは，個人精神療法の場合は，自分の個人的な病理だとか，あるいは，行動のパターンだとか，感情の動かし方のパターンなどを始終自分で内省的に見ながら，あるいはスーパーバイザーから指摘されながら，個人精神療法の技術を磨いていくわけです。

集団精神療法の訓練は，個人精神療法の技術の磨き方プラス集団の中での原体験みたいなものを振り返ることが大切のように思います。私の考えでは，家族関係に戻って，家族関係の間で起きているダイナミックスを理解することだけで十分かというと，必ずしもそうでもなさそうなんですね。家族関係で起きたいろいろな葛藤だとか軋轢だとか，あるいは非常に快適といった感じなどの体験の理解も大事です。それだけではなく，幼稚園，小学校，中学校，高校，あるいは大学。まあ大学はあまりグループだという感じはしなかった人もいるかもしれません。そういった若い時代に，自分が体験したいろいろな種類のグループ，予備校のグループを体験した方もいるでしょう。自分が大切に思っているグループの中で，自分がどんな役割をしたか，あるいはどんな反応の仕方をしていたかということを一寸振り返ってみることが治療者として，かなり重要なことなのではないかと考えています。

さて，これが序論で，そういった体験に基づいて，私が，集団というものをどういうふうに考えて，どういうふうにすることが治療的かというような考えに発展させてきたかを，少しお話したいと思います。

グループは，プロセスですから，プロセスという以上は，やはり時間が熟成する。良いお酒だって，何年も熟成させなければ良いお酒にならないように，あるいは，上手に熟成させないといけないように，あるいは時々かき回さないといけないように。その熟成させる期間が必要で，今日のお話は，その熟成を助ける麹の種とか，かき回しの一つだというふうに，お考えになっていただければありがたいと思います。

グループとは何か —— その大きさ

　まず最初は，グループとは何かということですが，きわめて簡単なことを一緒に考えていただきたい。集団という以上は，一人では集団とはいいませんね。そして，二人でも集団とはちょっといいにくいのです。グループという以上，三人以上の人のことをいうわけですね。それから，三人以上ならば，一億でも二億でもグループかというと，そこまで広がってしまうと，あまり拡散しすぎてグループとはいえない。東京全体はグループだろうか。それもいえない。というようなことをだんだん考えていきますと，大体，一つの大講堂に入れるような範囲がグループの研究対象になっていると考えていいと思います。つまり，体育館は大きいですから，200人や300人は入れるでしょう。マスの研究でも大体1,000人くらいまでと考えています。

　ところが，人類学だとか，文化人類学の人たちは，もっと大きなマスを相手にする訳です。でもそれは一つの小さなグループを基本の単位として，その単位の広がりとしてのマスを見るわけです。ですからやはり，文化人類学の人でも最大限そんなに大きなグループは扱っていないと思います。研究の対象として，あまり大きくなると見えなくなって，あとは推論になってしまうので，私はそれ以上はいわないほうが良いと思っています。

　しかし，集団精神療法のもつ考え方を，もっと大きなグループ場面に当てはめて解釈しようとする人々もいます。たとえば，現在のヨーロッパの政治的な動きをグループのダイナミクスという視点で考えることです。こうした方法でヨーロッパの今の動きみたいなものはある程度，予測されていましたし，それはそれで，知的に重要なことだとは思いますが，私は，グループが本当に見える範囲を，もう少し狭く，小さなものに限った方がいいのではないかと考えています。

　さて，これから先は，きわめて臨床的なことだけをお話することになります。私の病院は250床の病院ですが，患者さんが昨日の夕方までは202人いましたから，大体私の目に入るのは202人プラス約100人の職員で300人内外の人が，私の頭の中でグループとみえている，あるいは考える対象になっているわけです。最大限，その位の人数の人，あるいは病院に勤めている人は，自分の病棟の患者と職員と自分を含めた人数，50人位までをとりあえず研究対象，あるいは考察の対象に考えていただければ良いと思います。

グループになる，するということ

　さて，私たちは集団精神療法を始めるとすぐ，グループになったとか，今日はとても良いグループになったとか，グループにしなければいけないというような言葉を耳にしますが，グループというのは誰かが力を加えてグループにすることもできませんし，また，グループを一定の方向に引っ張っていくのが集団精神療法の目的でもありません。「グループになった」という言葉の意味は，おそらくグループがある時間の経過のなかで，ある種の雰囲気になって，それをグループのメンバーが，良いにつけ，悪いにつけ，何かの体験を共有したというようなことを意味していると思うんです。その体験は一種の同一化を伴った体験だったのだろうと，推察されていいと思うんですね。

　グループになったということ自体は悪いことではありませんが，「グループにした」ということになると，これは問題がある。私たちがグループになったいう体験を尊ぶあまりに，グループにしたくなるんですね。これはいけない。いけないというのは，グループにしようとすると，私たちが何かの力を加えて，操作して，グループをまとめてひきずろうということになりますから，これは，グループのメンバーに無用な圧力を加えることになってよくない。治療者は，一人一人が何かをそのグループの場で，学べる，あるいは自分について何かを知ることができることを助ける，ファシリテーター（facilitator）であればいいわけです。グループにしようという気をおこさない。グループになるのは結構だけれども，グループにしようとはしないということが，まず第一だと思います。

　そして，その中で大事なのは，やはり個人が生きているということだと思います。私たちの目に見えているのが，やはりグループ全体ではなくて，個人一人一人が生きているということだと思います。私の先生である土居健郎先生は，ずっと以前，私がグループではどんなことをやるのかということを，ひととおり話をしましたら，黙って聞いておられて，しばらくして，「結局，それは皆のいるところで個人精神療法をするということだね」と一言で切り捨てられて，驚いたことがあります。私は，個人精神療法ではなくて，グループ療法をやっているつもりだったのですが，そういうふうに切り取られてみると，たしかに個人精神療法を人の前でやっているという要素もあり，それも集団精神療法の重要な一側面であるとも考えられるでしょう。

小文字の t の治療者（therapists）

　そして，もう一つ付け加えれば，治療者が必ずしも，大文字のTの治療者ばかりでなくて，小文字の t の治療者が何人もグループの中にいて，お互いに治療するという集団精神療法に特徴的な側面があります。
　個人個人が勝手なことをいう，あるいは，反対意見をいう，あるいは私たちが統率できない，それから私たちがイライラするようなことが，目の前でどんどん起きる。こういったことが集団の中で起きているわけで，その起きているままに，治療を進めていく。その起きていることが，個人個人にとって良い体験になるように，私たちがファシリテイトするということだと思うのです。そして，グループが，苛立って，あるいは騒いで，あるいはまとまらなくて，反対意見が多くていらいらして，というようなことを，グループの感情としてそれをとらえ，それがどこからきているのかということを，考えていくようにしていけばいいわけです。ですから，必ずしもほんわかとしたいい雰囲気で，ハーモニアスな，あるいは「和」が感じられる雰囲気でなくてもいい。和が感じられることがあってはいけないというのではありませんが，和ばかりを追求しない。むしろ個人が先に立つグループができればいいと思います。メンバー一人一人が小文字の t の治療者といえるでしょう。

外国と日本の集団のあり方の違い

　ところが私たちは小さい時から，グループに奉仕するように生まれついているんですね。これも程度の差ですけれども，私たち日本人にとって，個人より集団が優先する場合が多い。集団のなかでは，自分を殺してしまうことが多いと思うんです。
　幼稚園の運動会に行くようなお子さんを持っている方もおられるようですが，幼稚園の運動会は，実に整然としているんですね。驚くほどです。小学校はそうでもないようですけれど，幼稚園は凄い。とにかく一糸乱れず，特に年長組の立派さというのは他では見られないですよ。先生のいうことを聞いて，笛一つで右へでも，左へでもどっちへでもいくという準備状態ができていて，そして，実によく躾られているんですね。だから年長組と年少組とを比べると二年の差ですけれど大変な差があるわけです。
　小学校も五，六年生になると，もう少し自我が出て来るというのか，勝手な人が出て来てなかなか集団の統率はむずかしいようですが，私たちもそうした訓練を受けてきていると思うのです。幼稚園の話は，昔の話ではなくて今の話

です。まず,「前へならへ」から始まって, おじぎの仕方だとか, ごあいさつだとか, 実によく躾られている。外国の幼稚園を覗かれたことのある方は御存知だと思いますが, 外国の幼稚園では, 御挨拶というのはないです。皆さん一緒に「先生おはようございます」「先生さようなら」というようなことは全然ないです。バラバラと来てバラバラと帰って行きますね。ベルが鳴れば, それで学校は終わりです。こうした躾や子どもの頃からの環境, 教育が, 全部私たちのグループに対する感じ, その中での反応, 行動に関係しているのです。私たちはグループに自分の身体を合わせるようになっているともいえるでしょう。大げさにいうと, 自分を殺してグループに慣らさせているように聞こえますけれど, そんなに激しくつらいことじゃなくて, むしろグループの中にいることが, 私たちの気持ちをなごやかにしてくれるということもあるわけです。だから, 気持ちが楽になって安定して守られている感じを体験して, しかもグループに自分を同一化できるという体験を, 小さい時から本当に繰り返しているんですね。

　外国ではどうかというと, そうではなくて, 自分にグループを合わせさせて, そして, 自分の快感を引きだそういう努力を小さい時から重ねないと, 自分は快感を得られないという体験をしているともいえます。

　お風呂に入るときは, 別にお風呂の温度に私たちが合わせて気持ちよくなるわけではないですよね。私たちの快適温度というのがあって, 大体家中, 快適温度が同じで, 小さい頃から同じ温度で慣らされている。

　ところが西洋では, 小さい風呂で, 自分だけの好きな温度に合せて, お風呂にお湯をいれることから始まるんです。西洋風呂に入るたびに思うのですが, ここからは家族の共有感覚みたいなものは, 生まれてこないですね。子どもが入ったあとも流すんですよ。親と子どもが一緒に入るなんていうことはなくて, 子どもを入れる時は, 親は湯舟の外にいて, 体を擦ってやったり, そこにいて話をしてやったりしながら, 子どもが勝手に風呂の中で遊んでいるのについているわけです。それも子どもの風呂は, おぼれるといけないからというせいもあるんでしょうけれど, ほんの少ししかお湯を入れません。

　私たち日本人の家庭では, 子どもの頃から母親とか父親とかに抱かれて入って, そしてどっぷりお湯に浸かって, 肩まで入ってとか, 十まで数えてとか入れらるわけでしょう。そういう感覚が全然ないままに育っている西洋人と, そういう共通快感感覚を持ちながら, 家族の中で育っている人間とは, 同じ集団感覚を持つことはありえないと思いますね。私たちが, 快感を得るためには, 皆さんと仲よく, 皆さんのいうとおりでなくとも良いのですが, 私たちだって個性がないわけじゃないのですから, 皆さんと一緒にいることで, 快感を得る

ような，そういった訓練を小さい頃からうけているわけです。
　ですから，グループに入ると，皆一生懸命努力して，何とか静かにして，皆で気持ちよく時間を過ごそうという努力が無意識のうちに働いてしまうわけです。ですから，「先生にそんなに文句をいっちゃ失礼だ」とか，「騒ぐんじゃない。せっかくグループをやっているんだから」とかいう，患者さんが自己規制してなるべくそのグループを静かにしてまとめようとする力が働くんですね。私たちの方はまとめようとするよりは，そのグループがまとまらない理由は何かということを考えていくことが仕事になると考えれば良いわけです。
　これは個人精神療法でも同じで，患者さんが従順で先生を崇め，奉っている治療関係では，患者は良くなりませんよね。「ありがとうございました」といって患者が帰った後，カルテを書きながら「あれで良かったんだろうか」と思うでしょう。そうすると，不思議にそういう人はずーっと通って来ますよね。良くならないから通ってくるんでしょうけれど，いつまでも先生を賛美し続けて，ちっとも良くならない。それで良くなる人ももちろんいないことはないけれども，本当の意味で洞察を得ていくためにはもう少しもみ合いが必要ですね。そしてもみ合いを超えた後の良い関係を経験すると，それ以前の「良い関係」が嘘臭く見えてくることを体験するかと思います。個人精神療法で起こることは，集団精神療法でも起きるわけで，平和な，和やかな雰囲気のグループもあるし，嵐のようなグループもある。いろいろなグループが，私たちにいろいろなラーニング（学習）をもたらしてくれると思います。

治療の場としてのグループ

治療者としての責任

　さて，グループと考えるのは三人以上だと申しましたが，それをグループと考えた上で，それが集団精神療法の治療の場であるかないかということを分けるのは，治療者がいるかいないかですが，必ずしも治療者のいる時の方が治療的にいろいろな洞察を得て，成熟していくとは限りません。治療者がいなくとも，ある種のグループ・インタアクションというのは，私たちの成熟をもたらす可能性があるわけですけれど，とりあえず私たちが治療者としてかかわるグループというふうに考えていきます。治療者の呼び方はいろいろあります。グループ・リーダー，グループセラピスト，コンダクターなどといわれます。何でもいいのですが，治療者という立場をとるということが良いと思います。治療者という責任感，治療者としてグループに入った以上は，私たちが治療しているという意識を持っていることが存外大切なことだと思うんです。

これも一寸話がそれますが、治療共同体では、グループそのものが治療者だというような見方をするわけです。そして、グループが治療者だから、いわゆる治療者は、治療者でなくていいわけです。そうすると治療者の責任はどこにいくかということになります。ご存じかもしれませんけれど、治療共同体に関する一番最初の本が、『Community as Doctor』という題の本です。これは、マックスウェル・ジョーンズがヘンダーソン病院で行った、今でいえば性格神経症の人を対象にした治療共同体の記録なんです。治療をするのはグループだという考えは、その当時は非常に斬新な考えだったのですが、その題に含まれている危険というものを感じるわけですね。つまり、ドクターがいなくなるわけです。ドクターというのは僕は必ずしも医師であるドクターでなくともちろん良いと思います。看護師さんがリーダーでも、医師でも、心理の方でも良いし、ソーシャルワーカーの方でももちろん良いわけですが、その Community as Doctor という本の題が示すように、治療者がいるということの実感を否定しているような所がある。否定というか否認というか、ここは危険なところです。集団療法をやっていて、グループというものは本当に力を持っていると実感している時にでも、自分が治療者としての責任を十分果たしているかどうかを、自らチェックすることは大変重要なことだと思っています。

治療者の役割 —— グループの種類に対応して

　治療者である私たちがグループにかかわるわけですが、かかわり方はそのグループの仲間の状態によって随分違います。たとえば、慢性の、非常に退行した人で、いつも騒ぎを起こすような閉鎖病棟のグループにかかわる場合と、神経症的な、外来の十人位の小グループにかかわる場合とでは、私たちの態度が変わってしかるべきだと思うんです。グループのリーダーとしてのあり方も変ります。というのは、私たちは、慢性統合失調症の人に外来で面接する場合と、その後に来た境界例の人にする面接とでは、考え方の枠組みを少しずらさないといけないわけですね。同じように扱ったのではどちらも良くならない。慢性統合失調症の人を五、六人続けて診ていて、うっかりヒステリーの人を間にはさめたとすると、扱いを間違えてヒステリーの人にてこずるという経験はありませんか。忙しいものですから、私たちの切り替えが下手になっていて、診断名によって切り替えるとか、相手の病理によって切り替えるというのはなかなかできなくなって、朝から統合失調症の人を相手にしていると、ずーっと統合失調症の人を相手にしているようなつもりでヒステリーの人を治療して、ますます悪くしてしまうような経験があります。

　それと同じようにグループも、そのグループのありようによって、私たちの

かかわり方，枠組みの作り方を多少変える必要があると思うのです。たとえば，外来，デイ・センターで，デイ・ケアによって自立を半分しかけている人たちのお手伝いをするグループと，病棟の退行した状態の人たちの治療をすすめている時では，違ったグループであるべきです。私たちの役割のあり方，枠組みの作り方などに対する工夫が一つ一つ必要で，集団療法学会でもようやくそういった差について少しずつですが業績が出て来るようになったと思います。あるグループにとってはソーシャル・クラブの一員，あるグループにとってはいつもコンフロンテーション（直面化）をする強い人，あるいはそういうことができる人，ある人にとってはまったく精神分析と同じように解釈する人，そういうような役割の変化がだんだん自由に身につくことが必要だと思います。

集団に特徴的なこと

集団の可能性

これから，いくつか集団にとってもっとも基本的なことを述べたいと思います。治療場面で基本的なことの一番目に私が挙げたいのは，集団が持っているポテンシャルは非常に大きい。私たちが考えるよりもずっと大きいということです。確かにグループというものは大変ポテンシャルがあるものだなということ，治療の過程あるいは人間の成熟について私たちにいろいろなことを教えてくれる可能性を持っているという体験を重ねることが，集団精神療法をやっていく上で，私たち治療者に勇気を与えてくれるという意味でも，基本的に大切なことだと思います。ポテンシャルはどうしたら発揮されるかというと，私たちが一歩下がって，グループに何かが起きるのを，またグループの自由な力が出て来るのを待つことができる，待つ準備をする，私たちがすぐに手を出さずに，グループの動きを待つ。そうした経験を積み重ねることが，私たちのグループ治療者としての経験にとって大切なことだと思うんです。

西洋人がどうしてこういうグループの方法に気が付いたか不思議ですが，デモクラシーというのは結局このこと——集団のポテンシャル——に対する信頼ですね。だから，エリート主義と集団主義，デモクラシーとの間を，いつも西洋文化は揺れ動いているわけですけれども，日本の集団に対する盲信もないかわりに，集団蔑視，エリート主義というのも嫌がられるという基本的な態度がありますよね。こういったことが，どのように日本人の心性となってきたのか，今ここで論ずる必要もないしそのつもりもありませんけれど，とにかくグループが偉大な力を持っているという経験を是非重ねていただきたい。それは，待・つ・こ・と・によっておそらくその経験が深まって来るだろうと思います。

グループの持つ特有の性格

　二番目は，先程から繰り返しているように，集団は個人の集まりですから，グループの中の一人一人の個人の歴史，関係の持ち方など，大変複雑な病理あるいは行動パターンの組み合わせがグループの中で経験できるということです。ある集団は，その集団特有の性格があって，その集団の中では，個人のありかたも変化することがあります。この集団にいる時は自分はこういう側面が出るのに，あの集団に行くと自分はこういう違った側面が出るというふうなことを経験することがあるでしょう。グループというのは，それなりの体質を持っている，感性を持っている，あるいは匂いを持っているとでもいいましょうか。そういった独立した人格（グループ格）みたいなものを持っていると思います。

　これはグループの中にいると分からない。けれども外から来ると良く分かる。たとえば，信州大学精神科教室は，信州大学精神科教室という人格というか，グループ格というか，そういうものを持っていると思うんです。これはおそらく名古屋大学とも違うし，名古屋市立大学の精神科教室とも違うと思います。そういったグループの体質，匂いみたいなものを持っていると，いうことを頭に入れておく必要がある。

個人の病理と集団の病理の関係とグループの成熟

　もう一つはさっきの話と関係があるんですが，個人の行動，言動，感情の動きのパターンは，生まれた時からこれまでのグループ体験で育まれてきたものですから，したがってその人の病理も，そのグループの中で育まれてきたパターンで繰り返されるわけです。そしてそれが集団精神療法場面でいつも繰り返される。グループの中で繰り返される病理を理解することによって，個人の理解が深まる。そして，この人はこういう病理で，こういう行動パターンを持っているということを理解する。そうすると集団の持つ行動，病理のパターンが，さらに良く分かってくる。集団の理解が深まった中から，さらに個人の病理についての理解が深まるというスパイラルをぐるぐる回りながら，グループは成熟していくものだと思います。

集団精神療法は集団管理の方法ではない

　それから，これは自戒の気持ちをこめていうのですが，集団療法は管理の方法ではないということです。集団で管理すること，あるいは管理されることに私たちは慣れきっているのですが，そういう方法として集団療法を使うとすると，元気づけだとか，無理な動機づけなどのように，個人病理の理解の深まりはなく，したがって個人の成熟も望めない。集団はそれなりの強力な力を持っ

ているのですから，集団をまとめてどっちか一方の方向へ引っ張ろうなどとすることを考えてはいけない。

　では，私たち治療者のするべきことは何かというと，それはグループに一つの枠組みを与えることだと思うんです。グループの中では，治療者である私たちを含めて，グループの中で，自らの感情についての吟味をする，自分のものの考え方についての吟味をする，あるいは自分の行動パターンについての吟味をするという枠組みを与える。普通の生活では，こういう枠組みはないわけです。普通の社会では，自分の行動パターンを理解しようとか，感情のパターンを理解しようとかいう枠組みはないわけで，それを私たちが治療の場として与えるんだと理解しています。枠組みというのは具体的には何かというと，場所を決めて，誰と誰が来るかということを決めて，何時から何時まで自分が治療者としてそこにいるかということが基本になると思います。

治療者の基本的な態度

　もう一つだけ，グループについて付け加えましょう。治療者はどんな態度でグループに入るのが良いかということです。私たちはいろいろな感情を持っているわけですが，先ほど申しました治療者としての責任感を自覚することと，患者の病理や，感情のありかたについて学びたいのと同じように，私たち自身が，自分についてグループから何かを学びたいという気持ちを新たにしながらグループに入ることが望ましいと思います。この二つ，責任感と自分のことを学びたいという心構えが，少し欲の深い態度のようにもとれますが，治療者を生き生きとしたものにすると思います。責任感をしっかりもつということは案外強調されないけれども大切なことだと思います。グループだと責任が薄れるんではなくて，グループだと個人療法よりもっと責任感が濃くなるようにすら思います。

　そういいながら，もう一つまた難しい注文をするんですが，私が昔，グループを英国でやっている頃に，私のグループを，英国の偉い精神科医たちが見学にきたことがあります。まあケチをつけにきたのかもしれないのですが，急性入院病棟でのコミュニティ・ミーティングが効果を上げているという評判が立ってそれを見に来たのです。そのうちの一人の精神科医（名前を聞けば有名な人だから名前はいいませんが）が，「私は個人療法ばかりやっているけども，グループをやらなくなってから何十年も経つものだから，グループにどうやって入ったら良いか分からなくなってしまった。グループにどういう態度で入ったらいいですか」ということをグループに聞いたんです。そしたら私のグループの中に，たまたま修道士の統合失調症の人がいて，一言「Be thyself!」といっ

たんです。「汝自身であれ」と。シーンとなってしまった。その経験ある精神科医は，柔らかい調子で，「私は経験ある精神科医だと皆さん思うかもしれないけど，実はそんなんじゃなくて，グループのことは，もう忘れてるんですよ」と一歩も二歩も譲ったいい方をしたつもりが，頭から鉄槌をくらわされたように,「Be thyself!」といわれたのです。治療者はこうあってほしいと思うんです。つまり私たちが，私たちのいろいろな虚飾をかなぐり捨てて，こう思われたいとか，ああ思われたいとか，謙遜であるとか，傲慢であるとか，そんなことはもうグループの判断に任せる。自分というものをとにかくさらけ出して，自分はこういう人間だということを出すつもりで，出すというのは喋るという意味ではなくて，そのままでいるということですけれども，そのつもりでグループに入るということです。これは容易なことではありません。先程は治療者の責任感を要求して，さらに自分のことを学びたいという気持ちで入れといいながら,「あなた自身であれ」のような自由な気持ちで入れというんですから，実現は難しいように思いますが，慣れると実はそんなに難しくないんです。

統合失調症者の集団精神療法

それでは統合失調症の集団精神療法の話に移りたいと思います。

統合失調症の人の表現しているいろいろな症状が，統合失調症の固有のものであるかどうかという議論はいつもあるわけで，"institutionalism" や，あるいは薬の副作用のように二次的な現象によって，病状はほとんど常に修飾されていますから，本当に primary なものか，secondary なものかもいつも議論になるところです。グループにおける統合失調症者のある種の行動パターン，感情の動きのすべてを，必ずしも統合失調症特有なものだと決めつけることには問題があります。そこで，これは私の経験からも，あるいは文献などからも，まず統合失調症の患者がグループで見せる問題として考えていいと思われることをいくつか述べたいと思います。

敏感であること

統合失調症の人たちはグループの中で，極めて敏感であることが挙げられます。特にグループの中で起きるいろいろな negative な感情に対して非常に敏感で，それに対する反応のパターンは一様ではありませんけれども，非常に敏感であるということに注意して下さい。ある種のほのめかしだとか，示唆だとか，ある種の非難的な言辞だとか，何らかのネガティブな感情の動きに反応します。ネガティブという中には抑鬱感情とか，攻撃性など，特にその患者に向

けられていないと考えられる場合も含まれます。こうした細かい感情の動きに対して大変敏感な人がいるということに留意する必要があるということです。

敏感な人ばかりだったらまた扱いようもあるかもしれないけれど，一方では，まったくこれだけ爆発的にいろいろな感情が起きているのに，全然感じない人がいる，という奇妙な組み合わせをも感じさせる人もいます。敏感と鈍感が隣り合わせに存在しているという認識が必要です。しかも，一人の人の中にそれらの両方の要素が同時に存在していることもしばしばあるともいえるでしょう。

グループ体験の薄いこと

統合失調症の人たち全般にいえることは，これまでに集団の中で自分が機能し得た，あるいは機能したあるいは何らかの重要な体験をしたという体験の絶対量が少ないように思います。

集団での生活体験をしていない，家族体験をしていない，学校体験をしていない，自分が集団の中に入って何かをしたという記憶がない，というような人が多いように思います。生活史を手繰っていってそれを証明することはそんなに難しいことではないですけれど，生活史をたどらなくても，話を聞いていると，そのような体験が浅いし，薄い印象をすぐうけます。

たとえば，家族とどこかに，遠足に，ピクニックに行ったことがありますかというような話を聞いても，ピクニックの場面がなかなか思い出せない。あるいは，お父さんと過ごしていて一番楽しかったのはどんなことだったのかと問うと，それがなかなか分からない。その時弟はいたの，妹は側にいたの，お母さんはどこにいたのなどと聞いても，思い出せない。それから，学校で何が楽しかったかというと，その経験をなかなか思い出すことができない。想起能力がなくなっているのか，あるいは実際の体験が薄いのかを決めるのには，厳密な調査が必要ですけれども，大体体験が薄い。そして一緒に体験したことも，それが重要な体験として蓄積されて残っていない。新たに体験していることも，それが積み重なっていかないように思います。

グループでの反応を予測するのは難しい

にもかかわらず，彼らのグループに対する思い込みというのはかなり激しく，また期待が強い。たとえば，「集団療法というものは良いものですよ」というようなご託宣があると，ものすごく良いものだと期待してしまう。それから誰かが「あすこの仲間に入るとひどい目に合わされるぞ」というようなことがあると，その仲間はものすごく恐ろしいものだと決めてしまう。グループに

対する思いこみの強さ，また漠然とした不安みたいなものがかなり大きく，なかなか訂正がきかない。具体的な例を上げますと，グループは何かを決める所で，出席しないと当番などに当てられしまうと思い込む。そうすると，何をおいてもとにかく出てきて，自分が当番にならないような努力をする。当番の話はしてなくても，自ら当番の話を持ち出して，自分がならないようにするつもりでいても，ずるく逃げることはできない。グループは叱られるところだと思い込んでしまうと，何も叱られるようなことをしていないのに，叱られそうでビクビクしているというようなことがあります。

ですから，グループでの統合失調症者がどのような反応するかという予想をするのは，非常に難しい。この反応の予測が難しいということが，もう一つの統合失調症の人の集まりの特徴だと思います。

ある種のグループの流れに沿って，皆がたとえば depressive な話をしている時に，それぞれの気持ちが皆 depressive な方向に向いていくかというと，グループはクルッとひっくり返って，むしろ躁状態になってしまったりする。感情をクルッとひっくり返してしまう。あるいは皆で楽しい話をしていると途端に絶望的になる。これはよくあることでデイ・ケアの人たちは，よく経験することでしょう。たとえば遠足にいって，「あの遠足良かったね」「楽しかったね」そして「あそこへ行って楽しかったね」なんて話てると，皆楽しい体験をしたはずなのに，その中の一人が絶望的になって，それこそ自殺を考えるような絶望の仕方をしてしまうというようなことを体験したこともあります。聞いてみると，自分はこんないい年をして，遠足にいって楽しむなんて，自分の人生は一体何なんだ，何だったんだろう，というような極端な抽象化，それから空虚な抽象化が起こって絶望してしまうというようなこと，それからこういう段階を経てこうなって絶望するというんでなくても，喜びの絶頂からドカンと落っこって絶望してしまうというようなことが起こり得る。このように予測がつけ難い反応ということがあります。それは神経症のグループとは大分違います。

表情とか，感情の動きだとか，そういうものが non-verbal にまず出る。non-verbal を観察することの重要なことを強調するのはそのゆえです。

non-verbal という言葉の中には，たとえば，同じことをいっている声音だとか，声の調子だとか，意味もない言葉なども含むわけです。一方，verbal という言葉の中でいっていることは，論理の通った話だけをいっているわけです。それ以外の一切は全部 non-verbal という意味で使ってますが，統合失調症者のグループでは，むしろ non-verbal の方に重要な message が含まれているといえるでしょう。

統合失調症者のグループはトレランスが高い

　統合失調症者は，一種の共有体験ともいえるものがあって，その共有体験をお互いに許し合っているところがあると思います。

　たとえば，患者が，私の名前は木村ではなく，実は名字はない。名字がないのはなぜかというと，王室の出だから私の名前には名字はない。名前もちょっと奇妙な外国人の名前で，仮に，メアリーだと主張しているとしましょう。私の名前はメアリーだ，日本の皇室の人間であると，お前たちと口をきくような立場にないんだということをいったとします。そうすると，グループの方は，お芝居をしてそれに調子をあわせて，「そんなことはない。あなたの名前は木村さんでしょう。あなたの名前は書いてあるでしょう」などとあらがわない。他の患者さんは，そういうことを最初は嫌がって，それを妄想などと，非難しようとする。非難するけれども，不思議なことに，その人のことをいつの間にか，そんなに時間がかからずに，メアリーと呼ぶようになる。そして彼女をメアリーという名前で呼んで，そして，皇室の出であることを認めて，それについては話さない。私たち治療者の立場は，話さないのは，話すことによってその人の妄想を刺激して，絶えずそれを喋らせるのは大変だから，黙っていわないだけです。扱わないことが私たちにとって，一つの技法であって，患者さんがメアリーが皇室の出であると受け止めるのとは，ちょっと違う。そして，これは不思議だと思うんだけれど，それをたとえば個人場面で「あなた本当にメアリーが皇室の出だと思っているの？」といっているときに，その人はその問いを不思議に思うんですね。それから，「えっ」といってからしばらく考えて，「そんなことはありませんよね」と答えられる人と，「先生知らなかったんですか」という人とがいるようです。その「えっ」というほんのわずかな時間のズレの間に，妄想を共有している世界から，二重帳簿といっても良いのでしょうが，立ち直るのではないかと推測するのです。彼らは一時的にでも，とにかくその妄想を共有してそれを本当に受け入れている。私たちのように受け入れるような顔をしているのではなくて，どこかで受け入れている。家族にすら受け止め難い狂気が，病棟のグループは比較的あっさり受け止めることができて，そしてその狂気を，当の患者さんが主張しなくなる。私たちも知っているように，妄想についてほじくるのを止めてしまうと，患者もそんなに妄想だとか，血統妄想だとかいわなくなって，妄想は次第に縮小していって，核として残っている場合もあるし，消えてしまう場合もあるわけです。

　そういう tolerance が非常に高いグループが統合失調症グループの特徴といえるのではないかと思います。

　アルコール中毒のグループをした方はご存じだと思うのですが，tolerance

が非常に低い。相手の人格を受け止めるという tolerance が本当に低い。相手の人格を受け止める tolerance というのは，唯一，お互い酒を飲むということだけでつながっている。それ以外の tolerance は低い。嘘などに対しても攻撃が始まったら止まらないですよね。統合失調症の人のグループはそういう意味では非常に tolerance が高いグループだと思います。

　本来なら，ここで終わるようにいわれているんですが，もう5分だけください。グループの中で起きることをいくつか，統合失調症のグループに限らず起きることですが，お話します。

何かしてもらいたい

　さっきから繰り返しいうように，個人の病理のいろいろな組み合わせ，重なりがグループの中で display されるわけですから，個人の病理が歪んだ形で，あるいは強調された形で現われることがある。そういった人のグループで何が一番先に起きるかというと，何かしてもらいたいという気持ちが沸いてくると思うんです。第一回目のグループは，何かして貰えるはずだという気持ちで来るわけです。それは先生と生徒の関係，あるいは医師と患者の関係，というようなもの。何か力をもっている人に何かしてもらって，それが治癒につながる，あるいは治療につながるというような非常に受け身な態度で始まります。そのときに私たちは，これは皆さんが自分で考えながら，自分の生活を，たとえば向上させていくための会ですから何でも自由に話し合って下さいとか，あるいは皆さんが日常困っていることを話し合う会ですからその困っていることについて，誰でもどんな話でも良いから出してくださいとか，あるいはデイ・ケアの場合なんかは，今日のプログラムは皆さんで作ることになっているから皆さんで考えて作って下さい，というでしょう。非常に受身な期待感で来た人たちが突然そういう confrontation（突き上げ）を受けるわけですから，気持ちが動くわけです。

　そうした時に，グループで良く起きるのは，「先生，手が震えるんですけどもこれは副作用ですか」あるいは「昨日眠れなかったんですけども何とかしてくれませんか」「この頃おなかが痛くてしょうがないんだけど何とかしてくれませんか」といった医師が答えなくてはならないような問いをたくさん出してきます。そうすると医師は，私でもそうですけど，とにかく聞かれたことには答えなければならないし，逃げられないですよね。だって，とにかく副作用を訴えられた時に，「アキネトン入っているでしょう」とか聞いたり，あるいは，「後で先生にいってその副作用のこと何とかしてもらいなさい」とか，「夜眠れなかったのは薬飲まなかったのではないの」とか，すぐに普通に医師が調べ

ことが始まってしまうわけです．もちろんそれはそれで良いんです．それで下手をすると 50 分なり 1 時間なりもねばられることがあるんですね．患者の責任逃れというのは大変上手で，大抵の場合は私たちが負けて，全部こちらが取り仕切って終わってしまうこともあり得ます．

それが何回か重なったとしても，やはり同じ message を出していると，段々に自分がこれじゃいけないということにグループ全体が気がついてくる訳です．

退行がおきる

そうすると次に，退行が起きると思うんです．とてもそんなことできない．いやだ．何かやれ何かやれっていうけどいやだ．そしてグループに来なくなってしまったり，あるいは具合が悪くなったり，あるいは治療者の隣に椅子を持ってきて，それも椅子を適宜な距離じゃなく，ピッタリくっついて，体に触わるようにして座るとかというような退行があちこちに見られるようになります．ところがそういう時に，そのグループに認知症の老人がいると，そういう時に退行するとしても，何とか自分でしようという努力をするわけです．そして，「さあ皆さん，ここは雀の学校ですから一緒に歌をうたいましょう」とか，歌をうたい始めたり手拍子を取り始めたり，何とか自分がグループを引っ張って，具合の悪い退行にならないように，適宜な退行のレベルを保とうとして努力してくれるように見えることがあります．この辺が難しいところで，私たちがいつまでも黙って，あなた方の問題なのだから，好きにおやりなさいと冷たい message を常に繰り返していることが治療的かというとそうでもないんですね．その量を加減しながら，相手によって，さっきもいったそのグループの枠によって加減しながら，退行をある程度のところまでしかさせない．それ以上はこちらが枠組みを与えるということも必要になると思います．

一体感を求める

もう一つは，一体になりたいという気持ちが強くなる，皆と一体になりたい，皆と同じ考えになりたい，皆と一緒に賛成したい，皆と一緒にどこかへ行きたいなどということが大変多くなります．この一体感を持ちたいという気持ちは不健康なことではありませんし，特に止めなければならないということはないんですが，その一体感を持ちたいという気持ちに，私たちにもそういう気持ちがあるものですから，私たちも一緒になって楽しまないようにしなければいけない．一体になりたいという気持ちが，健康に現われる場合と不健康に現われる場合があるわけです．自分が何かの恐怖にさらされているがために，その恐怖から目を背けるために一体感をもちたい，あるいは何かをしなければならな

いという事実から逃れるために一体感を持って逃げる。

　たとえば，突然，「トイレにスリッパを取り替えないで入る人がいる」，という話が出る。トイレの入り口でサンダルに履き替えますよね．そして，用を済ませて帰ってきて，スリッパに履き替えて出ていくわけです．中には，そんなことしないでそのままスリッパで行ってスリッパで帰ってきてしまう人もいるわけです．そうすると，そのスリッパを取り替えるということが大変重要な問題で，そして満場一致で，トイレに入るときにはスリッパを取り替えるようにということを決めます．毎月とはいいませんけど三カ月に一回くらい必ず出てくる．これはなぜかと考える必要があると思うんです．この前決めたばかりじゃないかと思うんですが，決まれば気持ちが満たされるんですね．スリッパはともかく，何か自分たちで決めた．皆が一緒になって賛成して決めた．その決める過程の中で，ある人を攻撃していることもあるし，ある人を仲間から外していることもあるんですけども，何かを決めたという満足感，安定感を得られるということの代償として，スリッパを履き替えようということを決めるわけです．ところが決まっても，誰も実行しないから，また三カ月に一回くらい戻ってくるわけです．そういった種類の決め方というのはいつもあると思います．もう少し高級になると，先生，慰労会やりましょうっていうんです．誰の慰労をするかというと，結局のところは，自分たちが患者でいることの慰労です．いろいろな形をとりますが，一月に一回位あります．慰労会で焼き肉を食べたり，パンケーキを作ったり，いろいろな種類の慰労会をやります．その時仕事の役割を患者さんを主体にして，職員が手伝うということにしたり，職員が積極的にすることもあります．

　全体で行動を起こすこと，あるいは全体で決めることの中に，その病棟の騒がしさ，自分の病気のつらさ，苦しさを逃れるための一つの安全弁というか，嫌なことをよける一つの方法として，一体感を持ちたいという意味が読み取れることがあると思います．私たちが気をつけなければならないのは，そういった一体感は，一種の防衛のこともあるので，それが何を防衛しているのかを見抜く目が必要なことがありましょう．一見，生活療法的にいえば，活発な人たちという評価をされるかもしれませんが，それはもしかしたら心理的にはそのグループは何かを防衛しているのかもしれないという視点があると，グループは動くようになりますし，深まるのです．

グループの感情——containment について

　もう一つは，グループというものには，ある出来事をめぐって感情が芽生える．それは，怒り，悲しみ，嬉しさ，楽しさ，それからここから出て行きたい

という気持ちと，いろいろな種類の感情がこのグループの中に存在していると思うんです。さっきもいったように，遠足に行って楽しい思いをしてきたから全員が楽しくなるかというとそうじゃなくて，その全員の中にはなかなか複雑で，悲しみも苦しみもある。その感情が，ある出来事によって刺激される。楽しいという感情だからみんな楽しくなればいいかと思うんですが，楽しいという感情をもたらすと考えられるような刺激が，実はある人にとっては悲しみであることもあるわけです。今ここで，悲しみと嬉しさを，この二つだけをこのグループで，二人の人が一ーっていたとします。そうすると私たちの感情では，Ａさんは悲しいのにＢさんはどうして楽しいんだろう。あるいはＢさんは楽しいのにＡさんどうして悲しいんだろうというような考え方で筋を追います。けれども，この筋を少し展開させて，このグループの中には悲しいという感情と嬉しいという感情が共存しているんだ。そして，この悲しいという感情はＡさんの口を通して表現されている。そして嬉しいという感情はＢさんの口を通して表現された，というように考えるわけです。そうすると，私たちが間違ってもですね，楽しい人何人いますか，八人いますね，悲しい人何人いますか，二人いますねっていうようなことしなくなるんですね。そうじゃない。悲しい感情と嬉しい感情がだれかの口を通じて出てきたというように考えるわけです。憑依体験ではないですけれども，グループの中ではそういうことが起きるのです。つまりグループのバランスを保つために，グループがグループであるために，感情がすべて抑圧されずに，ある人がそのグループの感情を表現すると考えるわけです。そうするとわかることがたくさんあって，もう一回，そのグループの感情の在り方というものを見直すことができるわけです。そして刺激がどういう刺激だったかということも考えることができるようになるかもしれないと思うわけです。

おわりに ―― グループで起きた話

　最後に一つだけグループの例を話します。女子の開放病棟で，きわめて最近起こったことです。17名の患者が署名して，Ｓさんという人をこの病棟から除名してくれという嘆願がグループに出たわけです。どうしますか皆さん。そのＳさんというのは確かに大変な人なんです。年中騒いでいて，うるさくてうるさくて，側にくるだけで，横へ行きたくなるような人なんです。それがようやく治まってきて，良くなってきているとスタッフは考えていました。本人は外泊したいというし，家族も是非迎えたいというものですから外泊させました。家へ帰ったらしゃべっちゃいけないよ，百しゃべりたくなった時に初めて一

しゃべっていいから，そういう指示をして外泊に出したんです。その人は，まず福祉事務所へ行って，それから自分の元の外来へ行って，近所のおばさんの所へ行って，それぞれの場所で大騒ぎをしてから家へ帰りました。家では娘が，この人も統合失調症なんですけれども，あちこちから，福祉事務所からも，お母さん帰ってきたよ，お母さん帰ってきたよと電話が掛かってきたものですから，鍵をかけてお母さんを中に入れなかったですね。騒ぎが大きくなって怖くなってしまい，病院へその人が帰ってきたわけです。家へ入れてくれないからしょうがないから帰ってきたわけです。そしたら，その人はまた，入ってきたときと同じように騒ぎ始めたわけです。その結果，この除名嘆願が出たわけです。あなた方がグループリーダーだったらどうしますか。いろんな手立てがあるでしょう。

　私はこうしました。こういう基本的人権を無視するような行動は，とにかくこの病棟では許さない。除名嘆願を受け入れて，Ｓさんを除名させるようなことはしない。ただし，このＳさんという人の，その生活状況が余りにもこの病棟にとって害がある，あるいは本人にとっても害があるというふうに主治医が判断した場合は，私自身が主治医ではありませんでしたが，主治医が，あるいは保護室へ入れるかもしれないし，病棟を替えるかもしれない。それは主治医が決めることであって，グループが決めることではない。私の病棟で私が嘆願されたからといって，除名することは絶対ありません。ただし17名の人がどうしてもこの人と同じ病棟にいたくないとしたら困るので，今閉鎖病棟に電話して聞いたら閉鎖病棟は６つベッドが空いているそうです。どなたでも行ってください，６名だけはそこへ入れてあげます。その他の人は，外泊でも退院でもいいから，この人から逃れたいという人がいたらその希望をなるべく入れるように計らいましょうといったんです。そうしたらシーンとなってしまい大変でした。

　その後だいぶ時間がかかったのですが，次第に明らかになってきたことは，そのconfrontationによって，自分がいくら騒いでも，治療上以外の必要性をもってここから追い出されることはないという確信を得たということ。ついこの間まで騒いでいた人もグループにはもちろんいるわけですから，自分がまたああいうふうになりはしないかと怖くなったということがグループで話されるようになったんですね。本当はあの人を排除したいんじゃなくて，自分の心の中にある，自分をコントロールできない怖さというものを話すことができるようになるという経験，また自分をコントロールすることができないということが怖いかということをグループで話合うことができて，そのグループが成熟したという感じをひしひしと感じました。ところでこのＳさんの病状はすっかり

治まってしまいました。Ｓさんは，17名の署名によって自分が追い出されるということがないということを感じたわけですから，もっと騒いでもよさそうなものだけど，Ｓさんは静まっちゃったということです。

　最後のことは，こういう anecdote というのは，案外記憶に残るもので，それがどういうふうに今までの話とつながるかは皆さんがこれからいろいろな問題に遭遇された時にきっとなんらかのヒントになるでしょう。グループというのは大変力をもっていて，黙ってみていても成熟の機会を提供してくれるように，私はますます近年思うようになっています。

長期入院患者の
リハビリテーションについて

発　端

　私が現在の勤務地である精神科病院に来てから，すでに十年を越えた。この病院の特殊性[注1]もあって，私の仕事の中心は，特に統合失調症者の治療の過程で，どこまで役に立つことができるかを考え，その可能性を追及するかということである。

　これまでつきあってきた患者について，現在どうしているだろうかと，常に心配し，一人一人の患者について，それなりの情報も集まってきてはいるものの，これまで総体的なsurveyを行ったことがない。そこで，この機会に，過去12年に遡って，これまで退院していった統合失調症者について，その人たちがどのような経緯でリハビリテーションが可能になったか，また，どのような経緯でつまずいているかを調べてみたいと考えた。そして，それを統合失調症者の精神病理との関わりに焦点を当てて考察したい。

　入院治療についての，当初の私の基本的な考え方は，患者にとっても，ある時は入院していたほうが楽な時があろう。無理をしてあくせくしながら，入院させないでがんばるよりは，さっと短期間入院させるほうが後の治りもよいのではないかというような考え方で，入院を治療の一部として肯定している立場といえようか。また，その他の患者のなかには，入院が根源的に重要な意味を持っているかもしれない場合もあるという考えを，かなり大切にしているということもいえよう。

　また一方では，とにかくすでに入院している180〜190人の患者を退院させるのにはどうしたらよいかということを考えなければならなかった。長期に入院している患者の占める割合が非常に高いので，そういう患者をどのようにして退院させるかについても考えなければならなかった。

注1）千葉県の東端にあり患者の約半数は東京都内から来ていること。またグループワークを用いながら精神療法的アプローチを特色とする。

そして，新しく入院させた患者をどうやって活発に治療し，退院させるかという，この三つが主な考え方，態度であった。すなわち，精神科病院に働く者ならば誰でも持っている，当然といえば当然な態度でこの仕事に臨み，またそれに多少の工夫を加えながら，継続しているといえよう。
　私が院長として赴任した当時は，私も若く，私の入院治療に関する考えをできるだけ早くすべての職員，患者に伝えたかったし，また張り切ってもいた。就任したその日に全病棟を回って，「ここはホテルではない。ぜひ，できるだけ早く退院してほしい。私たちは医療チームとして，あなたがたが退院する際のいろいろな困難を克服するための相談にも乗るし，一緒に努力しよう」と話して歩いたのである。
　私としては，やる気まんまんであったし，この病院を空にするような気持ちでなければ，その時の入院患者の半分も退院させられないだろうと思っていた。そして，彼らが自主的，自発的に私たちを活用してほしいということを，主張したのである。
　具体的な方法として，個人的なアセスメントをする。もう一つはグループで皆さんの意見を聞くという二つを提示したのである。
　その時の私の基本的なリハビリテーションに関する考え方としては，まず患者本人が自主的に退院したいという意欲を持たなければならない。そして，現在あるインスティテューショナリズム──無為，無目的であり衝動的でなげやりな生活様式──を改善する。また，新たに長期化していく可能性のある入院患者を活発に治療しその慢性化を防ぐ方法を考えなければならない。この三つの基本的な考えを実現する手立てとしてアセスメントとグループを提言したのである。
　ところが，その後十日もしないうちに明らかになったのだが，このことは患者，職員を問わず大変評判が悪かった。患者のなかには症状が悪化した人もいるし，また実際に，自分は追い出されるのではないかと，看護師に訴えた人もいた。
　看護師の間にもそれまでに彼らのやってきた仕事が認められていないという，第一印象を与えてしまったようである。
　こうしたフィードバックがあちこちから返ってきたのだが，やり方がまずかったなと思いつつも，これは時間が解決するはずと修復のために特別な働きかけもせず，静かにいったことを実行してきたのである。患者も看護師も次第に理解を示してくれるようにはなったが，その間三年はお互いに探り合いの連続であったといえよう。
　その中で気づいたことなのだが，「社会復帰」，「リハビリテーション」，「退院」

などという言葉が念仏のように唱えられており，何か会合のあるたびに，患者も看護師も「社会復帰のために」という言葉を常同的に入れるのである。たとえば，外泊の届を書くときにも，「社会復帰のために」，運動会も遠足も，何をするのにも，「社会復帰のために」，という言葉で括られてしまい，その目標をあまりに理想化し，美化するために，かえって現在の，また現実の生活のなかに喜びを見いだし，それをさらに充実させることがあまり意味を持たなくなってしまっているように見えた。

　私はこのような空虚なスローガン，あるいはお題目としての「社会復帰」，あるいは「リハビリテーション」という言葉を葬りさらなければと考えたのである。

　退院については，本人の意志を絶対に尊重する。本人が退院するといったならば，退院するような方向で進める。そして，それを実現するべく，現実にある障害を取り除くために，家族の協力を最大限得るように努力する。また可能な限り社会資源を探し求めるなど，柔軟に対処することを大切にしてきた。家族やリソースの調整に相当な時間を割いてきた。

　こうしたことは社会療法のリハビリテーションに対する考え方の基本であって，特に新しい工夫とはいえないかもしれない。しかし，スタッフ，患者を問わず，私自身も含めて何年も前から病院に住んで，一つの文化を形成している人々に，まったく新しい概念や基準にしたがって考え，また新しい生活をせよといったところで，簡単に受け入れられないのはもちろんのこと，理解してもらうのも容易でないことは当然である。第一かくいう私自身，具体的にどうすればよいという解答を初めから用意していたわけではない。

　これから述べようとしていることが，これまで私たちが工夫してきたリハビリテーションに対する考え方のもととなった観察，工夫なのだが，たとえば入院時に退院の日を約束することを始めた。だいたい何カ月の入院という場合も，また，何月何日に退院させるということもある。とくに入院を逡巡する患者に何月何日に退院させると約束することは，少なくとも治療者を緊張させるが，患者にとってはある種の安心を与える。さらに治療チームにも目標を与えると同時に，そのくらいの期間でこの状態の人が良くなるのかという希望も与える。したがって入院時の見立てが非常に重要であるし，精神科医の腕の見せどころでもあるわけである。そして約束の日が来たらともかく退院させる。実際にその日に退院させることが何らかの理由でできなかったとしても，私たちが約束を守るということは患者に浸透したといえよう。

　アフターケアを維持しなければならないので，外来で継続するための工夫も凝らした。私たちの特殊事情で東京周辺の患者が多いこともあって，東京で外

来を持ち，またアフターケアができるような工夫をした．市内にアパートを借りたり，また，退院の一歩手前の練習のための寮を院内に作ってもらったり，受け皿を作る工夫もしたつもりである．

これが発端である．次にリハビリテーションということをどんなふうに考えているかについて述べる．

リハビリテーションとは何か

リハビリテーションという言葉は，特権や財産など剥奪されたものを，権威ある者が元に戻す，あるいは，ローマ法皇によって excommunicate された者を，元に戻すというのが，もともとの意味である．英語の辞書によれば16世紀から使われているということである．このリハビリテーションという言葉は，精神科領域でも近年盛んに使われているが，実際どのように使われているかを少し考えてみよう．

まず退院させることをリハビリテーションといっていることが非常に多い．また，復職させること，もしくは，復学させることなど，社会的役割に戻すこともリハビリテーションといっているようである．

長期入院者の中には，病院の中で生活するのがやっとで，院外には彼を迎えるリソースがない人が少なくないのだから，そうした人たちのリハビリテーションは，退院させるという意味にはあてはまらない．あるいは，仮に彼らを受け入れるリソースがあったとしても，失敗や挫折の繰り返しが予測される場合が多いのであるから，長期入院患者のリハビリテーションという場合はそうしたことも含めて配慮されたものでなければならないと思われる．後に少し説明するように，クラーク（Clark, D. H.）らのケンブリッジ・グループのリハビリテーション思想はこうした観点に立っているものである．精神科の長期入院患者のリハビリテーションという場合，それは治療チーム側にとっても，患者にとっても，目指すゴールというよりもむしろ相当長期にわたる試行錯誤の連続のなかに期待される，成長・成熟の過程として捉えなければいけないのではなかろうか．これは，湯浅のいう輪廻法[注2]と類似の考え方と理解してもよい．

現在，一般的な精神科病院の治療体系を見ると，急性のケースをできるだけ短期間で退院させること．一方では，なるべく入院させないで，外来で支えるという二本立てが中心となっているようである．特に前者には，薬物療法を中

注2) 湯浅修一（1978）臨床研究方法の一試案，輪廻法について．（湯浅修一編）分裂病の精神病理 7. 東京大学出版会．を参照されたい．

心とした身体療法を集中的に行うというのがその方法といえよう。

その際，リハビリテーションということは，視界に入れないままで，外来通院を漫然と繰り返す。そして，そうした状態が長期にわたると，保健所のデイ・ケアなどに送り込む。そこには，慢性的な意欲を失った人々がたむろしている。これはいわば入院していない new chronics[注3] ともいってよいような一群の人々である。

その中からパラパラと入院を必要とする人が出て，それがもとの意味での，new chronics，さらには長期入院へと移行しているという現実から，目をそむけているともいえるような状態がある。

別のリハビリテーションは，古い入院患者をどのようにして，退院させるかということに焦点を絞った方法を考えるリハビリテーションである。普通の私立病院では，古い患者たちの退院のプロセスと，新しく入ってくる，本当にフレッシュなケースの治療が，同じ病棟の，同じコンセプトの下で，同じスタッフが実行しようとしているのであるから，なかなか統合が困難であることは想像できよう。

さらに，古くなったケースだけを対象の中心とするリハビリテーションのシステム——たとえばリハビリテーションセンターと称する所，あるいは，地域の保健所のデイ・ケアなどがそうである場合がかなりあるといえようが——このやり方では，対象とできる患者の数が限られているという現状はいかんともしがたい。

そうした現実の中にいる私たちと比較する意味で，ケンブリッジで私が経験した，リハビリテーションサービスのシステムについて概略を示したい。

ケンブリッジでは急性入院患者は，リハビリテーションの過程とはまったく別個に扱われている。25万の人口が三つのブロックに分けられ，それぞれの地域に応じて三つの急性期入院病棟（おのおの40床くらい）が用意されている。

リハビリテーションと，急性期治療とはまったく別のプロセスである。リハビリテーションのプログラムには，長期にわたって治療を受けてきた患者が約400人参加している。そのなかの250人が，病院を出たり入ったりしており，150人が安定して地域で生活している。リハビリテーションは，cure でなく，長期にわたる care を続けることを目標にしている。こうした人々に対して，いろいろな程度のケアが用意されているわけで，ケアの密度が高い順に，ホス

注3) そもそもこの言葉は，急性入院病棟で余儀なく長期滞在を続ける1年以上3年未満の人々と定義された一群で，慢性化予備群と考えられている。この長期入院をいかにして防ぐかがリハビリテーションの展開の際の重要な課題であることは周知の通りである。

テル23人分，グループホーム72人分の場所が用意されている。また，障害のより強い人のために，ナースらが常在するグループホームもある。デイセンターが三つ，それに保護工場が三カ所と，恵まれている。この他に独立して生活している人もいるわけである。これらが，CPRS（Cambridge Psychiatric Rehabilitation Services）という一つのチームが25万人の人口に対して持っているサービスである。ところが日本では，これは実現できそうにもない方法である。

しかし，リハビリテーションは，こうしたほとんど永続するシステムがなければ，困難な事業といえるかもしれない。

ところで，リハビリテーションを，先に述べたように，成長・成熟の過程と捉えなおして，その過程を考えて，それを規定する条件をいろいろ考えてみた。

まず，第一に挙げられることは，精神科病院という，非現実ではないが前社会とでも名づけられるような，実際の，現実の社会の一歩前の社会において，何が要請され，何が自己表現，自己実現の目標になっているかということが，成熟の過程を進めたり，遅らせたりすることに非常に大きな影響を与えているということである。つまり，長期入院を余儀なくされている統合失調症者が，現在属している環境の持つ性格がどんなものであるか，また，その環境がどのように患者の自発性，意欲などを高めたり，あるいは逆に意欲を抑圧するように働いているかということを見極め，整備していくことが大事だと考えている。

第二は，患者が病院で長期にわたって入院生活という特殊な状態を持続した結果，外の現実の生活をどんなイメージで捉えているか，あるいははっきりしたイメージを持っているか，否かということが重要であると考える。テレビや新聞などに表現されているかに見える現実の生活のイメージは，およそ歪んだものであり，現実からほど遠いことを私は常に感じるのだが，長期入院者のなかにはテレビドラマなどにあらわれる生活のイメージが現実だと思い込んでいる人が少なくない。

どのように現実世界，あるいは，生活の肌合いのようなものを，少なくとも頭でわかるか，そして，それがどこまでイメージとして維持できるかということが，一つの鍵ではないだろうかと思っている。

第三に，どういう人がリソース，社会資源になりうるかということが注目されてしかるべきであろう。社会資源をどれだけ開発できるかということが，治療チームに課せられた大きな課題である。患者の家族，勤め先の人，担任の先生などのように，患者のすぐ周辺にいる人に依存するだけでなく，同僚の患者を含めて，柔軟に考え，また新しい社会資源を掘りおこしていく方法を，患者自身も，発展させることを学ぶ必要があるだろう。

リハビリテーションという概念の背景

　リハビリテーションの重要性を私たちがほとんど宗教的に信仰しているのはなぜかというと，インスティテューショナリズムが悪いという概念が根本にあることがその要因となっている。インスティテューショナリズムという概念がなく，入院治療が，治療の過程の一部としてポジティブに受け入れられていた間は，退院の重要性とか，外来治療の必要性はそれほど叫ばれることはなかった。ところが，主としてアメリカの社会学者らの研究によって，インスティテューショナリズムという状態が観察され，記述されはじめると，あちこちで同じような状態に気づかれはじめた。

　日本でもインスティテューショナリズムらしきものがあり，例外ではないと主張されてきている。長期入院者特有の妙な癖が観察され，社会性を失くしたり，意欲を失ったりしている人々が，身近にいることが認識され，問題視されるようになってきている。

　このいわばパラダイムの変化が，私たちのリハビリテーションのエネルギーを支えていると考えてよいのではないかと思う。

　そして，その結果，入院は悪であるというテーゼが生まれた。

　そして，インスティテューショナリズムという概念から，反インスティテューショナリズムに進み，それをすぐ通り越して，脱インスティテューショナリズムに進んだのは，現代社会の苛酷な競争・適者生存のあり方を肯定的に評価する，あるいはせざるをえない背景の影響を考えざるをえない。

　リハビリテーションが，脱インスティテューショナリズムとほとんど同義語に近く扱われるようになったのは，第二次大戦後，それも近年になっての現象であることを考える必要があろう。

　他の医療の領域の現状に比し，精神科病院の中に医学，看護などの能力の浸透が欠如していたアメリカが，脱インスティテューショナリズムの先鞭をつけたのは当然であったといえよう。遅まきながらイタリアが，一層ラディカルな方法でそれを実施しているのは，もともとの精神医療が貧しかったことからも十分納得されるかもしれない。また，イギリスがコミュニティ・ケアというパターンをとったのは，家庭医が医療の中心として確立されていたという文脈で了解されるべきものであろう。わが国の医療のあり方の中で必然的に生まれるはずの反インスティテューショナリズムが，アメリカ，イギリスさらにはイタリアの模倣パターンの域を出ないことが問題であろう。

　わが国において，脱インスティテューショナリズムを最初に唱えた人々は，大きな官公立の病院の医師たちで，小まわりのきかない組織の中で，インスティ

テューションにおける医療の悪影響を早くから見ることができた人々であった。しかし，入院治療の否定が，自らの経済性の否定にも繋がる中小の私立の精神科病院の医師たちには，この学説は，素直に受け入れられているわけではないのが現状といえよう。彼らのなかのあるものは，多少とも罪悪感を持ちながら，現状を肯定的に見ようとしているだろうし，またあるものは，そうした現実を目を塞いで見まいとしているかのように見える者もある。

かくいう私は，脱インスティテューショナリズムの流れの中で，英国で精神医学，医療を学び，わが国において同様な医療を実践しようとしている。しかしリハビリテーションのパターンが，英国の受け売りではわが国の現状にそぐわないという事実の重さにたじろぐ。このような体験から，私なりの工夫を重ねつつあるリハビリテーションのパターンを，ここに提示する所以でもある。

リハビリテーションのパターンの実際

「退院」を進めるためにいろいろな方法が考えられるが，社会精神医学の方法は，その考える道筋を根本からかえた。すなわち，入院を止める方法が考えられれば，それが退院の根拠になったわけである。現在の精神症状からいって退院できる人，家族などの受け入れがある人，陽性の症状が多少あっても受け入れのある人，あるいは，本人が出たいといっている人などは，退院させるのが容易である。そして，病院側－医師やソーシャルワーカーの少しの努力によって，退院できそうな希望を本人が持ちうる人は，退院へと進めやすい。こういう人々は，私たちのリハビリテーションへの意欲を高めるし，彼らもそれに呼応して，さらに退院への過程が進められる。また，わずかなソシアル・マニピュレーションによって，退院が可能になりそうな人々，たとえば，家を借りる，ホステルに移す，あるいは，デイ・ケアに行かせるなどによって，退院が可能になる人々もいる。さらに，ほとんどくじ引き同然に，退院が決められる場合もある。アメリカでは，そういう形で，大精神科病院の患者が退院させられたことは，周知のことだろう。日本でも，そうあからさまではなくとも，くじ引きふうの退院もあると思う。

退院が善であるという思想に源を発する力動は，受け皿の大きさによって支えられると思う。大きな外来は，相当の退院者を抱えることができる。外来が一杯になると，次はデイ・ケアを探す。さらに，デイ・ケアから溢れて，どこかの保護工場に行く。現在は，作業所の運動が盛んで，あちこちにできるようになっているので，作業所に流れる。そこで溢れると，日本の場合は，もとの精神科病院に戻って来る。あるいは，他の精神科病院に行く。こうした過程は，

治療，あるいは成長・成熟のプロセスとしてのリハビリテーションとは，ほとんど無縁に流れている。

一般に，入院治療過程が貧困であるという認識，あるいは退院のクライテリアがないということは，へたをすると，保険会社がクライテリアを決めてしまうという危険性を含んでいる。現実に，アメリカではすでに，保険会社が統合失調症の入院治療期間を決定し，その期間に治すことを強要している。

筆者らは，リハビリテーションに関して，患者のモチベーションを非常に大切に考えているが，これもその内容を検討してみる必要があるだろう。入院したい，退院したいというモチベーション，あるいは，自分が病院からなるべく遠く離れたいというモチベーションに頼っていすぎではないだろうか。そして，患者のモチベーションを高めるための社会的な圧力を，私たちが陰に陽にかけているという事実を忘れてはいないだろうか。

私たちがそういうプレッシャーをかける根本には，先に述べた反インスティテューショナリズム信仰に基づいた，私たちの「善意」があるといえよう。

そのこと自体が悪だとはいわないが，一人一人の患者について，私たちのかけているプレッシャーの質，量を検討し，患者の本当の声に耳を傾けなくてはなるまい。

社会情勢の変化に伴って，このプレッシャーのあり方も変化せざるをえない。当の患者は非常にとまどう。たとえば，20年在院していた患者にとっては，むりやり入院させられ，今度は出て行けといわれるような不合理な体験となる。患者にとって，彼の生活はその時の社会的な状況，社会的な圧力のあり方によって，根こそぎ変貌させられてしまう。まったく受動的な体験の積み重ねを強いられる。そして，そのうえで主体的になれといわれる。誠に困難な生活といわざるをえない。

社会的な圧力は，そのときの経済の勢いとか，社会的な考え方から出発しているという例を挙げてみよう。精神障害者を病院で治療するという考えがなかったころの，16，7世紀のイギリスで，一人の患者がある教区で発生すると，その患者を，その当時の金で百何十ポンドもかけて，ロンドンの有名な医師のところに付き添っていき，そこに宿泊し，治るまで治療を受けていたという記録が残っている。その次の時代では，こういう人を村に置いておいて，子どもにいじめられたり，石をぶつけられたり，虐待されるのはかわいそうだ，あの人たちは病気なのだ，病院に入れてあげなければならないと，一生懸命に立派な病院を建て，当時の貧困階級の患者たちを収容した。おそらく，それらの患者たちにとって，少なくともある期間は，夢のような高い生活水準だったと思える記録もあるのである。

社会的な考え方の変移によって、病院の中で温かいご飯と暖かいベッドが与えられるような生活から、現在入院させられないで、ストリートピープルにならざるをえないような生活へと、患者はまったく振り回されてきているともいえるかもしれない。

　ところが、幸いなことに（といってよいかどうか）、社会通念や医療の慨念の推移には、40年、60年、70年と長い時間がかかるので、私たち治療者は、たいした痛みを感じないでこうした変化を推進するわけであるが、歴史を通して見れば、いろいろな問題が浮かび上がってくるといえよう。

　病気という概念も変遷してきており、それにしたがって、当然治療に対する考え方も変化してきていることも見逃せない。最初は監視して、悪いことをさせないようにしている。ある意味では、牢獄における番人と牢獄の住人という関係から、今度は看護師として、暖かく看取ってやらなければならない、お世話をしてあげなければならないというような立場を治療者がとるようになる。さらに、看護師は客観的でなければならないというようになり、症状の観察を主な仕事とするようになり、患者から次第に離れていく。さらに、患者に働きかけなければいけない看護になる。このように、看取る、働きかける、何かをさせるといった看護のあり方が、たかだかこの20年の間にさえ、ひどく強まったり、弱まったりしていることを、私自身が精神科医になって以来体験していることである。生活療法で患者を本当に引きずるようにして働かせていた同じ看護師たちが、働かせることは使役につながる、ずっと寝かせておいたほうがよいと変わったように、私たちが頭の中で考えることによって、患者の生活は根こそぎ変化させられる。当然の結果として、患者は希望を失うし、意欲を失うというようなことになる。

　生活環境について劣悪といえる状態が続いたのは、必ずしも経済的な要因のみに基づくとはいえない。たとえば、トイレットのあり方についていえば、上下が開いているドアのプライバシーのない鍵もかからない状態ですら、それなりの「治療的」な理由づけのあったことを想起してみればよいだろう。

　そういう時代を経て、患者の生活が徐々に改善されてきているとはいえ、本当の意味で患者の側の視点から、彼らの生活が改善されてきているだろうか。現在でも、精神科病院のベッドは、毎日よじ登らなければ上がれないくらい高い一般病院同様であるのは、なぜかを考える必要がある[注4]。食事にしても、

注4）一般病院のベッドの高さは、看護師がベッドに寝ている患者の処置がしやすい高さにしつらえてある。精神病院の患者は寝ている必要はないし、看護師が処置することもないのだから、生活しやすいように、もっと低く、またできれば木製にするといった工夫があって、然るべきだろう。

私の病院では一日 2,070 キロカロリーである。寝てばかりいる患者も，外勤で働いている患者も，一律に 40 歳成年男子のカロリー 2,100 キロカロリーが基準である。それよりあまり低いと，監査が来たとき，食費を不当に削ったといわれることもあって，2,070 キロカロリーを出すということになる。そして肥満患者の多いことを嘆く。

病院では，現代社会構造のなかでは特殊ともいえる，医師，看護師，掃除婦など画然としたハイラルキーが存在し，その一番下で患者たちがうごめいている。その患者の間でもハイラルキーがあって，古くから入院を続けている人がある程度の権限を持っていたり，はなはだしい場合は，病院側に特別な権力を持たされていることもある。

以上述べたように，私たちは，知らず知らずのうちに，患者にある程度の社会的圧力をかけている。それにはその時々の経済的な，政治的な要素が含まれていて，そして現在は，いわゆる「リハビリテーション」の圧力がかかっている時代といえよう。しかも，この圧力は，持続的な流れではない。突発的な旋風のように来て，旋風のように去って行く。このことがさらに，長期入院者にとっては，避けがたい，非常な苦しさを与えることにもなっている。

というのは，働き者で，若い，やる気のある，元気な医師が一・二年の間リハビリテーションの嵐を巻き起こす。そして，その病院では，旋風の去った後の 3・4 年は皆ボンヤリと過ごす。4・5 年たつと，また元気な医師が入ってきて，掻き回し，大騒ぎして，何人か退院させて，というようなことが，たいていの精神科病院で行われている。それがあちこちで傷痕になって残っている。その時々に，一人や二人の犠牲者を出しながら，その旋風が去って行く。こうした旋風があって，少しでも改善される所はまだよい。リハビリテーションの旋風が一度も起きないのに，犠牲者だけは出している所もある。

こうした現象は世界中どこでも同じで，有名な病院だからといって持続的にリハビリテーションの過程が動いているかというと，そんなことはない。やはり間歇的に動いていて，それが何回か繰り返されているようである。先にも述べたように，受け皿の大きさによって，あるときはデイ・ケアがはやり，あるときは入院治療がはやるということが起きることもある。

生活の内容の時代的な変化も無視できない。たとえば，若い患者が入院してきて驚くのは，精神科病院では風呂に毎日入れないことである。病院側がなかなか周囲の変化についていけないこともある。たとえば，「朝シャン」という言葉を知らない看護師もいるし，古くからいる患者のなかには，毎朝髪を洗うなどということは想像もつかない人もいる。もちろんそうした設備もない。ビデオはやっとついて，ステレオがやっとついたという病院では，CD が欲しい

などというのは，非常識きわまりないことになる。

しかも，規則というものに服従したことのない，また昔ふうの躾などに無縁な青年男女が入院してくるわけだから，病院の価値体系は，その影響を少なからず受けることになる。こうした現象は，旧態依然の病院に，新しい健康さを注入するという意味で評価されるべきであろう。

急性の幻覚妄想状態にあって，右も左もわからないような患者が，治療は開放病棟でなければいやだというような時代になっていることを私たちが認識するのはまだしも，長期入院者たちにとっては，これを受け入れるのは容易ではなかろうと思う。

リハビリテーションの実際 —— 海上寮での工夫

海上寮の紹介

海上寮でのリハビリテーションの実際について，次に述べる。海上寮は，年間の入院，退院者がそれぞれ 170 〜 180 人である。在院者の一番多いときで一日 185 人くらいで，それ以上は現在のところ入院させるのは無理だと考えている。また，165 人以下になることはまずない。スタッフの数，力量からいって，そのくらいの基準でもっとも働きやすい病院といえるかもしれない。

私たちの方針としては，とりあえずは急性期の患者に集中的に関わる。医師や看護師の時間が，集中的にこの人たちに向けられるのは避けがたいのが現実であるともいえる。この急性期の患者のなかには，もちろん初めての入院の人も，お馴染みさんが戻ってきた場合も含まれる。

急性期の患者の負担が少し下がったときに，新しく長期化しているような患者に対して，エネルギーがさかれる。その合間に，さらに時間があれば，古い患者のアセスメントを厳密にやろうという動きがある。

このような状態が，断片的でなく，恒常的にあるといえるのだが，どうしても急性期にもっとも密度高くエネルギーが用いられ，それから new chronics と呼ばれている人たちのケア，それから古いケースとなるようだ。

古くからいる人たちにはどうしても，この人たちはいつもここにいてよいのだ，または，ここにいなくてはかわいそうだというような気持ちが治療者の側にあることもあって，積極的に退院させようとはあまり考えていないかもしれない。その結果，このような人々の数がなかなか減らないということになっている。そして，患者の側にも，病院から追い出されるというプレッシャーがかかると，必然的に不安が起き，病院から出たくないという気持ちが相当な強さでわき起こる。したがって自分から病院から出たくなるという気持ちに移行す

るまでの間には，いろいろな痛みも経験する。しかし，この痛みが自我の成長に役立つ可能性をもたらす場合もある。

リハビリテーションを阻むもの

　長期間入院している患者の障害は，もともとの病気と，先に述べたインスティテューショナリズムと両方あるのだが，どこからどこまでがインスティテューショナリズムで，どこからどこまでが病気だと分離することは困難である。

　臨床的には便宜的にではあるが，厳密に分けずに，全体を障害と考える。

　その内容として，役割がない。病院の内外を問わず果たすべき役割がない。人的，物的リソースが非常に乏しい。

　そして，私たちの目に映る生活態度は，無為とか，意欲がない，絶望している，社会性がない，変な癖がついているという言葉で表現されるような状態である。こういう障害の中，プライマリーなのは何かということについては議論があるのは周知のことであるが，とりあえずリハビリテーションの障害として臨床的に最も注意しなければならないのは，次に挙げることと考えている。

　第一に，何でもすぐ実現できるはずだという非現実的な思い込みと，それとは裏腹に，自分は何もできないのだという卑小感が，共存しているということである。

　第二は，現実的な生活感覚が失われていて，新しい空間に入ると非常に不安になるということが挙げられる。

　たとえば，患者の声が大きいことに気づかれるが，これも病棟生活の影響，たとえば，話しかける対象が不特定であること，天井が高いことなどが考えられる。

　また，眼の配り方が，普通の人と違うということにも気づかれる。これらは，病院の空間のあり方と家の空間みあり方の違いが，大きな影響を与えていると考える。

　仏壇の前に連れていっても，仏壇の前にうまく座れない。普通ならば，障子を開けて三，四歩で座れるのに，転ぶように来て座る。はなはだしい場合には仏壇にぶつかってしまうなど，一見筋肉のコーディネーションの問題と片付けられがちなことも，むしろ空間が急に狭くなり，対物の距離が短くなる，天井が低くなるということに適応できないと考える必要がある。歩き方も大股で，足を引きずる。声が大きい。布団は敷くものだというような日常的に当然である生活感覚が失われていて，人に敷いてもらうまでは，寝る所がどこであるかわからない。ごはん茶碗とみそ椀の置いてある距離が病院と家では違う。家ではくっつけて置かれてしまう。病院では，茶碗とお椀が離れて置いてあるので

こぼさないが，家では茶碗とお椀がくっついて置かれるので，非常に食べにくい。こういった，私たちが意識に上らせる必要がない，日常的な生活感覚が障害されている。あるいは病院の生活に適応しすぎて，しかも固着している。外泊で疲れるというのは，ハイEE（high expressed emotion）の研究に示されるような内容も含めて，対人関係の距離が急激に，極端に短くなることによって引き起こされる緊張と，生活空間の違和感からくる緊張の両方あるのだろうと思う。外泊して疲れたと，言葉でいえるようになるまでに相当な時間がかかるのが常である。

　第三に，スタッフ，患者を問わず，たとえば退院がゴールであるというような考え方や，それに類した，精神科病院が体質的に持っている固定的な価値体系・文化に支配されており，そのために病院の壁が外からも，内からも非常に高くなってしまっている。一例を挙げると，よい患者ならば，働かせてもらって，退院ということになる。看護師も，よい患者ならば働くはずだし，そしてそれは退院につながると考える。薬をちゃんと飲む患者は開放に行けて，そして，退院になれるというパターンが頭にこびりついて，どうしてもそういうパターンのなかでしかリハビリテーションが考えられない。しかも，よい患者とは何かというような，基本的な吟味がされることはまずない。

　こうした価値観は，患者にとっても固着していて，しかもそれに対して激しいアンビヴァレンスを伴うので，よい患者になりたいと思えば思うほど，悪い患者と思われてしまうような行動に走る場合もあるわけである。

　第四に病気ということについて考えてみよう。長期入院を続けている患者が現実の自分を考える際に，「病気」をどう受け入れるかが大きな問題となる。彼にとって多くの場合，病気であるということを認めることは非常に辛いことである[注5]。今の自分が病気であるということを認めると，病院の中に流れている価値体系・文化にしたがい，流されることになるし，それを潔しとしない。病気であることを認めないと，病院内で生活している自分の存在を自分で否定してしまうことになる。いずれにしても，苦しくなる。だから，考えないようになってしまいがちであるし，それがさらに長期化につながる要因ともなる。

　第五は，退院について考えることである。これは第四と同じように，退院する，しないが医師の決定する問題で，患者自身の問題でない間はよいのだが，自分自身の問題になってくると，病的に退院しない人も出てくる。また，病的に退院したがる人もいる。見る前に絶対に飛べない人，見ても飛べない人，自

注5) これについては，新海安彦の添え木理論を参照されたい。たとえば，分裂症の精神療法としての賦活再燃正気づけ療法 (1986) 回顧と現況. 精神科治療学, 1 ; 595-604.

分で決断しないで，人に決断させて責任をとろうとしない人といった，障害のパターンが浮かび上がってくる．

海上寮の工夫

以上のような観察，経験を長期にわたって概念化したといえる，私たちの工夫について述べてみよう．ひとまず構造的および，内容的な工夫に分けて考えてみよう．

まず構造的には，病棟のミーティングが週一回ある．各種の小さないろいろなグループ活動が多数ある．また，必要に応じて，グループ活動が自然発生的に生まれる．たとえば，中年者以上の人たちが若い人たちについていけないからと，中年者の集まりを作って，体操，散歩などを自主的にする．肥満傾向の人々を中心とした痩せるグループを作ったり，買い物に行くグループや，胃カメラの検診を受けに行ったりするような，いろいろな目的と機能を持ったグループができる．

第二に，ソシアル・アセスメントがある．それは，ソシアルリソースがどれだけあるか，物的資源がどれだけあるか，そして，現在あるものと，これから作らなければならないものを区別して，作っていくという努力をする，入院時に入院期間を定めて実行するよう努力する．これらは一般精神医学の実践の他の，いわば構造的な工夫である．

もう一つ，内容的工夫では，いわゆる社会復帰というお題目は用いない．仲間を作ることに重点を置かず，仲間を作るときに起きてくるいろいろな問題を積極的に考えるようにする．仲間を作ることがよいことだから，グループ活動をするのではなく，グループ活動は必ず葛藤を生むのだという認識を私たちが強く持っていて，彼らが仲間を作りつつあるときに遭遇する問題を話し合い，解決することを学ぶ過程を常在させる．

また，価値の流動化を図る．退院はよいことだとはいわない．逆説的ではあるが，「病気が悪いから，退院させる」とか，「病気がよくなってきているから，もう少し入院を続けたほうがよい」とかいうことも現実に起きる．「症状がよいから閉鎖にいってごらん」とか，「症状が悪くなったから，開放に行ってみたらどうか」とかいうようなことをオープンに行う．一定の価値観に，私たちも患者も含めて縛られないようにするために相当なエネルギーが割かれている．院外に働きに出ている患者は退院が目の前に見えているいわゆるよい患者だというふうには考えない．彼が働くことに意義を見いだしたことを評価する．

普通私たちがよいと考えがちな行動様式，たとえば，煙草を吸わないとか，働くなどを奨励するのではなく，働きたくない，あるいは働けない患者が，働

かなくともよいのだと自分で自分を受け止めることが重要と考えている。したがって，親に対して自分の状態を弁解できるように援助することもある。そして，だれかが働きたいというときに，なぜ働くのかということのほうが大切で，働くこと自体を私たちがそんなに喜ばない。学校の勉強をすることもそんなに簡単に喜ばない。こうしたことも，価値体系の流動化に繋がると考えている。

　それから，現在起きている問題を検討する目を養う。生活を楽しむことを積極的に進める。この生活の楽しみ方というのは，いろいろあって，コーヒー一杯を飲むにしても，自分の部屋で一人で飲む場合もあるし，病院のコーヒーショップで飲む場合もある。また，外のコーヒー店でという飲み方もあろう。コーヒーは飲まなくとも，飲んでいる人の隣に座り，匂いだけかいでいてもいいし，話にだけ入っていてもいいし，いろいろな楽しみ方があることを実際に体験する機会を提供する。テレビを見るにしても，患者たちはともすれば一つの番組に偏りがちである。たとえば高校野球が始まると，ほとんど全員が高校野球を見ている。ところが，脇で必ずチャンバラ番組を見たい人がいるのだが何もいえないでいる。その人のためにもう一台のテレビを置くなどを工夫する必要がある。新しい立派なテレビでなくとも，自分の密かな希望を叶えろれることはうれしい体験である。

　他のプログラムでも，皆で一体になって一つのことをすることを目標にしない。むしろ，ばらばらに個人の希望を追求する，また現実に経験することが非常に大切だと考えている。合目的な行動を勧めるばかりでなく，無駄と思われる行動も楽しめるようになることも大切だろう。買い物も単に，一つの物品を購入する行為のみでなく，できれば，前後にそぞろ歩き，喫茶店でのおしゃべりも含むことが奨励される。

　次に，リハビリテーションの実際の例により，右に述べたことが，実際どのように実現されるか示す。

(1) 39歳の男性，十年間入院。この人が入院した目的は，本人によればアメリカに行くためであった。地図で見たら，アメリカと直線的に太平洋を横断する最適な場所になるという理由で，私たちの病院を選び，入院した。彼は入院すると，自ら木を集めて，ヨットを作り始めた。立派なヨットを作りあげたのだが，それを運ぶ手段を考えずに，病院の庭に大きな船を作ってしまい，海岸に運び出せない。そのうちに，彼の考えでは，太平洋にこぎ出すにはその時点では危険だという結論を出した。薬は絶対に飲まない。血液などの検査も受けない。こつこつ絵を書いたり，何か不思議な物体を作ったりする。私が半年ほど留守にしたことがあったが，そのとき退院。しかも，テントを持って海岸に行って，私の留守の六カ月間海岸で生活した。

その間地元の人々の不安をかきたてるなどいろいろ問題があったようであるが，とにかく六カ月間をなんと切り抜けた。私が帰国し，彼を迎えに行った。そして，「これから冬になるので寒くなるから大変だよ」といったのが失敗で，「冬はここが一番住みやすい」とがんばられて，さらに冬中がんばりとおした後に，帰院（入院）。帰って来てすぐに副睾丸炎を起こし，激烈な痛みを訴え，近所の総合病院に送られたという報告を日曜の当直の先生から受け，私がその病院の救急に駆けつけたところ，本人は「先生だめです」という。「どうしてだ」と問うと，「僕は癌です」，「僕は睾丸炎で癌だからもう助かりません」という。ところが薬を飲んで助かってしまった。そして，「薬も効くということがわかったか」と聞いたら，「先生の薬も飲みましょうか」といってくれ，ピモザイド一錠を服用しはじめたのである。そして，その後しばらくして，自転車で故郷の長崎に行き，帰りに名古屋により，そこに現在住みついている。

(2) 43歳の男性。この人は見る前に飛べない人。入院歴十二年余。不満不平が多く，初めは頻繁に幻覚妄想状態に陥り，「物が盗まれる」，「やる気がない」などをグループで繰り返し愚痴る。そして，口では退院，社会復帰ということを念仏のように唱えるのだが，さっぱり実行に移らない。障害年金が取れ，母親の受け入れがよくなり，退院はいつしてもよい状態が一年半も続いていた。しかし，退院しない。「〈君の退院を考える会〉を作るけれどどうか」といったところ，「結構ですよ」という返事で，〈○○さんの退院を考える会〉を作った。毎週一回ずつ集まって，十人くらいの後援会ができて話し合うが，あまり退院をさせようという意見が出ない。ところで，当のご本人は出席しない。出て来ないで，出たメンバーにどんな話をしたか毎回聞いて，五回目から出席し，その後も一度も退院の話は出なかったが，しばらくして退院していったのである。

(3) 院外で働くことを，「外勤」というが，外勤はいろいろな工夫の結果，半日外勤でよいということに最近なってきている。半日外勤がなぜよいかというと，一日外勤して帰って来ると，お金は稼げるかもしれないが，病院の中にあるいろいろな楽しみから疎外されてしまうので歓迎されない。私が着任した十数年前には，一日外勤していると，多少とも優遇され，当番らは免除されていた。その代わり，給料の一部を病院レクリエーションの費用として払うことになっていたが，これは全廃された。最近は，一日いないと，仲間についていけなくなってしまうというようなこともあって，半日外勤をする人が増えている。外勤先で，普通の生活をしている人の感覚を肌で感じ，時には批判的になったり，時には息子のようにかわいがられるなどの体験をする。しかし，外勤者たちは，必ずしも病院の優秀患者でも，花形でもない。

ある人は，自分で100万円を絶対に貯めると決めて，半日外勤に出始め，一日外勤に変わった。そして，目標達成に成功。退院した。

初めから一日外勤したいという人で，失敗した例が二人あった。この人々は，とにかく働くことはよいことだ，そして人のいうことは聞かなければなら

ない，絶対に断われないというような，融通のきかない人たちで，働けば働くほど周囲の期待が高くなり，日曜日でも大漁で船が入ったからすぐに来てくれないかといわれると，断われない。そしてダウンしてしまった。

(4) 入院の日に退院の日を決めて，退院の日に次の入院の日を決めるというやり方をしでいる人たちもいる。私たちの病院は遠隔地にあるので，そのような工夫も必要である。

(5) 昭和56年9月から入院していて，58年の10月に退院して，それ以来21回入退院をしている人がいる。この人は，入院している間に両親が二人とも亡くなり，妹は働いているものの，頼れる人がいなくなってしまった。生活臨床ふうにいうと，能動型の人で，依存に対して強いアンビバレントを持っている。最初の入院の頃は，入院すると，退院の要求が強かったので，自分でアパートを借り退院となったが，その後21回入退院を繰り返したのである。三日とか四日の短期の入院によって急場をしのいできたが，63年の3月の19日から，一度も入院しないで，何とか生活できるようになってきている。

おわりに

統合失調症の長期入院者のリハビリテーションを，成長・成熟の過程と捉え，そのための工夫について述べた。ここでは，現在までに一般にいわれているリハビリテーションの方法・技術のアンチテーゼを唱えることが必ずしも目的でなく，むしろそうしたものを踏まえつつ，リハビリテーションを包括する大枠のようなものを呈示しようと努めた。

また，リハビリテーションを阻害する原因を治療者側のパラメーターに求めること，および，患者の生活の充実に焦点を絞ることの意義について考察した。

慢性，高齢の入院精神障害者の
リハビリテーションの個人的な体験

はじめに

　終末期（孤老，病院に残った人）のリハビリテーションについて書くようにとの依頼を受けた。老年期に入りつつある人々，また長期に入院を続けている人々のリハビリテーションについて，ああでもない，こうでもないと悩んでいる日常なので，この機会を借りて考えを整理することが，毎日の臨床に役に立つのではないかと考えてお引き受けすることにした。さらに筆者がこれまで勤めてきた病院での体験をふまえてという要望があった。これは筆者にとってとてもよいヒントになった。つまりこれまで筆者が勤めてきた精神病院で，いろいろな考えに基づくリハビリテーションを体験してきたが，その体験を筆者なりにこれまで統合してきたように考えているので，それぞれの時代的，文化的，地域的背景を考えに入れながら，リハビリテーションのあり方，また，その問題点について考えてみたい（鈴木，1989）。

　筆者が精神科医としての第一歩を踏み出したのは1966年のことであるから，時代的には大学紛争の始まる頃，レインの「引き裂かれた自己」（Laing, 1960）はまだ翻訳されていない。その原著『Divided Self』は1960年に出版されている。

　大学の医局（東京大学医学部精神科）は新しく教授になってこられた臺弘先生を中心に，先生の前任地であった群馬大学で行われた統合失調症（統合失調症）の再発防止のプログラムのお話をお聞きして興奮したことを思い出す。そのころは精神障害者のリハビリテーションということはあまり語られていなかったと思う。そもそもリハビリテーションという言葉自体それほどポピュラーではなかった。患者が退院するのは，病気がよくなってからで，よくなるということがどういうことかもあまりよくわかっていなかった。この辺のことから少しずつ考えてみよう。

ディングルトン病院 —— マックスウェル・ジョーンズの方法

　筆者は1960年代の終わりに2年間，マックスウェル・ジョーンズ（Jones, M.）が院長を務めるディングルトン病院で精神障害者の治療の実際を学ぶ機会を与えられた。筆者が彼に初めて会ったのは彼が58歳の時であった。
　マックスウェル・ジョーンズは1950年代にロンドン近郊のヘンダーソン病院で，英国全土から集まってくるパーソナリティの障害者（当時はpsychopathsと呼ばれた一群の人々）を治療共同体方式で治療し成功を納め，さらにアメリカでの広範な活躍の後，ディングルトン病院に移って統合失調症者の治療を治療共同体方式で始めるというので大いに期待されていた。ディングルトン病院はスコットランドのイングランドとの国境に近い，首都エディンバラの南にあるメルローズという小さな村の丘の上にあるわずか412床の単科の精神病院である。約30万の人口に対して精神科医療を提供する国立病院であった。彼の考えたことは「治療共同体を超えて」（Jones, 1968a）に書かれているが，ここではリハビリテーションの方法に限って要約してみよう。

基本的な構造

　リハビリテーションを支えた基本的な構造についてまず考える。マックスウェル・ジョーンズの治療共同体はいろいろにいわれているが，次の3点がもっとも重要である。

デモクラシー

　彼の考えのもっとも基本になっていることは，デモクラシーである。このことの意味することは広範にわたるが，人は皆平等であって，障害者であっても健康な者と同じ権利と義務を持っている。治療者は治療あるいは看護の名の下に患者の権利や自由をどんな形でも奪ったり，制限したりする権限はない。このことから治療共同体は，自由，平等，許容的であることを原則として発展した。このことは精神病院などの持っているピラミッド型の社会構造を廃し，患者中心の医療を展開させることに貢献した。

コミュニティとの関係 —— オープンなコミュニケーション

　病院を一つのコミュニティと考え，患者は日常自分たちの生活について自ら考え話し合い，将来の自分はどうあるべきかについて考えることが奨励されていた。病院の中のコミュニティと外のコミュニティの垣根を取り払うことが大切と考えた。そのために病院は開放されて，患者は出入りが自由であることは

もちろんのこと，外からも出入りが歓迎された。そして受け身に人が来るのを待っているだけではなく，コミュニティの中へと積極的に入っていったのである。地域の一般医（GP : general practitioner の略）との積極的なコミュニケーションを保つために，病院から医師，PSW（ソーシャルワーカー）らがクリニックを定期的に訪れ，GP の持つケースについてのオープンな話し合いを持った。また地元の人々と地域について語り合うフォーラム（この時初めてフォーラムという言葉を聞いたのを思い出す）を作り，当時廃止されそうになったその地の鉄道について，地域の産業構造について，中学卒業後の青少年の教育，実務訓練などについて話し合った。

学習（learning）

医療とか治療という言葉は学習という言葉に置き換えられ，病気の症状や病理の探求よりは現実生活をいかに組み立てて自由にするかということに重点を置いていた。オープンなコミュニケーションによって相互に自分について学び，それは行動，反応の改善というレベルから，心理的な深い洞察までを目指していた。

その方法は，毎日グループでの話し合いがありその日の行動を計画する。すべては話し合いの中で考えるのだが，特にコンフロンテーション（当事者が顔を合わせて直接に話し合うこと──つき上げと以前に筆者は訳した）を大切にしていた。何かが起きて葛藤状況になるとただちにコンフロンテーションのグループが招集され何が起きているのか，それはどういう意味を持っているのかを理解し，乗り越えていくということを毎日休みなく続けていくのである。

リハビリテーションの構造

マックスウェル・ジョーンズの試みのはじめの頃はまず急性入院病棟，約200 人の老人を入れている病棟が 3 病棟に分かれているなど分離治療が行われていた。筆者が着任した頃から病院の関与する地域を 3 つのチームが責任を持つようになり，病棟を地域チームに対応して 3 つの病棟群に分けそれぞれの患者を地域に直接的に結びつけた。入院病棟だけは 3 つのチームが患者を送り込んできた。筆者はマックスウェル・ジョーンズのスーパービジョンを受けながら男女混合で，全解放，しかも保護室のない病棟の医師として働いたのである。地域チームが責任を持つという治療体系は，患者を病院に囲い込まず，地域のGP，家族などとのつながりを持続させることに寄与したのである。

リハビリテーションの流れ

このような構造の中で，最も大切にされたのは，患者自身がどういう希望を持っているかということであった。患者たちが自分の生活や将来についてどう考えているかが毎日のグループや，コンスタントに行われるアセスメントで何度も確かめられ，その実現をチームが援助するという流れである。チームは精神科医，PSW，チーム秘書から成り立っており，場合によって病棟のナースも行動をともにする。チームは患者やその家族を病院に呼び寄せるのではなく，自らコミュニティに出かけていく。そこで地域のキーパーソンたとえばGPにも参加してもらって，アセスメントを行い患者が治療を受け，生活をするのに最も適切な場所を決める。リハビリテーションは病院から退院し，家庭やほかの施設に移動することのみを重視するのではなく，むしろその時その患者にとって最適な生活の場所はどこかについて検討し，患者自身の意志を尊重し，支持することにあった。

ディングルトン病院は小さなしかし美しい村にあり，アパートなどの住居は少なく，ホステル，今でいうグループホームなどもなかった。このような資源のない地域ではあったが，そこで筆者らがしたことは村や近隣の町の議会に陳情に行き町営や市営のフラット（アパート）を獲得し，一緒にペンキを塗ったり，中古の家具は寄付などを募って手に入れたりした。またナースの寮を患者のグループホームにしたり，最後には院長の邸宅を7人の患者を入院させることのできる急性期の治療病棟に提供したりした。一方で定年退職していくナースたちが語らって，ナーシングホームといわれる老人の共同住居の経営を始めた人たちもいる。まったく臨機応変に，自立しようとする患者と一緒に可能性を探り，現実的な環境を創り上げていったのである。

ディングルトン病院のリハビリテーションの特徴

病院はメディカルモデルを廃し，患者が現時点で生活していく上でどこにどのように生活したらよいかという考え方を根本に置いた。病院と外のコミュニティという概念から自由になり，コミュニティの一員として一人の人間が機能するのにはどのような援助が必要かという観点からリハビリテーションを考えた。しかも何より大切にしたのは患者本人の意志であった。方法としては，家庭訪問，家族療法をチームが行った。したがって入院退院は患者がどこに住んでいることがその時点で最適かという観点が重要であった。

ケンブリッジ・フルボーン病院の場合

　この病院はディングルトン病院より大きい都会型の720床の病院で，マックスウェル・ジョーンズの治療共同体を修正しながらリハビリテーションの根本的なコンセプトを熟成させていった。その特徴を列挙してみよう。
1) この病院はデーヴィッド・クラーク（Clark, D. H.）が院長を30年以上の長期にわたって務め，彼を中心としてリハビリテーションのプログラムが発展した（Clark, 1996）。
2) 彼の在任期間に彼の方法を学ぼうと若い精神科医が内外から集まり，何回にもわたって活発なリハビリテーションのプログラムを実践した。活発なリハビリテーションを持続することは容易ではないが，ここではクラークのリーダーシップのもとで，彼が waves of rehabilitation と呼んでいるように，何回かにわたって行われた結果が実を結んだといえよう。
3) 最大の特徴は，CPRS（Cambridge Psychiatric Rehabilitation Services）と呼ばれるリハビリテーションのシステムである。そのもっとも重要な点は，慢性的に経過し，頼るところのない地域の患者をフルボーン病院が中心となって責任を持って持続してコミュニティでの生活を援助し，必要ならば治療していくというフォロウアップのシステムである。
4) 地域はディングルトン病院より大きく，人口も約4倍であった。
5) チームは4つの地域に分けられ，そのサイズも大きく，医師がその中心であり，PSWは地域の役所にいて病院と連絡を取るという方法であった。
6) 病院は，合計120床になる3つの急性治療病棟と慢性期の病棟，老人病棟に分けられた。
7) 地域の資源は公営のホステル，ボランティア団体（救世軍など）のホステル，グループホーム，私営の老人施設（小規模で一般の住宅と同じくらいの大きさで4, 5人から12, 3人が対象）などがあり，そうした施設，家庭，私営のフラットなどがリハビリテーションの行く先として豊富とはいえないまでもかなり準備されていた。
8) ここでも当事者が何を望むかが第一に考えられたが，グループで話し合うこととナースとの関わりが重視された。

筆者の体験

　以上のような代表的な精神病院で前後7年間学んで帰国したのだが，学んだ方法をそのまま用いてもどうにもならないことは自明であった。ディングルト

ン病院とフルボーン病院が基本的に治療共同体のコンセプトを共有しながら，かなり違ったリハビリテーションのシステムを作り上げていったことを考えると，筆者も新たにシステムを考えることが必要であることはわかった。

わが国の精神医療体系の特徴はなんといっても私的病院が圧倒的に多く，その臨床能力は必ずしも標準化されていない。またリハビリテーションといっても，患者を退院させてしまうと収入が脅かされるし，スタッフも常に活動的な人々が十分な人数そろっているわけでもない。経営が脅かされる方法はまず用いられない。必要とされる資格を持った医師を十分にそろえることも容易でない。こうした状況の中で，筆者には私的病院でよい精神医療をどこまで実践できるかという挑戦がもっとも魅力的に見えた。ここでは，高齢者を中心にした入院患者人口に対してどのようなプログラムを作ったか，そしてどのような結果が得られたかを考察する。

海上寮療養所の場合 （武井・鈴木編，1998）

筆者はこの病院に前後20年間お世話になった。そしてそこを退任してからもう10年になろうとしている。ここでの経験を辞めてから語ったことはない。今でもある種の感情がわいてきて冷静に話を進めることに困難を感じる。したがって高齢者のリハビリテーションというテーマに限って2, 3の感想を述べるにとどめる。

この病院は東京から約2時間離れ，千葉県の海岸にある旧結核療養所であった社会福祉法人の施設である。筆者の前任院長は，精神療法的な病院を作られており，スタッフもある程度それを理解していた。

筆者の始めたことは，
1) まず各病棟に1人はPSWを配置すること。
2) 筆者の担当した病棟でグループでの話し合いを始め，必ずそのレビューをすること。他の病棟でも始めることを奨励した。その結果各病棟はもちろんのこと，病院全体が集まる海上寮グループをはじめとしてグループ・ワークは誠に盛んになった。
3) 退院した患者をフォローアップするために各医師は1週に1日は東京で外来を持つこと。
4) 患者のグループアセスメントと称して，小グループの患者に順番に会い，彼らの入院に至る経緯，家族背景，希望などについて話し合った。

これらのことが次第に確立していくに従い，どういうことが今必要かが見えてきたように思う。

筆者が着任した当時はいわゆるおむつを変えなければならない患者が20人

以上いて，それが看護力の大半を奪っていた。グループアセスメントの過程で，おむつをつけなくとも大丈夫な人もいることがわかり，少しの訓練と助力でおむつのとれる人も出てきた。またPSWの活躍で特別養護老人ホームなど適当な施設に移すことも可能になった。

グループで話し合うことに慣れた人々の多くは，投げやりだったり，極度に依存的になったりせずにまじめに自分の将来についても考えることができるようになった。そして一生この病院にいることを決意した人々もいた。

筆者はこれらの人に，もう一度自分の可能性を信じて，退院してみたらどうか，そしてもしうまくいかないことがあれば，病院を嵐の時に逃げ込める港のように考えて帰ってくればよい，そうした危機については，一緒に考えられるように外来を都内に持つということを知らせた。

海上寮は不便な場所であったこともあって，その主な患者の来院源である東京からは真の意味の急性期の患者が来ることは少なかった。少なくとも2時間の汽車の旅が可能な状態でなければならなかったためである。何回も海上寮に入院を繰り返している患者の家族はその2時間に耐え，患者を送り届けてくれた。

老人の入院治療，リハビリテーションの問題として，第1に身体ケアの問題が挙げられるであろう。海上寮は誠にありがたいことにすぐ近くに旭中央病院という高度な医療を提供する病院があり，その精神科医師たちの協力もあり，身体ケアの問題で悩むことは少なかったのは，誠に幸せなことであった。旭中央病院の先生方にいくら感謝しても仕切れない気持ちを持ち続けている。

老人を家族に帰すことは，家族の事情がまったく変わって，代替わりはもちろんのこと，両親兄弟がすでに亡くなっているなどという場合もある。一人暮らしが可能であると考えられる人はほとんどいない。海上寮の近くには借りられるアパートはない。病院でグループホームを建てたがそれはむしろ若い人たちが自立できるようになる前のステップに用いられるのであって，老人用ではなかった。現実問題としてかなりの老人が現在も入院を続けておられるであろうと思う。

筆者の在職中に，入院患者の数はかなり減少し，250床あった病床も，補助金をもらって改築することを期に，10%以上削減した。

川越同仁会病院の場合

川越同仁会病院は東京に比較的近い埼玉県の小都市の今は住宅街となってしまった地域にあり，70年以上精神医療を提供してきた。特に過去20年にわたって積極的なリハビリテーションを慢性の精神障害者に，外勤療法，作業療法を中心として行ってきた。さらにユニークなことは統合失調症者の長期予後

の研究を息長く続けていることである。

　10年前に筆者が着任した頃は，外勤療法も下火になり，ややマンネリ化しかけてきた院内作業療法の他に，OT（作業療法）が整えられつつあった。また院内の敷地に授産施設があり，生活支援センターも併設されていた。授産施設は院内の作業療法をさらに強力に推し進めるといった方法で進めていたし，生活支援センターはその役割がまだ明確にされていなかったように思う。ちょうど新しい精神保健法が厳密に実施され始めたこと，院長の交代によってこれまでの価値観が共有されないのではないかという不安もあった。看護科の幹部たちが定年退職を間近に控えているなどのいろいろな要因が重なり，落ち着かない状態が2年ほど続いた。リハビリテーションという点に絞っていえば，患者の考え，希望を第1にする，つまりナースは患者に適切な指示をして実行させることよりも，患者のいうことを聞くナースになることが要請されたが，これを実行に移すのはなかなか難しかったようである。筆者は患者の考えを聞くためには，スタッフが自分の考えを自由に述べること，またそれがある程度受け入れられることがなければ困難であると思うのだが，それが実現するためには，筆者とスタッフの間に十分な信頼関係ができるのに予想以上の時間がかかったように思う。

　ここで筆者が提案し，始めたことは，
1) コミュニティカウンシル（C.C.）という病院全体に開かれた話し合いの場を週1回のペースで開く。
2) デイ・ケアを設置する。
3) 病棟でグループでの話し合いを始める。
4) PSWを各病棟に配置して，病棟と地域をつなぐソーシャルワークと，ナースと異なった視点（すなわち患者の希望を聴くことを主とした）を持って患者の相談に乗ってもらうことにした。
5) 病気の症状によらず，患者の希望を実現するための工夫を第1に考えることを提案。
6) 患者をなるべく外に出すこと，開放時間を長くするように工夫する。
7) これまで伝統的に行ってきた大きな年中行事的なプログラムを一つ一つ見直して，できれば小規模な病棟などを単位とした簡単に実行できるものに変える。
8) 社会復帰病棟では，一人一人の患者のアセスメントを海上寮で行ったような方法で，退院のための方向付けという視点をもって，グループおよび個人で行う。
9) 最近は生活支援センターの退院促進事業とタイアップして，退院を考え

るグループでの話し合いを行っている。
10) 病院に掲示板を置いて，入院患者数と入退院患者の数を一目瞭然となるようにし，スタッフの入退院に関する意識を高めるようにした。
11) 平均在院日数を一つのメルクマールにした。これは数百日であったものが，300日を切るところまできている。

　筆者が川越同仁会病院で遭遇した困難は予想をはるかに上回っていた。特に看護師からの発言が少なく，何をどう考えて看護しているのかが見えてこない。最初の頃は，ケースカンファレンスなどで患者がナースに批判的なことをいっていることを告げると「先生は患者と私たちとどちらを信用するんですか」という答えが返ってきたりした。患者の自由について語ると，すぐ責任はどうなるのかという話が持ち出された。自由はあまり与えない代わりに，ナースが間違えのないようにお世話するというのがだいたいの方法であったといえよう。つまり買い物に外へ行くときはナースが付き添って，並んで買い物に行く。しかしこれは最近では多くの患者が新聞に織り込まれる広告をつぶさに検討して朝早くから買い物に出るという普通の光景に変わってきている。

　具体的な退院の可能性は，個々の患者によって方法も，またかかった時間も異なるが，20年，30年の在院記録を持った人がちらほらと退院し始め，それが現在ではかなりの数に上る。このようにスタッフが関わり方を少し変えることによって患者の意欲を刺激し，それが家族を動かすということも起きるが，家族が強い抵抗を示すことがあるのはどこでも同じであろう。家族のもとに帰れない場合は，病院の近くのアパートを借りたり，グループホームを利用するなど，少ない資源を上手に利用する以外にない。リハビリテーションの過程で，近隣に療養型の病院が新設されたり，特別養護老人ホームに空きができたりするなどの僥倖もないわけではないが，これはPSWが見張っていてもなかなか見つけることは容易ではない。

おわりに

　筆者の体験してきたいろいろな形のリハビリテーションについて述べてきた。基本はマックスウェル・ジョーンズの治療共同体のエッセンスと，筆者が考える「君はどう思うのか」という問い掛けを何よりも大切にしたいと思っている。そして一人一人がその人なりの幸せな老人としての生活を送るように援助したいと考えている。公的に与えられた住居に住むよりは，公園でテントを張って寒さをしのぐ方を選ぶ人々が赦されるように，精神障害者も自分で自分の生活や未来を決定できるように援助したい。問題は援助する私たちの側にあ

る。筆者と一緒に働くPSWが「どうして退院しなければならないのか」と患者に聞かれて返事ができなかったといったことがある。たしかに厚生労働省は何万人も入院患者を減らすように圧力をかけているという現実もあるのだが，この現実は実は精神医療がこれまでに支払わねばならなかった代価を今請求されているように思うのである。

看護におけるチーム・ワーク

はじめに

　私は，精神病院の院長を15年以上もしており，われながら思いもかけず慢性化（institutionalized）してしまいました。

　私の仕事の中心は，いってみれば病院の中のチームをとりまとめ，職員の皆さんが，それぞれの場で，それぞれの仕事が少しでもしやすいように，常に考えていることといえるでしょう。こうした日常の仕事の中で，私が考えてきたこと，考えていることを，少し皆さんにお話しして，看護師の仕事とは何か，また看護師の考えるチーム・ワークとはどんなものなのか，などについてご一緒に考える機会となれば良いと思います。

チーム・ワークを標榜するチームにはスター選手がいない

　さて，一言にチーム・ワークといいますが，普通はどういうことと理解されているのでしょうか。

　チーム・ワークという言葉を聞くと，私は夏の高校野球を思い出します。甲子園の季節が近づくと，新聞には，地方の高校の野球部の戦力分析が毎日のように掲載されるようになります。その中で，あまり強くはないが健闘しているチームについて書いてある記事は，奇妙なことに共通点をもっています。一つは監督の熱意が際立っていること，もう一つはチーム・ワークが非常に良いことで，選手たちは小粒ながら，『まとまっている』というのが常套句です。いい換えると，豪速球を投げるピッチャーや，ホームランを打てるバッターがいないということの裏返しとして，そうしたチームは，チーム・ワークが良いとほめられます。チーム・ワーク以外に頼るものがないと考えることもできるかもしれません。チーム・ワークという言葉はこの場合，弱いチームというかわりの婉曲表現に他なりません。実際チーム・ワークだけで勝ち残るチームもあるのですから，チーム・ワークが良いということそれ自体は，別に悪いことで

はありませんが，チーム・ワークという言葉には，このようなイメージが感じられるのです。

看護におけるチーム・ワークという場合，このようなイメージではないでしょうか。看護の主体性という言葉が，チーム・ワークとならんで用いられているのを見ることがありますが，この場合，看護の弱体性をカバーする婉曲表現でないことは確かでしょうが，看護におけるチーム・ワークの本質とはいったい何なのだろうかと，皆さんと一緒に考えてみたいと思います。

チーム・ワークはタテ構造に対するアンチテーゼか

チーム・ワークという言葉が，わが国でいわれるようになったのは，それほど昔のことではありません。

どうして医療の現場で，チーム・ワークが叫ばれるようになったのかという点を考えてみましょう。医学，医療が急速に発展し，医療の現場における作業の内容が複雑になったこと，またそれに伴い，高度の知識技術が要請されるようになり，医師，看護師以外の専門職が医療の領域に入ってきたことなどはご承知の通りです。

また医師中心に発達してきた，医療の現場で医師との共同作業を容易に，また能率を最善にするのが，いろいろな理由でなかなか困難で，さまざまな工夫が世界の各地でなされ，その結果がこの方法に集約されてきていると考えられるのです。

構造的に，医師が常に主導的で，看護師やその他の職種の方々が従属的であった（現在でもありうる）ところに問題の源の一つを見いだした人たちが，その問題を乗り越えるのには，どうしてもタテ構造ではだめだという結論に到達したのです。

こうした，チーム・ワーク発生当時の問題意識と，現在の私たちのそれとが，まったく同じものだとは思いませんが，その当時の問題がすべて乗り越えられたものともいえないのではないでしょうか。

体験から問題意識が生まれる

私は精神科医ですから，精神医療に携わっているなかで体験したことを少しお話ししたいと思います。ここでお話ししたいのは，チーム・ワークというのは，これ以外に，医療をまともに遂行する方法はないということです。

医学部を卒業し，インターンを終えて，精神科医としての修業を始めた頃の

ことを，恥ずかしさなしには語れないのですが，お話ししたいと思います。

　その頃は，患者の病気を何とかして良くしたいという気持ちに圧倒されていました。当然のことながら，病気はそんなに良くなってはくれない。こんなに一生懸命にお世話しているのに，良くならないばかりか，かえって症状が増え，悪くなっているとしか思えないことすらありました。いろいろ原因を考えると，どうも看護師さんが，医師（とはいっても新米）である私の権威を失墜させるようなことを，患者にいっていることが分かりました。少なからずあったこのような体験に悩んだ私は，いろいろな文献を読みあさるうちに，こうしたことはどこでもよくあることで，誰が悪いなどという単純なことではないことが分かりました。この時に，機会を得て，イギリスのチーム・ワークや，治療共同体と呼ばれる治療法で有名な，マックスウェル・ジョーンズ（Jones, M.）の所に留学する機会に恵まれました。折しも，東大はインターン闘争に突入する直前，安田講堂事件の前夜ともいえる時でした。

　エディンバラの南，車で約一時間の，ボーダー（国境＝英国とスコットランドの）といわれる地域にあるディングルトン病院は，当時400床強の小さな国立病院でありました。とにかく話し合いの多い病院で，朝から晩までグループがどこかで開かれており，ナースも，患者もよく喋るのに驚いたことを想い出します。

　SSC（senior staff meeting）に始まる一日のプログラムは，大体45分刻みで，必ず15分のレビューをともなっていました。私は初めからこれらのグループに出席していたのですが，何が起きているのかさっぱり分かりませんでした。スコットランドの方言が聞き取れなかったのはもちろんですが，それよりも話し合いがなぜ行われ，それが患者の治療にどういう意味を持っているのか理解できなかったとしかいいようがありません。

　ただ話し合いの中で，あるいはレビューで，始終聞かれたのは，"How do you feel about it?"とか"What do you think"という言葉でした。つまりチームのメンバーが，どう感じ，どう考えるかがその話し合いの中で繰り返し確かめられ，大切にされているということでした。

　着任直後から，入院病棟の担当を他の2名のレジストラーと受け持つことになりました。そこは40床の男女混合の解放病棟で，マックスウェル・ジョーンズが直接スーパービジョンしていました。この病棟は，私のいた2年の間に盛んになったコミュニティ・ケアの結果，7床の救急病棟に形が変わり，場所も院長の住宅に移って，事実上無くなってしまいました。

　そこで私は10人以上の患者を受け持ったのですが，私の責任の範囲も，何をどうすればよいのか見当もつきません。私が"my patient"について何かい

おうとすると，その"my patient"というのはおかしいというコンフロンテーションになってしまいます。つまり患者はチームで見ているので，医師一人の"my patient"でないというわけです。ですから誰が患者について責任をとり，誰が患者の治療を進めていくのか，処方は誰がするのか，といった医師ならば誰でもが考えることを私も考え，悩みました。診断を誰がするのかというのも疑問の一つでした。チームのメンバーはあまり診断に興味がないようにすら見えたのです。"diagnosis"（診断）という語の代わりに"formulation"（患者の生活を含めた総合的な理解：見立て）という言葉が頻繁に聞かれました。診断は医師がするもので，それが治療の根幹に関わることであると今でもそう信じていますけれども，このformulationの過程が，患者の治療計画を立てる上でも大変大切なもので，何よりも大事なことは，それがチームの協力によって初めて可能になるということでした。

　ここで私が学んだことはたくさんあります。そのうち特に重要だと今も考えることは，"チーム・ワークの中で起きることは，繰り返し起き，それがどこでも良くあることばかりだ"ということです。ディングルトン病院のように世界的に有名な病院で起こることも，私の勤める日本の小さな病院で起きることも，同じようなことばかりです。どんな小さな争いや，行き違い，意見の相違も，誰が悪いとか，分かっていないとかいうことではなく，すべては，私たち人間が集団のなかで生きていくために起きる避け難い出来事なのです。それは自分の隠された，また隠したい，不安や，性格傾向，精神病理と，チームの他の人々のそれらとがからまった状態なのです。それに当然のことながら，患者の精神病理も絡まってくるのですから，単純に割り切ることはなかなかできません。こうして絡まるべくして絡まる人間の生き方を，投げ出さずに少しずつほどいていくのが，チーム・ワークです。チームの他のメンバーがどう感じ，どう考えているかに興味を持ち続けることから出発するのがチーム・ワークだということです。

　この時に，チーム・ワークとか，治療共同体といった言葉を，誠に新鮮な思いで受け止めたことでした。もう25年も前のことです。

患者もチーム・ワークのメンバーである

　これまでお話してきましたように，私たちの日常の臨床において何か問題が起きた時に，どこからその問題が生じているかと考えますと，多くの場合，私たちを取り巻く人々，つまりチームと考えているメンバーの間に起きていることがわかります。

先程の話は，私がチーム・ワークということについて，何も分からずに，その渦中に飛び込んだ時の最初の頃のお話を致しましたが，その時の私の立場は，いわば患者の立場といってもよいかと思います。チーム・ワークを患者の立場で体験するということはないように思われるかもしれませんが，新しいチームに入る時はどなたでも同じような体験をされると思います。

　チーム・ワークというと，同じ目的を持った人々が，その目的のために協力して倦まない機能集団であり，メンバーの一人一人は一騎当千と期待されている集団を頭に描くかもしれません。しかし，現実は，先にお話ししたように，目的も方法も良く分かっていないメンバーが，出たり，入ったりを繰り返しているわけです。その人がチームの一員になるまでチームは機能を止めて待っているわけにはいきません。それどころか，新しい人がチームになじむ過程こそが，もっとも創造的なチーム・ワークということさえできるかもしれません。

　多くの場合そうした人々は善意で，一生懸命であり，しかもエネルギーのある人たちで，新しい環境，またこれまでといろいろな意味で異なったものの考え方をする集団に投げ込まれたと考えてよいような状態にあるわけです。そうした場合感じる違和感は，人によって処理の仕方は異なりますが，他の人が間違っている（かもしれない）――が自分はおおむね正しい（はずだ）という位置から出発したり，反対に私の存在はこのチームにとって何の価値もない，さらには，皆が私を除け者にしようとしているなどと感じている場合もあることは，日常私たちの経験することです。こうしたことは，必ずしもそういう発言がなされるのではなく，むしろ後になってそういうことだったのかと分かることが多いのです。

　このようなさまざまな人々が，それぞれの置かれている立場を理解したり，自分とチームの関係について考えながら，自分についての洞察を深め，それと同時進行的に，チームの仕事を進めるのがチーム・ワークでしょう。時には洞察を深めることが優先させられたり，またチームの仕事を第一に考えなければならない時もありましょう。そして柔軟に，その時その時のプライオリティを決定していくことが重要になります。

　患者たちがチーム・ワークの中で，私たち職員が学び，成熟していくのと同様に，あるいはそれ以上のスピードと，力強さで成長していくことを経験しているのは私だけではないと思います。

話し合いの方法

　さて，実際の話し合いの場面では，どのような問題があるでしょうか。

第一にチーム・ワークに慣れていない人がいるでしょう。そしてその人たちは，一人で仕事をしたほうが能率的だと思っていることがあります。実際にチーム・ワークをしたことのない人が，チームに入ることの不安をこうしたいい方で合理化していることが多いのですが，そうした不安が現実になってしまう場合がないとはいえません。仲間外れとか，スケープゴートとかいわれる現象が新たにグループに入る時に起きやすいことは知られているでしょう。チーム・ワークには集団力動の理解が必要であるといわれる所以です。

　第二に，私たちの考えかたの中に，「言葉にしたらおしまい」ということがあります。私たちが始終耳にする歌の多くは，言葉にしないことを，一種のモラルとして歌い上げている一行が必ずといってよいほどあります。いわず語らずに，お互いに分かり合うことができたら，これほど良いことはないかもしれません。しかし残念ながら，仕事を進める上で，どうしても一人一人のメンバーがそれぞれの考えを投入して，チーム・ワークに貢献することが必要なのです。自己主張をミーティングですることではなく，自分の感じること，考えることを率直に述べてみることがチーム・ワークの第一歩です。

　これと矛盾するようですが，チーム・ワークのある段階では，いわず語らずに，仕事はどんどん進み，チームのメンバーは充実感を味わえる時もあります。

　第三に，医療の現場には，「それは医師が何とかしてくれるはず」，「医師がすべきだ」という考えと，「それは看護師の仕事だろう」という考えがありはしませんか。いってみれば，相互の退行状態といえるかもしれません。

　このような固定的な役割認識では，患者はあくまで患者であり，旧来の患者の枠組みでしか考えることはできないでしょう。

　近頃私たちの興味をひいている，ホスピスのケアのありかた，またインフォームド・コンセントなどを積極的に考える時に，患者を治療チームの一員と考える方法がますます重要になっていると考えられるのです。

　ですから，役割を固定的に考えずに，互いに果たしている役割を，チームとして常に検討の対象として，その中から新しい役割の発展を期待し続けることがチーム・ワークであるともいえるでしょう。

終わりに

　近年の医療の場は，治療方法の発展，高度の医療器機械の導入などにより，専門化が進み，それぞれの職種が孤立していく方向にあるかに見えます。

　医師，ソーシャル・ワーカー，心理士，その他のプロフェッションとどうしてもチームとして働かなければならない看護師の立場は，ユニークなものであ

ると思います。看護師は医療の立場で，チームのリーダーとしての責任を果たすべき義務があるようにさえ思われます。いろいろなプロフェッションの専門性を相互に尊重しながら，役割の境界を緩やかにし，新しい役割の発展をすすめていくことがもっとも柔軟にできそうなのは，少なくともこれまでリーダーだった医師ではないようです。

　最後に，チーム・ワークを発展させるのにもっとも効果的な妙薬は，良いチームと一緒に働くという経験以外にありません。そして良いチームというのは，あなたが今属しているチームのことなのです。

> **エッセイ** 看護の一体性とコンフロンテーション

　もう30年も前のことになる．今から考えると恥ずかしいような話なのだが，ナースとのつきあいの原点ともいえる体験なので，時にふれ，思い出すことである．
　私が治療共同体のメッカといわれるディングルトン病院で働きはじめた頃のことである．その頃，私は治療共同体とは何かを勉強するためにスコットランドまで出かけていったのであるが，実のところそれが何なのかよくわかっていなかった．朝から晩まで病棟にいて，患者たちの行動を観察し，それをノートすることが仕事と考え一生懸命に働いていた．
　そんなある日のこと，病棟で「コンフロンテーション」（直面化とかつき上げとか訳されている）があるからと，院長も含めて全員が集まったのである．そもそもコンフロンテーションというのは，何か病棟で問題がおきたときに，それが患者のことでもスタッフのことでも，病棟にいるスタッフと患者全員が集まって話し合い，問題を解決しようとするミーティングで，その時まで私は患者の喧嘩だとかそれに類した騒ぎをめぐってのミーティングと理解していたので，自分がコンフロンテーションされるとは思ってもみなかった．
　その日はスタッフだけのコンフロンテーションであった．若いナースがいきなり「ジュンイチ（と名前で呼びドクターとは呼ばないのが治療共同体の風習である）はナースを信用していないのではないか」と切り出した．私は椅子から飛び上がるほどびっくりした．柔らかく説明し，切り抜けられるほど英語ができるわけでもないし，第一コンフロンテーションの意味もよくわかっていなかった．そこで大変率直に，「実のところあまり信用していない」と答えてしまった．
　それに対して，ナースの反応はその後私が出会った多くのナースたちの反応とほぼ共通で，①ナースは全員一体で二十四時間ケアしている．②患者と生活をともにしているのはナースだけである．③したがって患者を本当にわかっているのは私たちナースだけである．特に医師はわかっていない．およそこのように要約されると思う．その話し合いで，私は自分でもなぜナースを全面的に信用できないのかを理解し納得するために，病棟にしばらく泊まり込むことに同意を得た．
　その経験から多くのことを学んだ．第一にナースは確かに24時間詰めてはい

るが，ナースという集合体ではなく，必ずしも一体ではないし，一人一人全く別の人格であること。患者についてよくわかっている人もいれば，理解の浅い人もいる。ナース間の連絡は時間を使っているわりには伝わらないことが少なくない。しかしそれまで知らなかった夜間のナースのかかわりを体験し，よきにつけ悪しきにつけ患者の治療の過程に非常に大きな影響を与えていることに気づいた。そしてこの感想をその後のミーティングで話した。多くのナースは，私の意図を理解してくれたし，ナース間のコミュニケーション，医師・ナース間の連絡のあり方なども再検討されたのである。

　このコンフロンテーションの経験は，30年もたった今でも新鮮な感動を伴って思い出される。私たち医師は，ナースたちとこうした話し合いをせず，「指示し，それを忠実に実行してもらう」という形のコミニニケーションに頼っている。そしてそのコミュニケーションの内則には，医師の側からは指示が実行されないという漠然たる不安と不信，ナースからは，指示がはっきりしない，あるいは不適当であるという批判がうごめいていることが少なくないのではないか。

　もし私の体験したようなコンフロンテーションが日常的に行われるようになれば，精神医療の場はもっとオープンで働きがいのある場になるのではないかと思うのだが，読者の皆さんはどう思われるだろうか。

いろいろなグループに
参加することの意味

はじめに

　集団精神療法の治療機転について，いろいろな論議がなされているが，本小論では，主としてグループを作っていく過程，その「政治的（political）」な在り方に焦点をあてながら，多種のグループの存在意義，またその治療効果について考察する。

　私たちの生活史をふりかえってみても，すぐ明らかになるように，誰もが生まれ落ちてから今日まで，実に多種，多様な集団に属したり，また離れたりしてきている。同時に２つあるいはそれ以上の集団に属していることも稀ではなく，いくつかの集団の中で，それぞれに要請された役割を果たしつつ成長，成熟してきたともいえよう。たとえば，私たちの育った家庭その中で私たちの果たした役割と，通った学校での級友や先生との出会い，そこで果たした自分の役割といったことを，一つ一つ考えてみると，それぞれの集団が，また，その中で果たした役割が，私たちの成長に重要な意味をもっていたことに気づく。さらに，その時々におきた出来事——たとえば，友人との別離，出会い，深い相互の理解など——の内的，感情的な体験を重ねながら成熟してきたともいえよう。しかしながら，どの体験が特に成長と関係があると同定したり，量的にどの程度といったことを明確にすることは，必ずしも容易ではない。ある種の体験は，他の体験よりも，またあるグループは，他のそれよりも，より強い印象を残していたり，またその逆であったりすることもあろう。若い時代に体験したグループが，またその中で果たした役割が，より一層強烈な印象で迫まってきたり，また，現在属しているグループでの葛藤状況が急に疎ましいものとして強い感情を引き起こすこともあろう。必ずしも一定期間にわたる持続的なグループでなく，まったく一時的なものであったとしても，自分の胸の奥底に焼きついて，重要な意味を持った体験となることもあり得る。私が，ある所で私を含めて３人で海に沈んでいく太陽を見た経験も，そのようなほとんど一時的（temporary）といえるグループ体験だが，そのとき，私たちの中の一人が，

自分をその夕日になぞらえ，あのように輝いて，美しく死にたいといった。その人が亡くなってしまった今日，夕日は私にとって，その人の死，またそのときの心の奥底に生じた波紋とともに，強い感情をまきおこさずにはおかない。

このように誰しも，内的体験のあるものが，グループにおける体験と──それが大きなグループであれ，また，2〜3人の小さな集団であれ──，深く結びついていることを認めるのに吝かでないであろう。こうしたことを前提として，多種の集団に属する意味について順々に考えていこう。

グループに所属すること

「グループ活動の盛んな病院では，患者が闊歩している」とは私の尊敬するある臨床医の言葉である。なかなか含蓄に富む言葉だと思うのだが，一体このことは，何を意味するのだろう。この言葉を聞いてから2〜3の，グループ活動の盛んな病院をみて，なるほどそういえばそうだと感じたし，現に私たちの所では，誰が見ても，患者は闊歩しているといえると思う。たしかに患者が何らかの自由さ，主体性を自覚しているかのように見え，まさに"闊歩"している。それ程でないにしても，少なくともグループ活動が盛んな病院では，悠々として生活しているかのように見える人が何人か目立つといった意味にとってもよい。闊歩するしないは別にしても，グループ活動の盛んな病院では，患者は，そうでない病院にいる場合と異なった体験をしているのだろうか。

グループ活動が盛んであるということでまず考えられるのは，自由な，いろいろなレベルでの相互作用（interaction）が豊かであるということと，言語的な交流が盛んであるということであろう。また，いろいろな問題，困っていることなどを話し合いで解決しようという風潮もあるのかもしれない。こうした態度には，ある種のグループに所属しているということの与える安定感が一役かっていると考えても良いと思われる。

もちろん，グループに所属するということは，それ自体，いろいろな制約，責任などを当然伴うものであるから非常にダイナミックな過程であり，不安，はなはだしい場合には恐怖の体験，さらには精神病的世界へ人を追い込むこともあり得る。したがって，精神病者にとって，不安なしにグループに所属していられるという体験は，貴重なことと思われるが，必ずしも容易に得られるものではなかろうことは，想像に難くない。

こうして考えてくると，この節の冒頭の，ある臨床医の言葉は，次のように説明的にいい換えることができよう。すなわち，「グループ活動が盛んに行われている病院の，患者たちは，その病院によく馴染んで，病院にいるというこ

との引き起こす，不安，恐怖から自由である」と．

　精神病院という一つの大きな，枠があるようでいてしかもはっきりしない集団は，その歴史的な暗いイメージも重なって，それでなくとも私たちに不安を与える．医師や，その他の職員が，暖かく迎えいれてくれたとしても，隣のベッドに寝ている患者が自分に害を与えないという保証は何もない．看護師が見張っていてくれるといっても，四六時中いるわけではないし，まして医師は，ほんの少ししか顔を見せない．こうした状況で，その病院で自分の占める位置を明らかにし，内心の不安の原因になっている事柄を他の人々と，患者，職員を含めて，相互にわかちあい，現実的に検討していく場をグループ活動が豊かに提供していることはいうまでもない．そうした場が，持続的に提供されていることが，すなわち，現実的に，人間関係上の問題が検討されるという過程を保証することが，患者に安定した所属感を究極的に与え得ると考えられる．

　ここで，もう少し"病院に対する帰属感"ということを検討してみる必要があろう．一体病院という，いわばあいまいもことした存在に帰属感を持てるものだろうか．これには２つの考え方があるように思われる．一つには，彼が直接に属する小グループ，たとえば病棟に属しているという実感が持てるから，病院という大きな存在にも所属感を持てる．第２には，先に述べたことと抵触するようだが，最初に述べたような直接のグループに属していないから病院に属しているという実感を持てるということも成り立ちうる．つまり，一つのグループ，たとえば病棟にずっといなければならないとすれば，その病棟で適応しなければ，あるいは，帰属感を持てなければ不安は増大する一方であろう．しかし，他のグループ，他の病棟への門戸がいつも開かれているとすれば，一つのグループに同一化できなくとも案ずるにおよばない．また，そのこととおなじことだと思うのだが，病院自体の門戸が開かれているという保証が必要であろう．他の病院にいつでも移ることができるという保証は，今いる病院から拒絶されないという保証同様に，場合によってはそれ以上に重要な意味を持っている．

　したがって帰属感と一口にいっても，いろいろな要素から成り立っているのであるから，ただ単に抱え込んで甘えさせてもあまり意味がないことはいうまでもない．

　だから，帰属感は，いわば離れてよい自由と，離れたあとも戻ってよいという微妙なバランスの上に成り立っているように見えるのである．このことは，後に述べるグループから出立することとも関連しており，グループと成長を論じる上で注目すべき点と考えるのである．

グループに入る過程

　グループに入るという過程はなかなか複雑で，いろいろな要素を含んでいるが，ここではひとまず，入る側からと迎え入れる側の両方からみてみよう。

　新しくグループに入ろうとする人の側の問題としては，まずその集団が，その人にとって何を意味するのかということが中心的課題になる。入りたいと思っているのか，入りたくないと思っているのか，あるいはアンビバレントなのか。そうしたその集団に対するモチベーションの問題の他に，その人が，本来集団というものにどういう態度を有しているのか。いい換えると，自分と集団との関係について，どういう感情を持っているか，集団に入るときの通常の行動パターンといったものがあれば，それはどのようなものか，自分を集団の中でどのように表現するか，できるか。こういったことが当然問題となる。

　したがって，グループに入るという過程は，少なからぬ緊張を伴うものであると考えられる。ことに統合失調症者にとっては，かなりの緊張をもたらすようである。

　また，一般にいわれるように，グループに入ることで，エゴの原始的部分が刺激され，多少とも退行を余儀なくされるのだから，この過程において多くの原始的な感情反応が起きることを常に考えておく必要がある。私の体験では，私たち日本人は，集団に入る際は素直で，特に自己主張することは少なく，すんなりとこの過程を通過することが比較的多いように思う。人見知りをする人，なかなか馴染めない人などの存在をすべて否定するわけではないが，統合失調症者でも，この過程でつまずく人は，あまり多くない。

　これには，もう一つの要素がある。すなわち迎え入れる側の問題である。いくらグループに親和的な傾向を持った人でも，グループが拒絶的であれば，そのグループに入ることは，むずかしくなる。拒絶的な状態というのは，一口にいって，集団そのものが不安の強い状態で，防衛的で，他の人を入れる余裕のない状態，ハイラルキーがあまりきっちり決まっていて，新しい人をいれる隙間──役割と置き換えてもよいのだが──が限定されているとき，枠がまったくなく，どこが出口か入口か判らない状態といったようなときを拒絶的な状態であると考えてよいだろう。

　集団そのものが不安な場合は，スケープゴートが作られやすく，暴力行為，盗みなどの行動化が頻発し，落ち着きを失っているから診断がつく。ハイラルキーがあまりにもはっきりしている状態というのは，通常の閉鎖的な精神科病院ではよくある状態で，ボスがきまっており，ボス以下，最下位の人員まで，それぞれの役割関係がきまっている。新しい人が入るのには，あまりにも窮屈

で，役割を見いだしようがない。枠のまったくないアナーキーな状態もまた不安の原因になるのだが，治療者側のリーダーシップの欠如したときに見られる状態で，そうしたグループには多くを望めない。

こういってしまうと，いかにも機械的にすぐグループの在り方について診断がつき，その病因も明らかに見えるかのごとくに思われるかもしれないが，実際には程度にも差があり，原因を見つけ出すこともけっして容易ではない。むしろ，新しい人の受け入れが悪いのに気づいてはじめて，リーダーシップが欠如していたとか，ボスができあがっているなどということに，後になって気づくのが通例である。

このような状態が自分の入ろうとしているグループにあり，それに入らなければならない立場に立たされたとしたら，不安，緊張がいや増してしまうのは当然だろう。他にも入れるグループがあるということがどれほどその人の気持ちを和らげるかもしれない。そして，いくつかのグループを体験しながら，自分のもっとも楽なグループに入ればよいし，また苦しくなっても他にもあるという自由さが不必要な緊張を軽減するであろう。

グループからの出立

グループに属し，その中で何らかの役割を果たすようになると，次第に自分がその集団に同一化するようになる。そして，その中で，豊かな体験をすることになる。自分の属しているグループが，自分の属性の一部でもあるかのように，グループから離れ難くなってしまうことがある。グループの他のメンバーも，なるべくグループの均衡が破れないように，離れようという動きに敏感に反応し，離れていくのを妨げようとする。相互に甘えている状態が続くようになる。こうしたいわば動かない状態（status quo）になることが比較的早期に起こる。これが，治療者にとっては最大の難問といっても良いだろう。それまで，グループに安定感を供給し，支持的な雰囲気をつくりあげ，やっとこれからと思っていると，メンバーはすっかり甘えてしまい，出立の兆しも見せない。このような方向にグループが比較的早く進んでしまうのも，日本人の集団特性といえるかもしれない。

各種グループが存在することが，こうした動かない状態に活をいれてくれる可能性がある。他のグループに新しく入ってきた人が，すぐにも出たがっている様子をみて刺激されたり，また，自分の置かれている立場に気づかされたりする。

グループに馴染む過程が困難な外国人に比べ，私の観察では，日本人のグ

ループでは，出立がむずかしいように思われることは前にも記したが，かといって追い出しにかかっても意味はないし，むしろますますしがみつかれることになってしまう。このような場合，デイ・ケアのグループとかソーシャルクラブへの移行が必要になってくるのは誰の目にも明らかである。院の内外を問わず，多様なニードに対応してグループが発展することが望ましい所以である。

海上寮の在り方

　海上寮では，これまで論じてきたように，多種多様なニードへ対応している中に，いつのまにか，かなり多くのグループが多様に発展してきている。最初にきわめてぼんやりした大枠——たとえば，女性だけのお喋りグループとか，園芸の男子グループとかいった具合に——だけ定めて，後は発展に任せるといったふうのグループが多い。男女の閉鎖病棟では，合同のグループが行われているが，昨今は，カラオケ大会のごとき様相を呈している。最初の目的は，近い将来の全面解放への足がかりとして男女互いに慣れるということだったが，慣れてきてはいるものの解放の狼煙は一向にあがらない。それでもカラオケと，そのときに出るおやつの人気は衰えない。言語活動を主としたもの，喫茶店の経営のように作業を中心としたもの等々，多様である。
　そうしたグループの多くは，1人とか2人の患者のニードに合わせて始められ，次第に発展していったもので，元から多数が参加することがもくろまれていたわけではない。少数のニードを中心にして集まった集団が発展していくとともにメンバーが少しずつその中で活発になっていくが，それにつれて当初の枠組みを越えて新たな展開をみることもある。

ウラグループの重要性

　海上寮の一つの病棟では，ウラグループなる言葉がある。コミュニティミーティングでも，うっかり，ウラグループでは，皆こんなふうにいっているけれど……，などと洩らしてしまう人が時折いる。医師や看護師の参加しない，患者だけのお茶の会のようなものを指すらしい。そこでは，察するところ，はなはだ自由に，活発に，意味深い討論が行われているらしく，私たち職員の羨望，パラノイアを刺激されることがある。彼らにとって，仲間内の会が，オモテの会よりも力を持つということは，非常に重要な体験であろう。ウラグループに起きていることも無理して知ろうとせずに，むしろウラグループを支持するような気持ちでいると，ウラグループもデマとゴシップの会から，次第に現実的

で，建設的で，治療的な会へと変化していくもののようである。

オモテとウラのかねあいは，かなり危なっかしいこともあるのだが，そのバランスの取り方でとても興味深いものを含んでいるように思われる。

おわりに

海上寮のグループ活動の在り方を考えている中で，多種，多様，多目的なグループの存在が，不必要な緊張や不安を取り除いているという事実について，いろいろな側面から考察した。多種，多様なグループが，少数の患者のニードに合わせている中にできてきたのだが，こうした受け皿を用意することは，職員の数も限られている現状では，なかなか困難である。また，いったん作ったら，それを持続させねばならないので，グループは増えることはあっても減ることはない。ここではまったく触れなかったが，病院全体の人々が集まる海上寮グループも，次第に様相が変化してきており，まさに，グループは生きものだという感が深い。

また，受け皿をいくらそろえても，おちこぼれる人が，それでもいるということをわすれてはなるまい。どの臨床医にとっても，ことに入院治療を主に手がけている人にとって，この問題は常に大きなものとして残る。入院患者の中にはグループリーダーとしての技術は職員以上といえるような人で，さっぱり成長できない人もいる。

押しつけでない治療，すなわち患者自らが望んで治療に取り組めるようにしたいという試みの中から，多種グループの治療的意義について考察した。

コミュニティミーティングから
学べること
——三人の看護師さんへの手紙——

G, N, Wさん

　先日はわざわざ遠い所をお出掛けいただき，ありがとう存じました。また患者さんたちへのメッセージ，さらに御手紙をいただきお礼申し上げます。
　さすがに長い間，精神医療の現場で鍛えられている方々の目のつけ所は違うなあと，当方の看護科，また社会療法科の人々と話し合っております。病院全体に対する御感想と，参加されたコミュニティミーティングに関する御意見，身に染みてありがたく感ぜられました。なぜありがたいのかといいますと，まず第一に，見学者の手紙はいつも一般的な意味での礼状の範疇を出ないものがほとんどです。それにいくら忌憚のない御意見をお聞かせ願いたいといっても何もいってくださらないのが通例で，まして批判的な御意見を伺う機会はありません。ですから，あなた方のような率直なお便りをいただくとそれだけで嬉しくなってしまうのです。その意味で，あなた方のお便りは，誠に刺激的でありましたし，また考えさせられました。
　精神科病院における入院治療の中で，集団精神療法はどのような役割，意味を持っているのか。また，入院治療とは一体どうあるべきか。その中で果たすべきナースの役割は？　チームワークはどう実現されているかといったいわばもっとも基本的で重要な問いがなされていると思いました。
　そうした問いのすべてにここでお答えしようというのが，この手紙を差し上げる本意ではありません。むしろあなた方の手紙に刺激されるままにできるだけ率直に反応し，さらにあなた方との話し合いを続けるきっかけにしたいと思います。

　最初にコミュニティミーティング（グループと略す）について考えてみたいと思います。あなた方がみえた木曜日には毎週，私の受け持ちの女子開放病棟のグループが開かれます。はじめに看護師の一人が，これまでKさんが毎週買ってきてくれていた病棟用の「週刊テレビガイド」を，Kさんが退院したので，

誰が代わりに買いに行くのかと聞きました。これに対して誰も積極的に名乗り出ず，看護師が個人に名指しで聞くといったことがしばらく続きました。しかし，それぞれに理由があって誰も応じませんでした。看護師からは「呆れた。自分たちのことなのに」「しようのない人たちね」といった声が上がりました。それでも，誰もテレビガイドを買ってくると名乗って出ませんでした。
　その次にSさんと，Sさんを応援するかのようにAさんからも，破損した体温計の代金を，お小遣いから引かれるのは困る，もし引くのなら領収書が欲しいという要求が出されました。これはかなり激しいもので，なかなかおさまらないどころか，次第に拡大して，病棟のいろいろなきまりがはっきりするように，パンフレットのようなものがあるべきだという主張がなされました。これに対して，私も含めて以前からいる患者や看護師からも，これまでの事情の説明や，規則を作ってそれを窮屈に守っていくのではなくて，病棟生活の中で不便な事柄，不都合なことを話し合いで少なくしたいといった主旨の説明がなされましたが，最後まで納得せず，有志が集まって入院の手引書を作ることになりました。導入部のぐずぐずした，煮えきらない"passive-aggressive"ともいえる状態から後半の活発で攻撃的なやりとりへの変化はなかなかなものでした。
　さて，このグループに続いて，スタッフだけのレビューが約30分行われました。そこでは，グループの中で何が起こったかが話し合われました。要約すると次の2点に絞られると思います。
　第一に，テレビガイドがないと困るのは患者たちでスタッフではないのに，スタッフがやきもきしすぎて，「しょうがない子どもたち」と「怒っている母親」のやりとりになりすぎてしまった。第二に，その怒っている母親に対抗して，攻撃的な発言がSさんとAさんから出たが，Sさんは特に彼女の母親との関係で，攻撃的にしか自分を主張できないこと，そしてそれが必ずしも彼女の敵意の表明ではなく，むしろ甘えたいという欲求に基づいているように思える。だから，治療者はむきにならずによくSさんの要求を聞き，その上でこちらも主張すべきところは主張する必要がある。これに対してSナースは「そんなに忍耐強くはできませんよ。とても激しいんですから」といった。
　以上グループとそれに続くレビューの計1時間半は大体以上のように要約できるのではないでしょうか。
　すでに気づかれたように，上に述べた要約には，あなた方のグループやレビューでのかかわりは含めていません。私なりの感想を混えながら，あなた方のかかわりについて要約してみます。異論や御意見がおありと思います。是非お聞かせください。
　グループの中でのあなた方は，それぞれ別の場所に座り，いかにもリラック

スしているようにみうけられました。自己紹介も適宜でしたし，患者も私たちも安心しました。見学者の中には，ひどく緊張してしまって喋りすぎたり，逆に治療者たらんとしてしまう人もいます。そうすると，患者の中の誰かが，いつも大体決まっているのですが，過剰にサービスしてしまい，興奮に陥ったり，あるいは一過性の思考障害をさらけだしたりしてしまいます。ですから，そうした人の動きを見ていると，逆に見学の人たちの反応も判るともいえます。あなた方の表情，体の動きなどもきわめて自然でしたので，グループの参加者から特にいつもと異なった反応はなかったと思います。あなた方の時々の笑い声やうなずきなども，メンバーにとっては大切なサポートになることはお気づきでしょう。グループの中では特に発言しませんでしたね。しかし，テレビガイドを買いに行く人が出ないことにはいらいらしていたようでしたが，いかがですか。

　その後のレビューでの発言，このたびいただいたお便りなどを総合すると，あなた方のこのグループに関する御意見は，次のようにいえるでしょうか。

1) グループは家庭的で，皆が慣れている。
2) テレビガイドを買いに行く人が出なかったが，なんとかサポートして，治療的に有意義だと思われる人を出せなかったか。
3) 攻撃的なＳさんへの対応について手引書を作る小グループをあの場で発足させたのは良いとしても，彼女の訴えている現実的な側面，すなわち，お小遣いからお金を引いてしまうこと，領収書の発行がないことなどがうやむやになりはしないか。さらに，レビューで看護師が「そんなに忍耐強くはできませんよ」といったことについて物足りなく感じられた。

　他にもいろいろあったと思いますが，ここでばとりあえず以上の点に絞って考えようと思います。

　これから私のいおうとすることは，あなた方の指摘した問題点について説明しようとするものではありませんし，まして弁明しようという意図もありません。はじめに申し上げたように，あなた方の問題提起に刺激されるままに少し自分の考えを，自由連想のように遊ばせてみたいと思うのです。そしてそれがあなた方との対話をさらに続けるきっかけになればと願うのです。

　そもそも，コミュニティミーティングをなぜ開くのか。この日話題になったテレビガイドにしても，どうしても必要ならば職員の誰かが，病院の帰りにでも買ってきてあげるほうが余程親切だし，わざわざ1時間もかけて話し合う必要もなさそうなものです。実際そうした思いに駆られることも少なくないのが

正直なところです。しかし，テレビガイドに対するニードや小遣いから体温計の破損費用を払っていることに患者が不満を持っているということなどは，診察場面でそんなに日常的に知られることではないでしょう。こうした事実を知ることそれ自体も，患者の生活を知る上で無用なことではありませんが，治療者として知らなければならないことではないかもしれません。事実こうした知らなくとも直接治療に影響なさそうな出来事の連続のようにグループがみえてくることがあります。

そんなに否定的な結論を急いで出してしまう前に，このグループの3日前に，同じ病棟で雛祭のパーティがあったこともついでに考えてみる必要がありそうです。パーティは賑やかで，多くの人がかなり積極的に準備にも参加しました。お雛様も，3年もかけてやっと揃い，立派に飾られました。歌も踊りも御馳走も出ましたから，ずいぶん楽しんだろうと思います。そんなに楽しい思いをした後ならばなおのこと，もっと積極的で友好的な雰囲気であってもよさそうなものです。しかし，そう単純にはいきませんし，むしろそれゆえにこのようなグループになったのだといえるのかもしれません。いい換えると，雛祭の後のうつ状態として理解できると思いますが，いかがですか。

ついせんだっても，ブループで春の遠足先を決めようとしたのですが一向に決まりません。遠足に行きたくないのではなさそうですが，話が弾まないのです。スタッフは，予約など準備を考えてやきもきしはじめました。ところが一人の患者が「私はこの頃花を見ても美しいと感じないのですよ」といいました。するとこれまで居眠りでもしているかと思わせるように，まったく動きも反応もなかった人が，「私も何も楽しく感じたことがない。きっと幸せの薄い人間なのね」といったのです。それに引き続いて，数人の人から自分の充たされない気持ちや退院などの将来に関する不安が語られました。こうなりますと，もう遠足の行き先を決めることなどはどこかへふっとんでしまいます。このようなグループを一度でも体験していると，どんなに無意味にみえるグループでも，その陰に，ある個人にとっては非常に大きな意味のある体験があるかもしれないのですから，続けないわけにはいかなくなってしまうのです。

こうしたことが，個人の治療とどうかかわってくるかということを理解するのに，Sさんのことが良い例になると思います。Sさんは，登校拒否に始まり，家庭内暴力，それに続く無為の生活と長い病歴の持ち主です。当院に入院してから3カ月になります。はじめのうちは，今度の入院はリハビリの訓練をしっかりするのだと張り切っていたのですが，あのグループの頃からスタッフになにかと突き当たることが多くなってきていて，彼女のことが看護の問題になっていました。あのときもっと突っ込んだ話し合いがあって然るべきとの御指摘

は当を得たものといえます。私はＳ看護師があそこで「できない」とはっきりいったのは止むを得ないと思うのです。「できない」といい切ったからといって，彼女が今後何の工夫も努力もしなくて良いというのではなく，あそこであれだけはっきりいい切ったことで，むしろ一層の工夫や努力を必要とすることが痛感されたと思います。問題が開かれたままで置かれることは周囲の人間に不安を起こしますし，なかなか勇気がいることです。あの場では問題が解決に到っていないことを皆で確認したに留まりましたが，Ｓさんという患者の攻撃的な態度の裏には私たちに対する依存もあるという理解を共有できましたし，グループでの彼女の行動を皆が目のあたりに見たということが，あれからの私たちの治療上の工夫に大きなヒントを与えたといえるでしょう。私たちのレビューではどちらかというと，理屈をこねるのは私で，他の人たちはもっと実践的，行動的です。ですから，あのような場合，とことん話し合って結論を出すというよりは，結論は病棟での患者とのかかわりの中から出てくるというふうに考えられているようです。あなた方の所では，いわゆる「話し合い」はうまくいっていますか。どうも私の所では議論の中から方針を生み出していくといった意味での話し合いは苦手のようで，その一歩前の段階の情報を交換することと，あまりうまくいかなかったときに，お互いに慰めあうことに主力が注がれているように思われます。

　遠足の目的地を決めるはずのグループが，深い悲しみ，不安，諦めといった個人にとって重要な体験を分かちあうことになったり，領収書の話がいつの間にか甘えの充たされない気持ちの表明になるように，私は，グループの底に隠されている（意図的に隠しているのではない）感情を理解し，受容し，あるときはその感情を，分かりやすい言葉でいってみる，というような感情をめぐるやりとりがグループの醍醐味だと思います。ですからレビューでも，職員間の感情の動きに焦点が当てられ，感情を互いに受容しあうことが中心となるのも当然かもしれません。

　このように考えてくると，グループの行うべき仕事（task）は，一体何なのかという問いが当然発せられるでしょう。
　ここでもう一度テレビガイドに戻ってみましょう。あのグループでは，看護師の一人から"誰か買いに行ってくれませんか"というふうに提議されましたので，看護側の意図として，買いに行く人を決めることにしているような印象を与えたかもしれません。当の看護師は，そうした期待を持っていたかもしれませんが，「看護師」としてそう考えていたのではないようです（グループではなるべく治療者側の"正しい"考えを，患者側に押しつけるといった対応に

ならないように個人の責任で発言するように奨励しています）。話し合っていく中で明らかになってきたのは，グループのデプレッションだったと前に書きました。この例でいえば，デプレッションがグループに明らかになったときに，はじめのうちは仕事のようにみえていたテレビガイドを買いに行く人を見つけるということは最早仕事ではなくなってしまったのです。グループの果たすべき役割はデプレッションを治療することに変わったということになります。

いい換えると，グループの中で起きる現象はその裏にグループ内の葛藤が隠されており，それが，日常生活上の問題，特に人間関係がらみのものとして表面に現われてくると考えられます。こうしたグループの葛藤は，グループに属している個々人の内的葛藤と深くかかわっていると考えられます。このようなグループの表面になかなか出てこない葛藤を探りそれを解決する過程を治療に結びつけるのが私たちの仕事と考えるのです。マックスウェル・ジョーンズ（Jones, M.）のいう「隠された議題（hidden agenda）」もメイン（Main, T.）のいう「共同の敵（common enemy）」もこうした葛藤をいったものと考えて良いと思います。集団の中で生きるということ自体が何らかの葛藤を引き起こしやすいのですし，いろいろな程度で，いろいろな種類の刺激がグループには内在しているといえます。誰でもグループに入っただけで，ある種の退行を体験しますし，大グループの場合はそれが特に甚だしいといわれます。ですからグループはある意味で，そうした葛藤の起きやすい状態を人工的に作っていると非難されるのもあながち的外れとはいえないのです。しかし，入院治療の場合は，狭い空間の中で集団生活を強いているわけですから，もともとそうした葛藤状態を度外視できないのです。そもそも私たちの治療の対象になった人々は，何らかの意味で集団（家庭，職場，学校などの）に不適応を起こしている人が多いのですから，グループの中で自分の行動のありかたを考えることは必要ですし有益と考えて良いと思います。

ですから，少し単純化しすぎたきらいはあるかもしれませんが，私にとっては，病院におけるグループ活動は，他の治療法との並列概念としてあるのではなくて，あらゆる治療法を入れる容れ物のように考えられるのです。

この容れ物がないと，入院生活者集団がとても病的な集団になりやすいし，一生懸命治療をしているつもりでも，集団の病気の中に本来の病気を隠してしまうのを手伝ってしまうことさえありうると考えています。

精神病院の集団精神療法について，以前に書いた論文で，多種グループが準備されていることの重要性について述べたことがありますが，それもこれまで書いてきたように，精神病院でできるグループは，どうしても強制の臭いが避けられないということとも関係があります。

さて，いろいろなことを思いつくままに，とりとめもなく書きつらねてきましたが，いかがお考えでしょうか。一緒に体験したグループでも，立場が違うと見方もいろいろでしょう。特にグループのリーダーだった私と，見学に来られたあなた方ではずいぶん異なった感想を持ったと思います。今度機会をみて，あなた方のグループを是非見学させてください。

　精神医療に携わるということは，大変ストレスの多いことですから，お互いにいろいろいいあってストレスを少なくするように助け合っていきたいものです。これからも，どうぞよろしくお願い致します。

　　　　　　　　　　　　心からのお礼と勝手な感想を申し上げました。

文　献

相田信男（1998）「分かること」の深みを学ぶ．AERA MOOK 43, 朝日新聞社．
Alexander, F., French, T. (1946) Psychoanalytic Therapy : Principles and Application. Ronald Press.
Barton, W. Russell (1959) Institutional Neurosis. John Wright & Sons.
Belknap, I. (1956) The Human Problems of a State Mental Hospital. McGraw-Hill.
Bettelheim, B. (1948) Therapeutic Milieu. American Journal of Orthopsychiatry, 18.
Bion, W. (1946) The leaderless group project. Bulletin of the Menninger Clinic, 10 ; 66-70.
Carpenter, W. Jr. (1974) A new setting for informed consent. The Lancet, 1 ; 500.
Caudill, W. et al. (1952) Social Structure and Interaction Process on a Psychiatric Ward. American Journal of Orthopsychiatry, 22 ; 314.
Clark, D. (1945) Descent into Conflict.（蟻塚亮二監訳（1998）ある精神科医の回想．創造出版．）
Clark, D. (1964) Administrative Therapy.（鈴木淳訳（1968）管理療法．医学書院．）
Clark, D. (1965) The therapeutic community-concept, practice and future. British Journal of Psychiatry, 111 ; 947-954.
Clark, D. (1974) Social Therapy in Psychiatry. Penguin.（秋元波留夫他訳（1982）精神医学と社会療法．医学書院．）
Clark, D. (1996) The Story of Mental Hospital : Fulbourn 1858-1983. Process Press.（蟻塚亮二監訳（2002）21世紀の精神医療への挑戦—フルボーンは眠らない．創造出版．）
Clark, D. (2010) クラーク先生に聴く (DVD)(2001.6.12) 東京集団療法研究所．
Cumming, E. (1962) Ego and Milier. Atherton Press.
Cumming, E (1969) "Therapeutic community" and "milieu therapy" strategies can be distinguished. International Journal of Psychiatry, 7(4).
Dunham, H. W. (1965) Community Psychiatry : The Newest Therapeutic Bandwagon. Archives of General Psychiatry, 12 ; 303-313.
Foucault, M. (1967) Madness and Civilizaion. Trans. Howard, R. Tavistock.
Foulkes, S. (1946) Principles and practice of group therapy. Bulletin of the Menninger Clinic, 10 ; 66-70.
Foulkes, S. (1948) Introduction to Group Analytic Psychotherapy. Heinemann.
Foulkes, S. (1975) Problems of the Large Group from a Group-analytic Point of View. (Kreeger ed.) The Large Group. Constable.
Freud, S. (1921) Group psychology and the analysis of the ego. (standard ed.) of Complete Works, vol.18.
Freud, S. (1948) Group Psychology and the Analysis of the Ego. Collected Papers, Vol. 1. The Hogarth pres.
藤縄昭（1962）"病院内寛解"について．精神医学，4(2)．
Goffman, E. (1961) Asylums : essays on the social situation of mental patients and other inmates. Anchor Books.

Hough, G. (1992) When confidentiality mandates a secret be kept : a case report. International Journal of Group Psychotherapy, 42(1) ; 105.
稲村茂 (1986) レビューとそのあり方の意味について. 集団精神療法, 2(2) ; 159-163.
Johnson, D. et al. (1984) Group psychotherapy with schizophrenic patients : an example of the oneness group. International Journal of Group Psychotherapy, 34 ; 3.
Jones, K. (1972) A History of the Mental Health Services. Routledge & Kegan Paul.
Jones, K., Fowles, A. J. (1984) Ideas on Institutions. Routledge & Kegan Paul.
Jones, M., Tanner, J. M. (1948) The Clinical Characteristics, Treatment and Rehabilitation of Repatriated Prisoners of War with Neurosis. Journal of Neurology, Neurosurgery, and Psychiatry.
Jones, M. (1952) Social Psychiatry. Tavistock.
Jones, M. (1953) The Therapeutic Community. Basic Books.
Jones, M., R. N. Rapoport (1955) Administrative and Social Psychiatry. Lancet, 266 ; 386-388.
Jones, M. et al. (1956) Work Therapy. Lancet, 267 ; 343-344.
Jones, M. (1957) The treatment of personality disorders in a therapeutic community. Psychiatry, 20(3).
Jones, M. (1959a) Towards a clarification of the therapeutic community concept. British Journal of Medical Psychology, 32(3).
Jones, M. et al. (1959b) The Psychopath and the Mental Health Bill. The Lancet, 1(7072).
Jones, M. (1960) Social rehabilitation with emphasis on work therapy as a form of group therapy. British Journal of Medical Psychology, 33 ; 67.
Jones, M. (1961a) Intra and extramural community psychiatry. American Journal of Psychiatry, 117(9).
Jones, M. (1961b) Community aspects of hospital treatment. Current Psychiatric Therapies, 196-203. (edit. J. Masserman) Grune & Stratton.
Jones, M. (1962a) Trainig in social psychiatry at ward level. American Journal of Psychiatry, 118(8).
Jones, M. (1962b) Settings for Treatment and Trainig in Social Psychiatry. Psychiatric Services.
Jones, M. (1963a) Some common trends in british and american mental hospital psychiatry. The Lancet, 281, 433-435.
Jones, M. (1963b) What is psychiatric nursing? Lancet, 282 ; 1108-1110.
Jones, M., Hollingsworth, S. (1963) Work with large groups in mental hospitals. Journal of Individual Psychology, 19(1) ; 61-68.
Jones, M. (1963c) The Treatment of Character Disorders. British Journal of Criminology.
Dewar, J. (1964) Whither psychiatric nursing. Nursing Times, 60 ; 731-733.
Jones, M. (1965) Progress in Hospital Community Therapy. (J. Masserman edit.) Current Psychiatric Therapies. Grune & Stratton.
Jones, M. (1966a) Progress in hospital community therapy. (J. Masserman edit.) Current Psychiatric Therapies, 6 : 317-322. Grune & Stratton.
Jones, M. (1966b) Group work in mental hospitals. British Journal of Psychiatry, 122 : 1007-1011.
Jones, M. (1966c) Therapeutic community practice. American Journal of Psychiatry, 122 ; 1275-1279.
Jones, M. (1968a) Beyond the Therapeutic Community. Yale University Press. (鈴木純一訳 (1976) 治療共同体を超えて. 岩崎学術出版)

Jones, M. (1968b) Social Psychiatry in Practice. Penguin.
Jones, M. (1968c) Therapeutic community principles within the hospital and in the outside community. Psychotherapy and Psychosomatics, 16 ; 84-90.
Jones, M., Polak, P. (1968d) Crisis and confrontation. British Journal of Psychiatry, 114 ; 169-174.
Jones, M. (1972) Personal points of view — Dingleton centenary seminar psychiatry and change. Health Bulletin 30(4) ; 289-92.
Jones, M. (1973) Groups and Social Learning. Fifth International Conference for Group Psychotherapy. Zurich, Unpublished.
Jones, M. (1974) Psychiatry, systems theory, education and change. British Journal of Psychiatry, 124 : 75-80.
Jones, M. (1982) The Process of Change. Routledge & Kegan Paul.
加藤正明（1968）日本の治療社会．精神医学，10 ; 954-955.
加藤尚彦（1967）治療小集団の"会話マトリックス"による解析．精神神経学雑誌, 69(12).
Kernberg, O. (1976) Object Relations Theory and Clinical Psycho-Analysis. Jason Aronson.
近藤喬一・鈴木純一編（1999）集団精神療法ハンドブック．金剛出版．
Kubie, L. (1968) Pitfalls of Community Psychiatry. Archives of General Psychiatry, 18 ; 257-266.
Laing, R. D. (1960) The Divided Self. Tavistock Publication.（笠原嘉・阪本健二・志貴春彦訳（1971）ひき裂かれた自己．みすず書房）
Leff, J. et al. (1981) Psychological responses of schizophrenic patients to high & low expressed emotion relatives. British Journal of Psychiatry, 138 ; 40-55.
Main, T. (1946) The hospital as a therapeutic institution. Bulletin of Menniger Clinic, 10 ; 66-70.
Main, T. (1975) Some Psychodynamics of Large Groups. (Kreeger, L. edit.) The Large Group. Karnac.
Main, T. (1983) The Concept of the Therapeutic Community ; variations and vicissitudes. (Malcolm Pines edit.) The Evolution of Group Analysis. Routledge & Kegan Paul.
Moreno, J. (1950) Group psychotherapy, theory and practice. Group Psychotherapy, 3 ; 142.
Myerson, A. (1939) Theory and principles of the "total push" method in the treatment of chronic schizophrenia. American Journal of Psychiatry, 95 ; 1197-1204.
西方雄二郎（1970）閉鎖病棟における分裂病者志向性—閉鎖病棟の"おしゃべり"の分析．精神経誌, 72(1).
Nitsun, M. (1996) The Anti-Group ; Destructive Forces in the Group and their Creative Potential. Routledge.
Pat de Mare (1983) Michael Foulkes and the Northfield experiment. (Malcolm Pines edit.) The Evolution of Group Analysis. Routledge & Kegan Paul.
Pearlman, T. (1992) Comment on psychotherapist-patient sexual contact after termination of treatment. American Journal of Psychiatry, 149(7) ; 983.
Rapoport, R. (1960) Community as Doctor. Tavistock.
Rogers, C. (1970) On Encounter Groups. Harper & Row.
Schiff, B. et al. (1969) Large and small group : Therapy in a State Mental Health Center. International Journal of Group Psychotherapy, 19(2).
Scull, A. T. (1979) Museum of Madness: the social organization of insanity in nineteenth-century England. Allen Lane.

Stanton, A. H., Schwarz, M. S. (1954) The Mental Hospital : a study of institutional participation in psychiatric illness and treatment. Basic Books.
鈴木純一 (1971) 病院運営の組織構造―英国における Therapeutic Community の運営. 病院, 30(9) ; 64-68.
鈴木純一 (1975) 治療共同体. (荻野恒一編) 現代人の病理 5. 誠信書房.
湯浅修一・鈴木純一 (1977) 生活臨床と治療共同体. (安永弘編) 分裂病の精神病理 6. 東京大学出版会.
鈴木純一 (1980) 分裂病の集団精神療法. 季刊精神療法, 6 ; 4.
鈴木純一 (1983) 日本と外国における治療体験. 岩波講座―精神の科学 8.
鈴木純一 (1986) いわゆる民主主義と治療共同体. 集団精神療法, 2(2).
鈴木純一 (1989) 集団療法. (土居健郎他編) 異常心理学講座 9. みすず書房.
鈴木純一 (1991) 集団精神療法―特に大集団精神療法をめぐって. 臨床精神医学, 20 ; 7.
鈴木純一 (1971) 病院運営の組織構造. 病院, 30(9) ; 64.
鈴木純一 (1975) 治療場面での治療者の病理. 病院精神医学, 43, 58-64.
鈴木純一 (1976) 集団精神療法より見た精神分裂病. (荻野恒一編) 分裂病の精神病理 4, 81-98, 東京大学出版会.
鈴木純一 (1978) 精神分裂病治療過程において演じられる種々の役割について. 分裂病の精神病理 7. 東京大学出版会.
鈴木純一 (1979a) 分裂病者のグループに対する反応. 分裂病の精神病理 8. 東京大学出版会.
鈴木純一 (1979b) なぜ集団精神療法か. 臨床精神医学, 8(6) ; 655-659.
鈴木純一 (1980a) 精神分裂病の集団精神療法. 季刊精神療法, 6 ; 4.
鈴木純一 (1980b) 分裂病の精神病理 9. 東京大学出版会.
鈴木純一 (1982) 分裂病者のグループにおける表現のあり方. 分裂病の精神病理 11. 東京大学出版会.
鈴木純一 (1983) 外国と日本における治療体験. 岩波講座精神の科学 8, 岩波書店.
鈴木純一 (1984) 治療共同体序説. 季刊精神療法, 10 ; 235-242.
武井麻子・鈴木純一編 (1998) レトリートとしての精神病院. ゆみる出版.
Tuke, S. (1813) Description of The Retreat. York.
Wing, J. K., Brown, G. (1970) Institutionalism and Schizophreni. Cambridge University Press.
Wing, J. K., Hailey, A. M. (1972) Evaluating a Cmmunity Psychiatric Service : The Camberwell Register, 1964-1971. Oxford University Press.
Wing, J. K. (1978) Reasoning About Madness. Oxford University Press.
Winnicot, D. W. (1947) Residential Manegement as Treatment for Difficult Children. Human Relations, 1 ; 87-97.
Yalom, I.D. (1985) The Theory and Practice of Group Psychotherapy. 3d. Ed. Basic Books.
吉岡真二 (1961) 新しい精神科医療体系のなかでの医療チームのあり方. 病院精神医学, 4.
Zeitlyn, B. (1967) The therapeutic community : fact or fantasy? British Journal of Psychiatry, 113 ; 1083-1086.
Zeitlyn, B. (1975) Group Greed and Group Need : An Occupational Hazard for Psychiatric Personnel? British Journal of Psychiatry, 126 ; 193-195.

あとがき

　ゲラを読み終わって自分が優しい気持ちになっているのに気がつき，びっくりしている。
　ゲラを読み始めた時点では，前書きに書いたような疑いと自信のなさに我ながら疲れて，いらだちさえ覚えていたのだが，作業が進むにつれて，一つ一つのエッセイを書いている時の状況，これまで思い出したこともない人々を思い出し，あれでよかったのか，ここに書いてあることは事実なのかと自問自答が始まった。しかし，苦しかったことも楽しかったことも今や記憶の靄のなかで，ぼんやりとしか見えない。書いた時は自分独自の考え，気持ちとして書いたのだが，こうして時が流れた今，あの時に其処にいた人々の声が重なって聞こえてくる。
　そういえば私が40年も前に，初めて晴和病院に内村祐之先生を訪ねてグループについてお話をしたときに，それは君の観察なのか，君自身の考えなのかと尋ねられ，オリジナリティを疑われたように感じたことが思い出される。その時はいささか防衛的に，もちろん私の考え，観察であるとお答えしたのだが，今になってみると先生の指摘は集団精神療法の研究の方法について尋ねられたのかもしれないと思い当たった。
　ここに書いたことは全て私が経験し，考え，感じ，主張したことなのだが，そのような場面に身を置き，考え，感じたのは自分一人ではなかった。グループの中での体験であり，思考であった。その時々に私と共にグループにいた人々がそれぞれに体験し，感じ，考え，語った。私と同じに感じ，考えた人もいたが，全く異なる体験を語った人も少なからずいた。
　グループというのは一瞬の体験の積み重ねであり，また持続する過程でもある。その中で私は慰められ，喜びを分かち合い，育てられて来たと実感する。
　ここにも書かれている海上寮療養所の院長として赴任したときに，看護長が私の部屋にきて，「私は和を一番大切にしています。院長も和を大切にして下さい」という意味のことを真剣に申し入れて来た。もちろん和を壊そうなどとは夢にも思わなかったが，キリストの「わたしは平和ではなく剣をもたらすためにきた」という言葉がよぎった。グループが盛り上がろうとするのに水をさし，笑いの中に悲しみを見いだし，苦しさから背けようとする目を引き戻し直面するようにすることが私の仕事と思っていたが，それを可能にしたのはグループのメンバーたち，特に患者さんや同僚であった。そして何年もたたぬうちに看護長は和という言葉を出さなくなった。

私はこうしたグループの体験の中からグループについて学び，自分についても考え続けて来た。ここに集められたものは，私が足掻き，悲しみ，喜びを与えられたプロセスの一部である。

　それにしても，寄せ集めであるとはいえ，繰り返されるフレーズや主張は，もっとスマートにさりげないものであればどんなにかよかったと思う。私はグループの中でもおそらくこのように同じフレーズを繰り返しているのだろう。読者諸子の寛恕を願う次第である。

　繰り返しになるが，これまで私とグループをともにし，多くのことを学ぶ喜びを共にした友に心から感謝する。

　最後にこの本を世に出すことを提案し，実現することを可能にして下さった金剛出版の立石正信さんに，また細部にわたって有益な示唆をいただき，お手伝い頂いた中村奈々さんにお礼を申し上げる。このような助けなしにはここまでくることはできなかった。手前味噌になるが，これもまたグループワークの有り難さとおもう。

■初出一覧

I 集団精神療法の基礎
   集団精神療法を始める前に：原題「集団精神療法」（臨床精神医学増刊号 35；423-427．2006）
   集団精神療法から学んだこと（全国児童精神科医療施設研修会　報告書 No.42．2012）
   なぜグループ療法か（精神神経学雑誌 107(11)；1225-1230．2005）
   集団精神療法の臨床的意義（精神神経学雑誌 96；724-731．1994）
   大グループ（精神科 MOOK15；81-89．1986）
   土居健郎先生と集団精神療法（集団精神療法 26(2)；185-189．2010）
   集団精神療法と個人精神療法（集団精神療法 7(2)；133-138．1991）
   集団精神療法における父性の意味（集団精神療法 10(2)；134-136．1994）
   集団精神療法の倫理（石川義博編（1996）精神科臨床における倫理—法と精神医学の対話 3．267-279．金剛出版．）
   エッセイ：「知ること」の周辺（精神療法 28(1)；50-51．2002）

II 治療共同体：理論と実践
   治療共同体の成り立ち（集団精神療法 10(3)；235-242．1994）
   私の治療共同体体験—治療共同体とグループ・アナリシス（集団精神療法 22(2)；86-93．2006）
   いわゆる民主主義と治療共同体（精神医学 17；1380-1385．1975）
   治療共同体概念はデイ・ケアにどう役立てられるか（デイケア実践研究 9(1)；19-27．2005）
   Maxwell Jones の治療共同体と統合失調症の治療（飯田真編（1992）分裂病の精神病理と治療 4．245-275．星和書店．）
   David Clark の遺したもの（集団精神療法 27(2)；132-135．2011）
   David Clark のこと（精神医学 53(12)；1228-1230．2011）
   エッセイ：精神科医の心の『こり』について（こころと社会 66；71-75．1999）

III 集団精神療法の臨床的応用
   精神病院の改善と集団精神療法（集団精神療法 12(1)；31-39．1996）
   統合失調症者の入院治療におけるグループワークの意義（土居健郎編（1987）分裂病の精神病理 16．77-102．東京大学出版会．）
   統合失調症の集団精神療法を巡って：原題「分裂病の集団精神療法をめぐって」（第 2 回信州集団精神療法研究会で話したこと．1992）
   長期入院患者のリハビリテーションについて（湯浅修一編（1989）分裂病の精神病理と治療 2．241-266．星和書店．）
   慢性、高齢の入院精神障害者のリハビリテーションの個人的な体験（精神科治療学 21(2)；137-143．2006）
   看護におけるチーム・ワーク（日本精神科看護学会誌 3；95-98．1994）
   エッセイ：看護の一体性とコンフロンテーション（日本精神科看護技術協会ニュース 473 号．2000）
   いろいろなグループに参加することの意味（集団精神療法 1(1)；41-45．1985）
   コミュニティミーティングから学べること—三人の看護師さんへの手紙（集団精神療法 1(2)；181-185．1985）

[著者紹介]
鈴木 純一（すずき じゅんいち）

1965年4月	北海道大学医学部卒業
1966年3月	アメリカ陸軍メディカル・センター（座間）にてインターン終了
4月	東京大学医学部精神医学教室（臺　弘教授）
1968～1971年	英国ディングルトン病院レジストラー
	（院長は治療共同体の創始者として著名なDr. Maxwell Jones）
1971～1973年	英国ケンブリッヂ大学・アデンブルクス病院およびフルボーン病院シニアーレジストラー
	（院長はWHO顧問として数度来日し，我が国の精神医療の改革に積極的に貢献したDr. David H. Clark）
1973～1974年	英国政府の特別研究員として社会精神医学，特に精神病院の改善方法とその問題点について研究
	（指導は上述のDr. D. H. Clarkとモーヅレイ精神医学研究所のDr. J. K. Wing教授）
1974年	東京都精神医学総合研究所社会精神医学部門　副参事研究員
1977年	社会福祉法人ロザリオの元后会　海上寮療養所院長
1986～1996年3月	ブリティッシュ・カウンシルの招聘により，ケンブリッジ大学にて英国の新精神保健法についての研究
1997年1月～2007年	医療法人同仁会　同仁会病院院長
現　　在	東京集団精神療法研究所所長（itgip）
	前日本集団精神療法学会理事長

【著　書】
『集団精神療法ハンドブック』(2000) 近藤喬一・鈴木純一編（金剛出版）
『治療共同体を超えて』(1977) マックスウェル・ジョーンズ著　鈴木純一訳（岩崎学術出版社）

集団精神療法
理論と実際

2014年3月20日　印刷
2014年3月30日　発行

著　者　鈴木　純一
発行者　立石　正信

印刷・製本　日本ハイコム

発行所　株式会社 金剛出版
　　　　〒112-0005 東京都文京区水道1-5-16
　　　　電　話　03-3815-6661／振替　00120-6-34848

ISBN 978-4-7724-1359-6　C3011　Printed in Japan©2014

集団精神療法ハンドブック

近藤喬一,鈴木純一編
A5判　320頁　定価（本体4,800円＋税）

　集団精神療法に関するあらゆる臨床的知見を網羅した実践的マニュアル。まず,集団精神療法の歴史的発展についての概説,そして実際にグループによる治療を行うにあたっての重大な示唆を含んだ三論文が示され,続いて集団精神療法の代表的な技法（グループ・アナリシス,対象関係集団精神療法,力動的集団精神療法,サイコドラマ,精神分析的集団精神療法,ＳＳＴ）の解説,治療的なアプローチの実際が示されている。

集団精神療法の進歩
引きこもりからトップリーダーまで

小谷英文著
Ａ5判　330頁　定価（4,400＋税）

　本書では,精神分析に由来する集団精神療法の理論的基礎と,引きこもり,いじめ,発達障害からパーソナリティ障害,ハイパフォーマーへの臨床実践に基づいた適応の実際を詳説する。
　「誰もが元気になる集団精神療法」を標榜する著者の姿勢から,理論だけでは学べない体験して面白い活力に満ちた集団精神療法に触れることができるであろう。

組織のストレスとコンサルテーション
対人援助サービスと職場の無意識

Ａ・オブホルツァー,Ｖ・Ｚ・ロバーツ編／武井麻子監訳
Ａ5判　320頁　定価（本体4,200円＋税）

　ストレスを抱えやすい対人援助職の問題を個人の病理や脆弱性に帰さず,組織のもつ問題と捉え解決するためのコンサルテーションを例示する。
　タビストッククリニックで続けられてきた「組織コンサルテーションワークショップ」をもとに,そこで用いられた精神分析,システム理論,ビオンのグループに関する業績,グループ関係トレーニングなどのモデルから,多数の事例を参考に組織コンサルテーションの実践と研究を紹介。

グループと精神科看護
武井麻子著
Ａ５判　272頁　定価（本体3,400円＋税）
　著者の精神科病院で看護師，ソーシャルワーカーとして勤務した経験をもとにした，グループワークの技法，精神科看護の仕事についての実践的な論考集。看護師，介護福祉士，ケースワーカーの仕事とは何か？を実践現場からの帰納的考察によって実体験を交えてわかりやすく解説されている。さらに，『感情労働 (Emotional Labour)』の理論と実際についても事例を挙げながら論及し，現代社会で働く人々が避けて通れない感情のコントロールと対人関係スキルの向上にふれる等，グループと精神科看護をめぐる多岐にわたった内容となっている。

力動的集団精神療法
精神科慢性疾患へのアプローチ
高橋哲郎，野島一彦，権　成鉉，太田裕一編
Ａ５判　300頁　定価（本体4,200円＋税）
　Ｓ・フロイト，Ｍ・クライン，Ｗ・ビオン，Ｓ・フークス，Ｃ・ロジャーズを思想的背景とする，統合失調症，パーソナリティ障害，双極性障害，慢性うつ病患者への集団精神療法の長き苦闘の実践録。力動的集団精神療法の創始者たちのキータームの解説を試みる「理論編」にひきつづき，精神科慢性疾患と向き合いつづける臨床家たちの実践をつづった「実践編」を，いわば絶えず行き来するなかで，本書はこれまでに類を見ない力動的集団精神療法を理解・実践するための決定的な一冊となる。

新装版 セルフヘルプ・グループとサポート・グループ実施ガイド
始め方・続け方・終わり方
高松　里著
Ａ５判　174頁　定価（本体2,600円＋税）
　セルフヘルプ・グループと，サポート・グループの運営上のノウハウがつまったガイドブック。始める前の下準備から，実際のグループ場面での主催者の心構え，やりとりのコツ，グループの参加者の増やし方，といった具体的な場面を詳述し，またあまり触れられることのなかった終わり方（解散）まで書かれ，グループが直面するあらゆる事態にも対処できる。

ストレス軽減ワークブック
J・S・アブラモウィッツ著／高橋祥友監訳　CBTやSST，アサーションなどの技法を活用した，最強の"ストレスマネジメントプログラム。　3,600円

不安に悩まないためのワークブック
D・A・クラーク，A・T・ベック著／坂野雄二監訳　「不安」に上手く対処していく方法を，認知行動療法に基づいてワークブック形式で伝授する　3,600円

SST テクニカルマスター
舳松克代監修／小山徹平編集代表　SSTの基本訓練モデルをマスターし，ワークブック形式で，さらにそれを効果的に使うことを目指した1冊。　2,800円

こころの性愛状態
D・メルツァー著／古賀靖彦，松木邦裕監訳　人間の本質としての「性愛」に迫った，『精神分析過程』に次ぐドナルド・メルツァー第二主著。　4,800円

まんが サイコセラピーのお話
物語：P・ペリー／絵：J・グラート／鈴木龍監修／酒井祥子，清水めぐみ訳　密室で行われる心理療法の様子をマンガで表現した一冊。　2,400円

自殺の危険 [第3版]
高橋祥友著　自殺の危険を評価するための正確な知識と自殺企図患者への面接技術の要諦を多くの症例を交えて解説した画期的な大著。改訂第3版。　5,800円

リジリエンス
G・A・ボナーノ／高橋祥友訳　死別の過程を科学的な根拠に基づいて描き出し，肯定的な感情，笑い，死後も続く絆について多くの例を挙げて解説。　2,800円

PTSD治療ガイドライン [第2版]
E・B・フォア他著／飛鳥井望監訳　国際トラウマティック・ストレス学会の特別作業班が中心となって作成したPTSD治療ガイドライン待望の新版！　7,400円

子どもから大人への発達精神医学
本田秀夫著　乳幼児期から成人期までを縦断的に捉えた「発達精神医学」の視点から，発達障害の基本的知識と実践の考え方を示す。　3,200円

トーキング・キュア
D・テイラー著／木部則雄監訳　臨床知見から発して人類史的考察に至る精神分析の息長い射程が鮮やかに表現された，精神分析的人間学の成果。　5,800円

新訂 統合失調症とのつきあい方
野坂達志著　セラピストでありソーシャルワーカーである著者が，統合失調症者への面接テクニックのノウハウを公開した実践的な臨床指導書。　2,800円

開業臨床心理士の仕事場
渡辺雄三，亀井敏彦，小泉規実男編　いかに挫折を乗り越え，その仕事を確立したかを，臨床心理士の心得とともにベテランの心理臨床家13人が語る。　3,800円

精神分析における境界侵犯
G・ギャバード，E・レスター著　北村婦美，北村隆人訳　精神分析における「境界侵犯」の倫理的問題について，多面的理解を試みた著作の翻訳。　4,000円

家族療法テキストブック
日本家族研究・家族療法学会編　家族療法全体を見はるかす，わが国初の網羅的テキスト。家族療法の歴史から，日本における展開・実践を紹介。　5,600円

臨床心理学
最新の情報と臨床に直結した論文が満載　B5判160頁／年6回（隔月奇数月）発行／1,600円／年間購読料12,000円（増刊含む，送料小社負担）

精神療法
わが国唯一の総合的精神療法研究誌　B5判140頁／年6回隔月偶数月発行／2,000円／年間購読料14,800円（増刊含む，送料小社負担）

価格は税抜表示です